Die
Anatomie des Menschen

Mit Hinweisen auf die ärztliche Praxis

Von

Dr. Friedrich Merkel
Professor in Göttingen

Sechste Abteilung:

Peripherische Nerven, Gefäßsystem
Inhalt der Körperhöhlen

Wiesbaden
Verlag von J. F. Bergmann
1918

Peripherische Nerven Gefäßsystem

Inhalt der Körperhöhlen

Von

Dr. Friedrich Merkel

Professor in Göttingen

Wiesbaden

Verlag von J. F. Bergmann

1918

ISBN 978-3-642-98917-9   ISBN 978-3-642-99732-7 (eBook)
DOI 10.1007/978-3-642-99732-7

Inhaltsverzeichnis.

Inhaltsverzeichnis.

Vorbemerkung.

Nur mit Aufbietung der größten Energie aller Beteiligten war es bei der einzigartigen Ungunst der Zeit möglich, den vorliegenden Schluß der „Anatomie" fertig zu stellen. Dem Hauptinhalt der vorliegenden Abteilung (peripherische Nerven und Gefäßsystem) wurde eine Übersicht über den Inhalt der Körperhöhlen (Situs viscerum) zugefügt, um bei deren Sektion als Führer zu dienen. Die Beschreibung der Gefäße wurde, abweichend von der allgemein geübten Art, in der Weise vorgenommen, daß die zusammengehörigen Arterien und Venen jedes Körperteiles auch miteinander beschrieben wurden. Eine kurze tabellarische Übersicht, welche jedem Abschnitt der Gefäßbeschreibung vorangestellt ist, soll dem Studierenden eine rasche Orientierung über das behandelte Gebiet erleichtern. Die Bemerkungen über die Varietäten der Nerven und Gefäße schließen sich eng an die bei M. H. gemachten an.

Fr. Merkel.

Peripherisches Nervensystem.

Peripherisches Nervensystem.

Systema nervorum periphericum.

Allgemeines.

Die peripherischen Nerven teilt man ein in zerebrospinale und sympathische. Die zerebrospinalen Nerven treten als Wurzelbündel, Fila radicularia, aus dem Zentralorgan aus und vereinigen sich noch in der Wirbel- und Schädelhöhle zu den Nervenwurzeln, Radices nervorum. Nach ihrem Austritt aus der Wirbel- und Schädelhöhle mischen sich in den meisten Fällen die motorischen und sensiblen Fasern miteinander und suchen nun als gemischte Nerven die Peripherie auf. In ihrem Verlauf erhalten die Nerven keinen weiteren Zuwachs, sie teilen sich vielmehr durch Abspaltung von Faserbündeln, wobei die Teilungsäste natürlich immer dünner werden, bis sie schließlich ihre Endstellen erreichen.

Die sympathischen Nerven verhalten sich wesentlich anders. Bei ihnen ist der Zusammenhang mit dem Zentralorgan weniger offensichtlich, obgleich er keineswegs fehlt. Sie besitzen eine Art von Zentralstelle außerhalb der Wirbelhöhle, wenn auch in deren nächster Nachbarschaft, den sympathischen Grenzstrang, Truncus sympathicus (75), haben aber durch den ganzen Körper zerstreut noch zahllose kleine Teilzentren in den sympathischen Ganglien, welche immer neue Fasern beisteuern. Die Verästelung der sympathischen Nerven ist in der Hauptsache geflechtartig. Sie vermeiden es womöglich, selbständig zu verlaufen, halten sich vielmehr, wie Schlingpflanzen an ihren Stab, meist an Gefäße und andere selbständig verlaufende Gebilde und erreichen auf diese Art ihren Endbezirk.

Allerdings schließen sich auch die zerebrospinalen Nerven gerne mit den Gefäßen zu Bündeln zusammen, ohne jedoch so nahe mit ihnen vereinigt zu sein, wie die sympathischen. Auch fehlt es nicht an zahlreichen Ausnahmen von dieser Regel.

Die zerebrospinalen Nerven sind metamer angeordnet, was bei den Rückenmarksnerven sehr klar ausgesprochen ist, während bei den Gehirnnerven die Metamerie mehr verwischt ist, bei einigen überhaupt fehlt.

Der Verlauf der zerebrospinalen Nerven ist so, daß sie bei der ersten Entwickelung möglichst geradlinig an ihre Endbezirke gelangen. Auch beim ausgebildeten Organismus findet man diese Regel noch in vielen Fällen durchgeführt. In anderen Fällen aber erleiden die Nerven durch Wachstumsverschiebungen der von ihnen versorgten Körperteile Ablenkungen, welche zu bogenförmigen Krümmungen, selbst zu einem rückläufigen Verlauf führen können.

Ein Übertritt von Fasern aus einem Nerven in einen anderen wird häufig beobachtet, man nennt dies eine Anastomose. Wird ein Faserbündel von dem einen zum anderen Nerven abgegeben, um in ihm weiter zu verlaufen, dann ist dies eine Anastomosis simplex, tauschen aber beide Nerven gegenseitig Fasern aus, dann nennt man dies Anastomosis mutua. Häufen sich solche Anastomosen an beschränkter Stelle, dann entsteht ein Nervengeflecht, Plexus nervorum. Reiche Plexus findet man besonders kurz nach dem Austritt aus dem Zentralorgan (78, 97) und kurz vor dem peripherischen Ende, wodurch die anatomische Verfolgung der einzelnen Fasern ungemein erschwert, selbst unmöglich gemacht wird. Man ist dann auf die Hilfe physiologisch-pathologischer Untersuchungen angewiesen.

Das Kaliber der Nerven wird von zwei Ursachen bestimmt: Erstens von der Ausdehnung des zu versorgenden Feldes; ein größeres Feld erhält ceteris paribus einen stärkeren Nerven, und zweitens von der Feinheit der Funktion des zu versorgenden Organs. Je feiner eine Hautstelle empfindet, je feiner sich ein Muskel einzustellen vermag, um so mehr Fasern enthält der zuführende Nerv. Dies erklärt sich in der Art, daß die zu den feiner funktionierenden Organen gelangenden Nervenfasern sich vor ihrer Endigung weniger teilen. Es entspricht also in solchen Fällen eine relativ kleine Endstelle in der Peripherie einer relativ großen im Zentralorgan. Findet eine weit ausgedehnte Teilung der einzelnen Nervenfasern statt, dann ist das Verhältnis das umgekehrte.

Die Symmetrie der peripherischen Nerven ist mit Ausnahme weniger Abweichungen eine vollkommene, soweit sie sich in symmetrischen Organen verbreiten. An den unpaarigen Eingeweiden vereinigen und kreuzen sich die Nerven beider Körperseiten in Geflechten. Eine Überschreitung der Mittellinie seitens der Hautnerven ist überall zu beobachten (Zander 1897).

Varietäten der peripherischen Nerven bestehen im wesentlichen darin, daß Nervenbündel in eine Bahn übertreten, welche sie für gewöhnlich nicht durchlaufen. Das zentrale und peripherische Ende wird durch einen ungewöhnlichen Verlauf weiter nicht berührt (M. H.).

A. Spinalnerven, Nervi spinales.

Die Spinalnerven sind, wie erwähnt, streng segmental angeordnet und man nennt die einzelnen Segmente Neuromeren. Jedem der Nervensegmente entspricht auch ein Segment der Muskeln, Myotom, der Haut, Dermatom, und des Skeletes, Sklerotom. Dies tritt durchaus klar an der Brust hervor, andere Stellen des Rumpfes aber und besonders die Extremitäten lassen dieses Gesetz weit weniger deutlich erkennen. Die Einschaltung der Plexus in den Verlauf der aus den Wurzeln sich zusammensetzenden Nerven verdunkelt die Verhältnisse und das Längenwachstum der Extremitäten bringt Verschiebungen mit sich, deren Erklärung zahlreiche Forscher beschäftigt hat. Es hat sich aber gezeigt, daß der Verlauf der Nerven so verschlungen sein kann, wie er will, immer treffen doch die aus einem Neuromer hervorgehenden Fasern in den Derivaten der von ihnen versorgten Körpersegmente zusammen. Eine Kenntnis der Wurzelbezirke ist nicht allein für die theoretische Erkenntnis, sondern auch für die ärztliche Praxis von Wert, da durch sie gewisse pathologische Erscheinungen erklärt werden können. Bei der Beschreibung der Muskeln (3. Abt.) wurde deshalb auch jedesmal der Wurzelbezug angegeben. Eine Durchsicht dieser Angaben zeigt, daß „die meisten Muskeln Elemente aus verschiedenen Wurzeln enthalten, weil sie nicht einheitlich angelegt werden, sondern durch Verwachsung mehrerer Myotome entstanden sind" (Edinger 1911). Weit einfacher als bei den oft geschichtet angeordneten Muskeln erscheint die segmentale Anordnung in der flächenhaft ausgebreiteten Haut; in ihr liegen die Bezirke nebeneinander. Eine Komplikation besteht jedoch auch bei ihnen darin, daß die Wurzelbezirke an ihren Rändern ineinander greifen, so daß immer nur ein breiterer oder schmalerer Zentralstreifen im wesentlichen von einer einzigen Wurzel versorgt wird. Die Figg. 5—7 des Atlas zeigen, in welcher Art die Wurzelgebiete die Haut versorgen.

Wie es von der Beschreibung des Rückenmarkes her bekannt ist, setzt sich jeder Spinalnerv aus einer hinteren sensiblen und einer vorderen motorischen Wurzel, Radix posterior und anterior, zusammen. Die Fasern der sensiblen Wurzeln entspringen aus den Spinalganglien, Ganglia spinalia, welche außerhalb des Rückenmarkes liegen. Die Zellen dieser Ganglien sind in embryonaler Zeit bipolar, in ausgebildetem Zustand haben sie mancherlei Veränderungen erlitten. Die weitaus größte Anzahl derselben ist scheinbar unipolar geworden, indem sich die beiden abgehenden Fortsätze so zusammengeschoben haben, daß sie zu einem einzigen verschmolzen sind. Dieser verläuft entweder gestreckt, oder umgibt, was häufiger ist, die Zelle mit zahlreichen Windungen (*4*). Abgehende Seitenzweige endigen bald mit kolbigen Verdickungen. Endlich tritt der Fortsatz aus der Kapsel (1. Abt. S. 94) aus und teilt sich T-förmig in zwei Fasern, von welchen die eine durch Vermittelung der hinteren Wurzel das Rückenmark aufsucht, die andere als sensible Faser im Nervenstamm bis zu ihrer peripherischen Endigung verläuft. Dieser Bau der Spinalganglien bringt es mit sich, daß dieselben um so größer sind, je mehr Nervenfasern mit ihnen zusammenhängen. Die größten sind diejenigen, welche die zahlreichen Nerven der Extremitäten aussenden.

Die Zellen der Spinalganglien sind größer oder kleiner, kugelig oder birnförmig. Die einen besitzen glatte Konturen, die anderen tragen kurze Fortsätze, welche sich auch zu einem Netzwerk verbinden können (gefensterte Zellen), in dessen Maschen Mantelzellen (1. Abt. S. 94) Platz finden. Ganz unregelmäßige Zellen und solche mit kolbigen Fortsätzen werden besonders bei Menschen höheren Alters gefunden. Die Zellen färben sich mit geeigneten Farbstoffen (z. B. Eosin) verschieden intensiv, was auf eine Verschiedenheit der Funktion oder des Funktionszustandes hindeutet (*3*).

Von außen kommende Fasern umspinnen eine Anzahl von Zellen geflechtartig, sie dürften sympathischer Natur sein.

Die Fasern der motorischen Wurzeln stammen aus den großen motorischen Zellen der Vordersäulen des Rückenmarkes. Die motorische Wurzel hat mit der sensiblen nichts zu tun, sie ist nur in eine Furche der vorderen Fläche des Spinalganglions eingelagert.

Varietäten. Es kommen, besonders an den hinteren Wurzeln, Anastomosen zwischen den Wurzelfäden eines und desselben Nerven und selbst zwischen den einander nächsten Fäden je zweier Wurzeln vor. Nicht selten tritt zwischen zwei Wurzeln ein Faden aus, welcher sich gabelförmig spaltet und mit einem Ast an die obere, mit dem anderen an die untere Wurzel anlegt. Schlingenförmige Anastomosen zwischen zwei Nervenwurzeln kommen vor, die Schenkel der Schlinge zentralwärts oder peripherisch gerichtet (Ansa centripetalis und centrifugalis, Hilbert 1878).

An der distalen Seite des Ganglions verflechten sich sofort die Fasern beider Wurzeln und bilden nun den gemischten Spinalnerven. An dieser Stelle treten auch Fasern aus der sensiblen Wurzel in die motorische über, um in der letzteren zentralwärts zu laufen. Sie sind Ursache der rückläufigen Empfindlichkeit der vorderen Wurzel, welche sich darin äußert, daß nach ihrer Durchschneidung der peripherische Stumpf empfindlich ist.

Man zählt in der Regel 31 Spinalnerven jeder Seite, und zwar 8 Nervi cervicales, 12 Nervi dorsales, 5 Nervi lumbales, 5 Nervi sacrales und einen Nervus coccygeus. Sie werden benannt und gezählt nach dem Wirbel, unter welchem sie austreten. Davon machen nur die Cervicalnerven eine Ausnahme, weil der zwischen Hinterhauptsbein und Atlas austretende Nervus suboccipitalis den Namen des ersten Cervicalnerven führt.

Die vordere Wurzel eines jeden Nervenstammes ist die schwächere, die hintere die stärkere; sie gehen gesondert durch die Dura mater (5. Abt., S. 190) und vereinigen sich erst in dem Foramen intervertebrale, in welchem auch das Ganglion spinale der hinteren Wurzel liegt. Nur die hintere Wurzel des Nervus coccygeus schwillt innerhalb des Durasackes zu ihrem Ganglion an und verbindet sich auch dort mit der vorderen Wurzel. Das Ganglion des ersten Cervicalnerven ist rudimentär, fehlt sogar zuweilen ganz. Die Ganglien des ersten und zweiten Cervicalnerven liegen an den den Intervertebrallöchern entsprechenden Stellen oberhalb und unterhalb des hinteren Bogens des Atlas.

Der Stamm, zu welchem sich die beiden Wurzeln im Bereich des Spinalganglions vereinigt haben, ist sehr kurz, denn noch im Intervertebralloch teilt sich jeder Spinalnerv in einen vorderen und hinteren Ast, Ramus anterior und posterior (*1*). Mit Ausnahme des ersten und zweiten Cervicalnerven ist der vordere der stärkere, der hintere der dünnere. Jeder Stamm gibt einen feinen Ramus meningeus ab, welcher sich mit einem sympathischen Fädchen verbindet und dann als Nervus sinuvertebralis in den Wirbelkanal gelangt, wo er die Rückenmarkshäute versorgt. Die vorderen Äste der Spinalnerven tauschen mit einem Ganglion des Grenzstranges des Sympathicus einen Ramus communicans aus, durch welchen sympathische Fasern dem Rückenmarksnerven und umgekehrt spinale Fasern dem Sympathicus zugeführt werden.

Der stärkste Spinalnerv ist der fünfte Lumbalnerv; von ihm aus nimmt die Dicke kranialwärts und kaudalwärts ab. Die Stärke der Dorsalnerven ist im ganzen gleich, von den Cervicalnerven sind die kaudalsten am dicksten. Der N. coccygeus ist der feinste.

In der Brustgegend, wo die segmentalen Verhältnisse der Knochen, Muskeln und Gefäße am deutlichsten ausgeprägt sind, verhalten sich die Spinalnerven am einfachsten und gleichförmigsten. Ihre hinteren Äste zerfallen in je einen Ramus medialis und lateralis, und es sind ihnen, mit geringen Abweichungen am kranialen und kaudalen Ende der Wirbelsäule, die hinteren Äste der übrigen Spinalnerven gleich. Die vorderen Äste umkreisen das Visceralrohr und geben in regelmäßiger Folge je einen seitlichen und vorderen Ast ab (*1*).

Die Nerven von Hals, Lende, Becken und den Extremitäten sind wegen des komplizierteren Baues der zu versorgenden Körperteile weniger einfach angeordnet, bei ihnen spielen Schlingen- und Plexusbildungen eine große Rolle, am Hals besonders die ersteren, an den übrigen Stellen die letzteren. Die Nerven der Extremitäten bilden in früher Embryonalzeit, wo sie relativ außerordentlich stark sind, breite zusammenhängende Platten, bevor sie in die Extremitäten selbst eintreten. In ihnen kreuzen sich die Bündel spitzwinkelig und werden erst in der Folge durch einwachsendes Bindegewebe unvollkommen in einzelne Züge getrennt, welche nun netzartig untereinander zusammenhängen. Im Becken haben sie selbst in erwachsenem Zustand noch stellenweise den plattenartigen Zusammenhang der Embryonalzeit bewahrt.

Aus den Plexus gehen sodann die Nerven in neuer Faserkombination hervor, um an ihre Bezirke zu gelangen.

Man unterscheidet folgende Plexus:

1. Plexus cervicalis, welcher von den vier oberen Cervicalnerven gebildet wird.

2. Plexus brachialis, zu welchem die vier unteren Cervicalnerven mit dem größten Teil des ersten und zuweilen mit einem dünnen Faden des zweiten Dorsalnerven zusammentreten. Zuweilen steuert auch der vierte Cervicalnerv ein Fädchen bei.

3. Plexus lumbalis. Wird vom ersten bis dritten und einem Teil des vierten Lumbalnerven gebildet. Auch vom zwölften Brustnerven kann er einen dünnen Faden aufnehmen.

4. Plexus sacralis. Seine Wurzeln werden vom unteren Ast des vierten, vom fünften Lumbalnerven, vom ersten bis dritten und einem Teil des vierten Sakralnerven geliefert.

5. Plexus pudendus. Mit dem Plexus sacralis eng verbunden, besteht er hauptsächlich aus Teilen des dritten und vierten Sakralnerven.

6. Plexus coccygeus. Aus dem unteren Teil des vierten und dem fünften Sakralnerven nebst dem Nervus coccygeus.

Die kranial und kaudal von der Brust liegenden Nervenplexus hängen auch unter sich zusammen, weshalb man die oberen unter dem Namen Plexus cervicobrachialis, die unteren unter dem Namen Plexus lumbosacralis zusammenfassen kann.

I. Die hinteren Äste der Rückenmarksnerven.

Daß dieselben sich in je einen Ramus medialis und einen Ramus lateralis teilen, wurde oben bereits bemerkt.

Sie sind für die eigentlichen Rückenmuskeln bestimmt, aber nicht für die den Extremitäten zuzurechnenden Muskeln an der Rückseite des Rumpfes und ferner für die Haut des Rückens, im allgemeinen in einer Breite, welche der Breitenausdehnung der langen Rückenmuskeln entspricht. Nur in der Gegend der Spina scapulae und der Crista iliaca greifen sie weiter seitlich aus. Am Nacken stehen die Dorsaläste der Spinalnerven durch Anastomosen miteinander in Verbindung. Sie versorgen die tiefen Nackenmuskeln und senden neben den Dornfortsätzen Zweige zur Haut, welche in absteigender Richtung in dieselbe eintreten.

Der Dorsalast des ersten Halsnerven, des N. suboccipitalis(54), ist zum größten Teil der motorische Nerv für die kurzen hinteren Halsmuskeln, an welche er, angeschlossen an den unteren Umfang der Art. vertebralis, durch das Dreieck zwischen dem M. rectus capitis major und den beiden Mm. obliqui (3. Abt. S. 21) herantritt.

Der Dorsalast des zweiten Halsnerven geht, im Gegensatz zum ersten, größtenteils zur Haut als N. occipitalis major (26). Unter dem Querfortsatz des Atlas verstärkt er sich durch ein Bündel vom dritten Cervicalnerven (54), gibt Fäden zu den Nackenmuskeln ab und durchbohrt den M. semispinalis capitis sowie die Sehne des M. trapezius. 3—4 cm von der Mittellinie entfernt gelangt er unter die Haut und steigt sodann mit spitzwinkelig divergierendem Zweige am Hinterhaupt bis zum Scheitel in die Höhe.

Der N. occipitalis major kann der Sitz hartnäckiger Neuralgien sein.

Die Dorsaläste der Brustnerven (51) entsprechen ganz dem oben (S. 6) gegebenen Schema. An den sieben bis acht oberen ist der laterale, an den vier bis fünf unteren der mediale stärker. Die medialen kreuzen den M. multifidus, die lateralen treten zwischen M. longissimus und iliocostalis durch. Von den oberen Dorsalästen der

Brust liefert der mediale, von den unteren der laterale Zweig die die Muskeln perforierenden Hautnerven.

Die Dorsaläste der Lumbalnerven verhalten sich ähnlich wie die der Brustnerven. Sie werden von oben nach unten dünner und es erreichen die beiden unteren die Haut nicht mehr; die drei oberen aber senden ihre abwärts gerichteten Zweige über die Crista iliaca hinweg als Nn. clunium superiores in die Haut des oberen Teiles der Gesäßgegend (*51*).

Die Dorsaläste der Kreuznerven sind fein. Sie verlassen das Kreuzbein durch die Foramina sacralia posteriora, versorgen die Köpfe des M. sacrospinalis mit motorischen Fäden und bilden ein weitläufiges Geflecht, dessen Zweige in die Haut der Kreuzgegend eintreten. Einige Fäden gelangen auch als Nn. clunium medii zur Haut der Gesäßgegend (*51*).

Der Dorsalast des Steißnerven tritt über dem Körper des ersten Steißwirbels aus. Er vereinigt sich mit dem Geflecht der Dorsaläste der Kreuznerven und liefert mit ihm die Nervi anococcygei.

Praktische Bemerkungen. Eine Lähmung der gesamten Rückenmuskulatur verhindert ein Aufrichten aus gebückter Haltung, die Patienten müssen den Rumpf allmählich durch Anstemmen der Arme an den Schenkeln in die Höhe schieben. Beim Stehen wird der Oberkörper stark nach hinten gelegt, um das Gleichgewicht erhalten zu können. Einseitige Lähmung verursacht Skoliose nach der gelähmten Seite hin.

Krämpfe befallen am meisten die Mm. obliquus capitis inferior und splenius capitis. Leidet der erstere, dann wird der Kopf nach der kranken Seite gedreht, ist der letztere betroffen, dann wird der Kopf nach hinten gezogen und zugleich nach der affizierten Seite geneigt (Villiger 1915).

II. Die vorderen Äste der Rückenmarksnerven.

1. Halsgeflecht, Plexus cervicalis (*49, 78*).

Die Anastomosen, welche die vorderen Äste der vier oberen Halsnerven zum Plexus verbinden, sind zwischen den drei obersten Stämmen einfache dünne Fäden, und erst vom dritten zum vierten erstreckt sich ein stärkerer Strang, welcher öfters in mehrere geflechtartig verbundene Fäden zerfällt. Die Stämme verlassen die Wirbelhöhle zwischen den Mm. rectus capitis anterior und lateralis und den Mm. intertransversarii anteriores und posteriores. Der Plexus kommt zwischen dem M. longus capitis und den Ursprüngen der Muskeln, welche sich an den hinteren Höckern der Querfortsätze anheften, hervor. Er ist bedeckt vom M. sternocleidomastoideus. Verbindungen zum Grenzstrang des Sympathicus werden teils von den Wurzeln des Plexus, teils von den abgehenden Ästen abgegeben. Eine Verbindung zum fünften Halsnerven ist nicht immer vorhanden.

Die peripherischen Äste des Halsgeflechtes gehen von einer oberflächlicheren und tieferen Lage aus. Die erstere besteht aus der Vereinigung der lateralen Terminaläste zu Schlingen, von welchen Hautäste zur Ohr-, Hinterhaupts- und Halsgegend abgegeben werden. Die letztere läßt die Ansa hypoglossi und den N. phrenicus hervorgehen (Streeter bei Keibel-Mall 1911).

a) Hautnerven (*48*).

Sie strahlen nach oben und nach unten von einem Punkte aus, welcher in der Höhe des dritten Cervicalnerven liegt. In frühen Entwickelungsstadien ist ihr Verlauf nur kurz, mit der Ausbildung und Streckung des Halses verschieben sich die Hautbezirke, welche sie aufsuchen, mehr und mehr, wodurch ihre Länge wächst.

Nervus occipitalis minor.

Aus dem dritten und zweiten Cervicalnerven oder aus einem Verbindungszweig zwischen beiden. Er steigt auf dem hinteren Rand des M. sternocleidomastoideus zum Hinterhaupt empor, wobei er sich in zwei Zweige spaltet. Am Hinterhaupt verbreitet er sich zwischen dem N. occipitalis major und N. auricularis magnus; er anastomosiert mit ihnen und es steht seine Stärke in umgekehrtem Verhältnis zu der beider Nerven (*48*).

Nervus auricularis magnus[1]).

Entweder aus dem zweiten und dritten Cervicalnerven, oder aus dem dritten allein, oder aus einer Schleife zwischen drittem und viertem. Er tritt ungefähr in der Mitte der Länge des M. sternocleidomastoideus um den hinteren Rand dieses Muskels auf dessen äußere Fläche, wo er anfangs vom Platysma gedeckt wird, läuft auf ihm gerade aufwärts zum äußeren Ohr und teilt sich in zwei Äste. Der Ramus posterior steigt in der Rinne zwischen Ohr und Schädel auf und verteilt sich in der Haut über dem Warzenfortsatz und im oberen Teil der Ohrmuschel. Der Ramus anterior versorgt das Ohrläppchen und den unteren Teil der Ohrmuschel nebst dem äußeren Gehörgang. Feine Zweige gelangen durch die Ohrspeicheldrüse zur Haut der Wange (*48*).

Nervus cutaneus colli[2]).

Aus dem dritten Cervicalnerven, auch aus dem zweiten und vierten (Wichmann 1900). Verläßt gemeinsam mit dem N. auricularis magnus oder unter ihm den Plexus. Er geht um den Rand des M. sternocleidomastoideus herum und teilt sich, bedeckt vom Platysma, in einen Ramus superior, welcher schlingenförmig mit dem Ramus colli des N. facialis [3]) anastomosiert, und einen Ramus inferior, welcher gerade vorwärts verläuft. Beide senden zahlreiche Hautnerven zur vorderen Halsregion; durch die Schlinge werden dem Platysma aus dem N. facialis stammende motorische Fädchen zugeführt (*48*).

Nervi supraclaviculares.

Aus der Schleife des dritten und vierten und aus dem vierten Cervicalnerven entspringen zwei oder mehr Stämme. Sie treten unter der Mitte des hinteren Randes des M. sternocleidomastoideus hervor und zerfallen, bedeckt vom Platysma, durch spitzwinkelige Teilung in eine große Anzahl von Ästen, welche man als Nn. supraclaviculares anteriores, medii und posteriores bezeichnet. Sie breiten sich zwischen den Rändern des M. sternocleidomastoideus und trapezius aus und verlaufen über das Schlüsselbein hinweg zur Haut der oberen Brust-, Schulter- und unteren Nackengegend (*48*).

Varietät. Einer der mittleren Supraclavicularnerven verläuft zuweilen durch einen Kanal des Schlüsselbeines.

b) Muskelnerven.

Für die tiefen vorderen Halsmuskeln.

Kurze Zweige aus den Wurzeln und den Zweigen des Plexus versorgen in segmentaler Anordnung die Mm. intertransversarii, M. rectus capitis anterior und lateralis,

---

[1]) N. auricularis posterior.
[2]) N. subcutaneus colli inferior.
[3]) Ansa cervicalis superficialis.

M. longus capitis und colli. Die Nerven für den M. levator scapulae entstammen dem dritten und vierten Cervicalnerven, ebenso die für die Mm. scaleni.

Nervus cervicalis descendens[1]) (*49, 50, 78*).

Entsteht aus feinen Fäden des zweiten bis vierten Cervicalnerven, verläuft ab- und medianwärts über die Scheide der Halsgefäße und verbindet sich mit dem Ramus descendens des N. hypoglossus zu einer langgezogenen Schlinge, Ansa hypoglossi. Aus dem Hypoglossuszweig und dem Gipfel der Schlinge gehen die Äste zu den Mm. sternohyoideus, sternothyreoideus, omohyoideus ab.

Die Versorgung der unteren Zungenbeinmuskeln von einem Hirnnerven und mehreren Rückenmarksnerven muß befremdlich erscheinen, doch erklärt sich die Sache sehr einfach. Der Ramus descendens des N. hypoglossus gehört diesem gar nicht an, er besteht vielmehr aus Fasern, welche vom ersten und zweiten Cervicalnerven stammen und sich der Bahn des N. hypoglossus gleich nach seinem Austritt aus der Schädelhöhle nur für eine Strecke weit anschließen, um sich dann wieder von ihm zu trennen und mit dem N. cervicalis descendens zu vereinigen.

Varietät. Zuweilen schließt sich der Ramus descendens nicht dem N. hypoglossus, sondern dem N. vagus an.

Für die Mm. sternocleidomastoideus und trapezius.

Dem äußeren Ast des N. accessorius, welcher diese Muskeln innerviert, gesellen sich Fäden zu, welche vom zweiten bis vierten Cervicalnerven abgegeben werden. Sie erreichen den N. accessorius vor seinem Eintritt in den M. sternocleidomastoideus, oder in diesem Muskel, oder jenseits von ihm. Da der äußere Ast des N. accessorius seine Fasern aus dem Halsteil des Rückenmarkes bezieht, so ist, wie beim vorhergehenden, eine rein spinale Versorgung der beiden Muskeln vorhanden.

Die Stärke des äußeren Astes des N. accessorius und die Stärke der vom Plexus stammenden Fäden stehen in umgekehrtem Verhältnis zueinander.

Nervus phrenicus[2]) (*49, 50, 56, 57*).

Der N. phrenicus ist in der Hauptsache der motorische Nerv des Zwerchfelles, doch führt er auch zentripetale Fasern. Seine Hauptursprungsstätte ist der vierte Cervicalnerv, doch nimmt er auch Fasern vom dritten, zuweilen auch vom fünften Cervicalnerven auf. Er verläuft auf dem M. scalenus anterior abwärts (*50*) und betritt am medialen Rand desselben zwischen Art. und Ven. subclavia die Brusthöhle. Er kreuzt den Ursprung der A. mammaria interna und zieht vor dem Hilus der Lunge zwischen dem Herzbeutel und der an ihm angewachsenen Lamelle des Brustfelles zum Zwerchfell, wo der rechte in der Nähe der unteren Hohlvene, der linke in der Nähe der Herzspitze ankommt. Auf der oberen Fläche des Zwerchfelles zerfällt er in seine meist rechtwinkelig zum Stamm ausstrahlenden Endäste. Von diesen läuft der stärkste im Bogen rückwärts zum Vertebralteil des Zwerchfelles, während die anderen divergierend vorwärts ausstrahlen und zwischen den Muskelbündeln in die Tiefe dringen.

Sein Verlauf in der Brusthöhle ist meist dadurch leicht kenntlich, daß er zu beiden Seiten von einer Vena pericardiacophrenica flankiert wird. Auch die zugehörige Arterie begleitet ihn, doch fällt sie weniger auf, als die Venen (*57*).

---

[1]) N. descendens colli inferior.
[2]) Zwerchfellnerv.

Die Nervi phrenici beider Seiten sind oft ·verschieden stark. Ihr Verlauf ist nicht ·ganz gleich, der rechte liegt dem vorderen Umfang der Lungenwurzel näher als der linke. In der oberen Brustapertur nimmt er feine Fäden vom unteren Halsganglion des Sympathicus auf und gibt solche an die Thymusdrüse ab, dann sendet in der Regel nur der rechte N. phrenicus ein Ästchen zur Vorderfläche des Herzbeutels, Ramus pericardiacus. Einzelne feine Fäden gehen beiderseits zum Brustfell. Von dem Endast, der sich dem Vertebralteil zuwendet, gelangen feine Rami phrenicoabdominales an die untere Fläche des Zwerchfelles, rechts durch das Foramen venae cavae, links durch den Hiatus oesophageus oder durch eine der Zacken des Vertebralteiles des Zwerchfelles; der rechte läßt sich in den Bauchfellüberzug des Ligamentum falciforme hepatis verfolgen. Beide Nervi phrenici treten mit Zweigen des N. sympathicus zu einem gangliösen Geflecht, Plexus phrenicus, zusammen.

Varietäten. Häufig erhält der N. phrenicus einen Zweig vom N. subclavius. Der Nerv kann vor der Vena subclavia in die Brusthöhle eintreten.

Die eigenartige Nervenversorgung des Zwerchfelles von weit entlegener Stelle her erklärt sich aus seiner Entwickelung. Es entsteht in der Höhe des Halses, in der Nähe des Abganges seines Nerven vom Plexus. In der Folge verschiebt es sich mit dem Herzen kaudalwärts, wobei es seine bereits vorhandenen Nerven mitnimmt.

Praktische Bemerkungen. Der N. phrenicus kann bei Verletzungen der Halswirbelsäule leiden, wodurch dann eine Lähmung des Zwerchfelles hervorgerufen wird. Dadurch wird die Atmung außerordentlich erschwert, weil sie jetzt nur noch von den Interkostalmuskeln in Gang gehalten werden kann. Die Prognose ist eine ungünstige. Der N. phrenicus ist dem elektrischen Strom zugänglich; man erreicht ihn vom hinteren Rand des M. sternocleidomastoideus aus, unterhalb seiner Mitte. Reizung des Nerven kann klonische Krämpfe des Zwerchfelles (Singultus) hervorrufen, welche zwar häufig sind, aber im ganzen harmlos zu sein pflegen.

2. Armgeflecht, Plexus brachialis (78).

Es setzt sich zusammen aus den vorderen Ästen des fünften bis achten Halsnerven und weiter des ersten Brustnerven. Die ersteren gehen vollständig in der Bildung des Plexus auf, der vordere Ast des ersten Brustnerven teilt sich in einen dünnen Ramus intercostalis, welcher nach Art der übrigen Interkostalnerven in der Wand des Thorax verläuft und die viel stärkere Wurzel des Plexus. Meist steht auch noch der zweite Brustnerv mit dem Plexus in Verbindung durch einen feinen Zweig, der sich an die Wurzel des Plexus vom ersten Dorsalnerven anschließt. In der Regel gesellt sich auch von oben her ein Faden vom vierten Halsnerven dem Plexus zu.

In Verbindung mit dem Herunterrücken der oberen Extremität im Laufe der Entwickelung zeigen beim Erwachsenen die am Hals entspringenden Wurzeln des Plexus eine stark absteigende Richtung, während die dem ersten Brustnerven entstammende über die erste Rippe hin auf- und seitwärts verläuft. Alle Wurzeln konvergieren und es gehen aus ihrer Verflechtung drei primäre Stränge hervor, welche sich sogleich zu neuen Kombinationen auflösen, um drei sekundäre Stränge zu bilden, einen Fasciculus lateralis, einen Fasciculus medialis und einen zwischen beiden in einer tieferen Schichte liegenden Fasciculus posterior. Durch diese mehrfache Umordnung gewinnt das Armgeflecht eine bedeutende Länge, es zieht sich vom Hals unter dem Schlüsselbein durch bis in die Achselhöhle hinein. Der Fasciculus lateralis entsteht aus einer Kombination des fünften, sechsten und siebenten Halsnerven, der Fasciculus medialis aus einer solchen des achten Hals- und des ersten

Brustnerven; zur Bildung des Fasciculus posterior tragen alle Wurzeln bei, die oberen mehr als die unteren.

Die Wurzeln des Plexus kommen aus der zwickelförmigen Spalte zwischen M. scalenus anterior und medius hervor und vereinigen sich nun zu ihren drei Strängen, welche über die erste Rippe hinweg und unter dem Schlüsselbein hin in die Achselhöhle absteigen. Am Hals liegt der Plexus über und hinter der A. subclavia, über ihn hin zieht der hintere Bauch des M. omohyoideus. Unter dem Schlüsselbein wird der Plexus vom M. pectoralis minor gekreuzt. In der Achselhöhle liegt er zwischen den Mm. serratus anterior und subscapularis. Die Art. axillaris hat ihren Platz inmitten des Plexus in der Art, daß der Fasciculus lateralis an ihrer lateralen Seite, der Fasciculus medialis an ihrer medialen, der Fasciculus posterior an ihrer Rückseite liegt (*83*).

Die Äste, in welche sich der Plexus auflöst, kann man in zwei Gruppen teilen. Die eine enthält die Nerven, welche nach kürzerem Verlauf in den Muskeln endigen, die den Schultergürtel und das Schultergelenk selbst bewegen. Sie enthalten nur wenige sensible Zweige und es werden die entsprechenden Hautbedeckungen von verschiedenen anderen Quellen her versorgt. Die anderen haben einen längeren Verlauf; sie sind für die freie Extremität bestimmt. Von ihnen sind zwei ausschließlich Hautnerven, die übrigen sind gemischt.

Varietäten. Die Plexusbildung erstreckt sich oft weit am Oberarm herab, auch sonst findet man, daß die aus demselben hervorgehenden Nerven Anastomosen austauschen, oder sich gegenseitig vertreten. Man versteht es leicht, daß einmal ein Faserbündel in eine andere Bahn, als die gewöhnliche, einlenkt, aus welcher es dann erst später wieder abbiegt.

a) Nerven für die Halsmuskeln.

Die Wurzeln des Armgeflechtes senden sogleich nach ihrem Austritt aus den Intervertebrallöchern Zweige an die Mm. scaleni und den M. longus colli.

b) Nerven für die Muskeln des Schultergürtels.

Nervus dorsalis scapulae[1]) (*78, 49*).

Dieser und der folgende Nerv werden unter dem Namen Nervi thoracales posteriores zusammengefaßt.

Er wird von den obersten Wurzeln des Plexus bei ihrem Austritt aus dem Intervertebralloch abgegeben und wendet sich, den M. scalenus medius durchsetzend, nach hinten, wo er zwischen dem M. levator scapulae und den Mm. rhomboidei absteigt. Er versorgt den M. levator scapulae und die Mm. rhomboidei.

Varietät. Ein unbeständiger Zweig an die oberste Zacke des M. serratus posterior superior.

Nervus thoracalis longus[2]) (*83*).

Meist drei feine Äste von den oberen zwei oder drei Wurzeln des Plexus. Sie steigen durch den M. scalenus medius lateralwärts ab und ziehen in der Axillarlinie auf der äußeren Fläche des M. serratus anterior kaudalwärts, um sich in ihm zu verästeln.

Nervi thoracales anteriores (*83, 55*).

Zwei bis drei Äste aus dem sechsten bis achten Cervicalnerven und dem ersten Dorsalnerven. Sie gehen, der eine vor, der andere hinter der Art. subclavia, unter dem

---

[1]) N. thoracicus posterior.
[2]) N. thoracicus lateralis.

Schlüsselbein hervor, treten zwischen M. pectoralis minor und subclavius durch und verzweigen sich in den Mm. pectoralis major und minor.

Nervus subclavius (83).

Aus dem fünften Cervicalnerven, am häufigsten in Verbindung mit einer Wurzel des N. phrenicus. Er gelangt, über den M. scalenus anterior hinlaufend, zu seinem Muskel.

Varietät. Sendet Zweige zum N. phrenicus oder zu einem N. thoracalis anterior.

Nervus suprascapularis (83, 84).

Entspringt vom fünften oder vom fünften und sechsten Cervicalnerven. Er verläuft über die Anheftung des M. omohyoideus am Schulterblatt hinziehend zur Incisura scapulae und durch dieselbe unter dem Ligamentum transversum scapulae superius in die Fossa supraspinata. Unter dem Ligamentum transversum scapulae inferius tritt er sodann in die Fossa intraspinata über. Er ist der motorische Nerv für die Mm. supraspinatus und infraspinatus. Nicht ganz beständige Fäden gelangen zur hinteren Wand des Schultergelenks.

Nervi subscapulares (83).

In der Regel drei an Zahl. Sie stammen vom fünften bis achten Cervicalnerven und gehen vom hinteren Strang ab oder von den Bündeln, welche die oberen Wurzeln demselben zusenden, oder von einem der längeren Nerven, in die dieser Strang sich teilt. Sie versorgen die Mm. subscapularis, teres major und latissimus dorsi mit motorischen Fasern. Der Nerv des M. latissimus dorsi, Nervus thoraco-dorsalis [1]), läuft dem Rand dieses Muskels parallel, auf dessen innerer Fläche bis zur Lendengegend herab.

Nervus axillaris[2]) (83).

Er entspringt vom tiefen Strang, wesentlich aus Teilen des fünften und sechsten Cervicalnerven und geht mit den Vasa circumflexa humeri posteriora durch die laterale Achsellücke zwischen den Mm. teres major und minor an der lateralen Seite des langen Tricepskopfes zur Rückseite des Armbeines. An der Innenfläche des M. deltoideus zerfällt er in drei divergierende Zweige, einen schwächeren aufwärts zum M. teres minor, einen stärkeren, der sich im M. deltoideus verzweigt, und einen Hautast, Ramus cutaneus brachii lateralis [3]) (82, 86), der die Haut an der Rückfläche des Oberarmes versorgt. Auch zur Kapsel des Schultergelenkes sendet der Nervus axillaris einen Zweig.

c) Nerven der freien Extremität.

Nervus cutaneus brachii medialis[4]) (81, 83, 85).

Stammt vom ersten Dorsalnerven und entspringt von der hinteren Seite des medialen Stranges des Plexus. Er kreuzt auf seinem Verlauf die Sehne des M. latissimus dorsi, durchbohrt die Fascie an deren unterem Rand und versorgt die Haut der Achselgrube und der medialen Fläche des Oberarmes mit sensiblen Ästen. Er

---

[1]) Nervus subscapularis inferior s. longus.
[2]) Nervus circumflexus.
[3]) Ramus cutaneus humeri.
[4]) N. cutaneus medialis. N. cutaneus internus.

vereinigt sich in seinem Verlaufe mit einem perforierenden Ast des zweiten Interkostalnerven (N. intercostobrachialis) (*78*).

Seine Stärke steht in umgekehrtem Verhältnis zu der des N. intercostobrachialis, durch welchen er auch völlig ersetzt werden kann. Die Vereinigung beider kann ausbleiben. Nicht selten gibt auch der dritte N. intercostalis einen Zweig zum N. cutaneus brachii medialis.

Nervus cutaneus antibrachii medialis[1]) (*81, 83*).

Stammt aus dem achten Cervical- und ersten Dorsalnerven und geht vom medialen Strang des Plexus ab oder vom N. ulnaris oder mit zwei Wurzeln von beiden. Er verläuft unter der Fascie bis zum unteren Drittel des Oberarmes, wo er durch denselben Schlitz aus der Fascie hervordringt, durch welchen die V. basilica unter der Fascie verschwindet [2]). Er zerfällt sodann in zwei Äste (*87*). Der Ramus volaris überkreuzt die V. obliqua cubiti, begleitet die V. mediana und versorgt die Haut an der Vorderfläche des Unterarmes bis zum Handgelenk. Der Ramus ulnaris[3]) verläuft an der Ulnarfläche des Unterarmes und sendet seine Äste um den Ulnarrand des Vorderarmes herum auf die Dorsalseite, wo sie sich bis an das Handgelenk verbreiten.

Ein oder mehrere Zweige, Rami cutanei brachii, werden in der Regel schon von der Gegend der Insertion des M. pectoralis major an subkutan und gehen zur Haut des Oberarmes.

Varietät. Durchbricht erst in der Ellbogengegend die Faszie und wird am Oberarm durch einen von den Nn. thoracales anteriores herkommenden Zweig ersetzt. Erhält eine Anastomose vom N. ulnaris.

Nervus ulnaris[4]) (*85, 89, 90*).

Aus den beiden unteren Wurzeln des Armgeflechtes. Wird vom medialen Strang des Plexus abgegeben. Er zieht hinter dem medialen Septum intermusculare, nicht selten zwischen Bündeln des M. triceps, am Oberarm herab, ohne Äste zu entsenden. Am Ellbogengelenk liegt er auf der Rückseite des medialen Epicondylus in der nach ihm benannten Knochenrinne, gelangt zwischen den beiden Ursprüngen des M. flexor carpi ulnaris auf die Beugeseite des Unterarmes und in den Schutz dieses Muskels. Unter der Sehne desselben erscheint er am Handgelenk an der medialen Seite der Vasa ulnaria, und hier teilt er sich in seine beiden Endäste, einen oberflächlichen und einen tiefen.

Der N. ulnaris ist der Muskelnerv für die ulnare Seite des Unterarmes und der Hand bis nach dem Daumenballen hin und der Hautnerv für die ulnare Seite der Hand.

Die ersten Kollateraläste, Rami articulares, gibt der N. ulnaris im Sulcus ulnaris zum Ellbogengelenk ab. Sogleich beim Betreten des Unterarmes folgen dann die Muskeläste (Rami musculares) zum M. flexor carpi ulnaris und zum medialen Teil des M. flexor digitorum profundus. Dann geht von seinem lateralen Rande der Ramus cutaneus palmaris ab (*90*), ein meist sehr feiner Ast, welcher mit der Arterie bis zur Hand herabläuft, wobei er dem Gefäß seine Fädchen zusendet. Seine Hautzweige durchbohren die Fascie an verschiedenen Stellen und versorgen die Haut in der Gegend des Handgelenkes und des Kleinfingerballens.

---

[1]) N. cutaneus medius. N. cutaneus internus major.
[2]) Hiatus basilicus.
[3]) Ramus dorsalis antibrachii.
[4]) Ellennerv.

Der letzte und stärkste Kollateralast des N. ulnaris ist der Ramus dorsalis manus (*90*). Er verläßt den Stamm im mittleren Drittel des Unterarmes und gelangt zwischen der Ulna und der Sehne des M. flexor carpi ulnaris auf die Dorsalseite des Unterarmes, gibt durch die Fascie Hautäste zur Rückseite des Handgelenkes und endet, nachdem er die Fascie im distalsten Viertel des Unterarmes durchbohrt hat, in den Nervi digitales dorsales (*92*). Dieselben versorgen die mediale Hälfte der Hand und der Finger in der Art, daß ein Ast längs dem Ulnarrand der Hand und des kleinen Fingers verläuft, während ein anderer sich zweimal gabelförmig teilt, um die Dorsaläste für je zwei einander zugekehrte Fingerränder bis zur Ulnarseite des Mittelfingers zu liefern. Der Mittelfingerzweig geht regelmäßig mit einem Zweig des N. radialis eine spitzwinkelige oder bogenförmige Anastomose ein.

Die Fortsetzung des Stammes nach Abgabe des Dorsalastes, welche man auch als Ramus volaris manus bezeichnet, teilt sich in seine beiden Endäste, Ramus superficialis und Ramus profundus.

Der Ramus superficialis (*94*) zerfällt in drei Zweige, einen für den M. palmaris brevis und die Haut des Kleinfingerballens, einen zweiten für den Ulnarrand des kleinen Fingers, und einen dritten, Nervus digitalis volaris. Er liegt unter der Palmaraponeurose, tritt zwischen deren Zipfeln an die Oberfläche und versorgt die einander zugekehrten Ränder des vierten und fünften Fingers. Der Nervus digitalis volaris sendet einen Verbindungszweig zum nächsten Fingerast des N. medianus. Die Haut des Handtellers wird von den Fingernerven ebenfalls mit sensiblen Fasern versorgt.

Der Ramus profundus (*95*) ist, abgesehen von feinen Gelenkästen, rein motorisch. Er gelangt zwischen dem M. flexor brevis und abductor digiti quinti in die Tiefe; der eine Zweig versorgt die Muskeln des Kleinfingerballens, der andere läuft unter den Sehnen der Beugemuskeln mit dem tiefen Hohlhandbogen quer durch die Hohlhand und gibt den beiden ulnaren Mm. lumbricales, den sämtlichen Mm. interossei und dem M. adductor pollicis ihre Äste. Nicht selten ist es, daß die Äste des N. medianus und ulnaris, welche sich in die Versorgung der kleinen Hohlhandmuskeln teilen, einander teilweise verdrängen und sich gegenseitig vertreten (Brooks 1887).

Varietäten. Selten geht der N. ulnaris über die Vorderfläche des Epicondylus zum Unterarm. Es werden noch andere Verbindungen, wie die erwähnten, zu benachbarten Nerven beobachtet. Der Ramus dorsalis verläßt den Stamm höher oder tiefer als gewöhnlich. Der Ramus superficialis volaris gibt zuweilen dem M. lumbricalis IV. einen Zweig.

Nervus medianus[1]) (*78, 83, 84, 89, 90, 94*).

Er stammt von allen Wurzeln des Plexus ab und wird von zwei die A. axillaris umfassenden Strängen gebildet, welche sich vor der Arterie spitzwinkelig zum Nerven vereinigen.

Er liegt am Oberarm erst an der lateralen Seite der A. brachialis (*85*), kreuzt sie sodann in dessen distalem Teil und kommt in der Ellenbogengegend an die mediale Seite der Arterie. Unter dem Lacertus fibrosus tritt er zwischen den beiden Köpfen des M. pronator teres in einen kurzen Muskelkanal zwischen der oberflächlichen und tiefen Ursprungsmasse der Beuger und gelangt sodann in den Raum zwischen den Mm. flexor digitorum communis sublimis und profundus (*90*). In der Gegend des Handgelenkes liegt er ziemlich oberflächlich und passiert dann mit den Sehnen der Finger-

---

[1]) Mittlerer Armnerv.

beuger auf der Schleimscheide, welche sie umhüllt, den Canalis carpi. Noch innerhalb desselben zerfällt er in seine Endäste.

Der Nervus medianus ist der Muskelnerv für die Beugeseite des Unterarmes mit Ausnahme der vom N. ulnaris (S. 15) versorgten Muskeln, sowie der Hautnerv für die laterale Seite der Handwurzel und der Volarfläche der Hand.

Während seines Verlaufes am Oberarm ist der N. medianus sehr häufig durch eine Anastomose mit dem N. musculocutaneus verbunden, gibt jedoch keine Kollateraläste ab; die ersten verlassen ihn dicht oberhalb des Ellenbogengelenkes. Es sind dies die Nerven für die oberflächlichen Beugemuskeln (M. pronator teres, flexor carpi radialis, palmaris longus, flexor digitorum sublimis). Vom Stamm oder vom Ast für den M. pronator teres werden dem Ellbogengelenk Rami articulares abgegeben. Am Unterarm entsendet er hoch oben den Nervus interosseus volaris [1]) (*90, 91*). Derselbe gibt Zweige ab für den M. flexor pollicis longus und den lateralen Teil des M. flexor digitorum profundus. Er läuft mit den Vasa interossea auf der Vorderfläche der Membrana interossea herab und endet als motorischer Nerv des M. pronator quadratus. Feine Fäden überschreiten den distalen Rand dieses Muskels, um das Radiocarpalgelenk zu versorgen.

Zur Unterstützung für die schon genannten Zweige für die Beugemuskeln werden auch am Unterarm solche zum M. flexor digitorum sublimis abgegeben.

Im distalen Drittel des Unterarmes geht vom medialen Rand des Nerven der Ramus palmaris [2]) ab, welcher über dem Handgelenk die Fascie durchbohrt und sich in der Haut des Daumenballens sowie des angrenzenden Teiles einerseits des Unterarmes, andererseits der Vola manus verbreitet (*87, 89*).

Die Endäste, in welche der Stamm bei seinem Austritt aus dem Canalis carpi zerfällt, sind zwei an Zahl; von ihnen versorgt der laterale die lateralen Muskeln des Daumenballens (M. abductor pollicis brevis, flexor pollicis brevis und opponens) mit motorischen Zweigen, die beiden Ränder des Daumens und den radialen Rand des Zeigefingers mit sensiblen. Der mediale Ast teilt sich wieder in zwei, die Nervi digitales communes, deren jeder wieder in zwei Zweige, Nervi digitales volares proprii, zerfällt. Dieselben sind für die einander zugekehrten Ränder des zweiten und dritten, des dritten und vierten Fingers bestimmt (*94*).

Von den Anfängen der Fingernerven oder von ihren Teilungswinkeln erhalten der erste und zweite, zuweilen auch der dritte M. lumbricalis ihre motorischen (*95*), die Haut um die Wurzeln der Finger ihre sensiblen Äste.

Der ulnare N. digitalis communis ist mit dem N. ulnaris durch einen Ramus anastomoticus verbunden (S. 15).

Varietäten. Zwischen den Sehnen des M. biceps und brachialis geht ein Ästchen zu den Bändern des Radiusköpfchens. — Der Stamm verläuft hinter der A. brachialis, er geht erst am distalen Rand des M. pronator teres in die Tiefe. Im proximalen Teil des Unterarmes wird eine Anastomose des N. medianus mit dem N. ulnaris beobachtet. Der N. medianus gibt schon hoch oben am Oberarm die Zweige für die Beugemuskeln ab. — Der N. interosseus geht durch die Membrana interossea erst nach hinten, dann wieder nach vorn; er erhält Zuzug vom N. radialis.

Nervus musculocutaneus[3]) (*78, 79, 85*).

Dem fünften und sechsten Cervicalnerven entstammend, ist er ein Ast des lateralen Stranges des Armgeflechtes, oft weit herunter mit dem N. medianus verbunden.

---

[1]) Nervus interosseus anterior.
[2]) Nervus cutaneus palmaris longus.
[3]) Nervus cutaneus lateralis. Nervus perforans Casserii. Muskel-Hautnerv.

Er ist der Muskelnerv für die Beuger des Oberarmes und Hautnerv für die volare und radiale Seite des Unterarmes.

In der Achselhöhle durchbohrt er den M. coracobrachialis, wobei er ihm einen Ast abgibt. Dann zieht er zwischen den Mm. biceps und brachialis hindurch und versorgt sie dabei mit Ästen. Endlich gelangt er an die radiale Seite der Bicepssehne. Oberhalb des Ellbogengelenkes tritt er durch einen Schlitz der Fascie unter die Haut und wird jetzt als Nervus cutaneus antibrachii lateralis bezeichnet (*87*). Derselbe spaltet sich spitzwinkelig in zwei Hauptäste, von welchen der eine an dem Daumenballen und der Vorderseite, der andere an der Rückseite des Handgelenkes endet.

Varietäten. Nicht selten geht der N. musculocutaneus statt durch den M. coracobrachialis hinter demselben herab. Seltener durchbohrt er außer diesem Muskel noch den M. brachialis. — Ein Teil des N. musculocutaneus wird durch Medianusäste vertreten.

Nervus radialis[1]) (*78, 79, 82, 83, 86, 87, 88, 92*).

Er setzt sich meist aus allen Wurzeln des Plexus brachialis zusammen und bildet die Fortsetzung des hinteren Stranges desselben. Anfänglich liegt er hinter der A. axillaris und geht dann, begleitet von der A. profunda brachii, vor den Sehnen des M. latissimus dorsi und teres major und vor dem langen Kopf des M. triceps lateral abwärts an die Rückseite des Armbeines und in der spiraligen Furche desselben an dessen lateralen Rand (*86*). Sodann gelangt er auf den Grund der tiefen Rinne zwischen M. brachioradialis und brachialis. Oberhalb des Ellbogengelenkes spaltet er sich in zwei Äste, einen Ramus superficialis (*89*), der sich bis auf den Handrücken erstreckt, und einen Ramus profundus, welcher zwischen den Schichten des M. supinator zur Rückseite zurückkehrt (*92*).

Der N. radialis ist der Muskelnerv für die Dorsalseite des Oberarmes, sowie für die Dorsalseite und Radialseite des Unterarmes, ferner ist er Hautnerv für die Rückseite des Ober- und Unterarmes und für die Radialseite des Handrückens.

Am Oberarm gibt der N. radialis Muskeläste zu den Köpfen des M. triceps ab, mit Einschluß des M. anconeus (*86*). Der für diesen letzteren Muskel bestimmte Zweig ist oft für eine Strecke weit an den Stamm des N. ulnaris angeheftet, ohne jedoch in seine Scheide eingeschlossen zu sein.

Der Nervus cutaneus brachii posterior[2]) (*82*) entspringt noch oberhalb des langen Tricepskopfes und tritt unter dem Ansatz des M. deltoideus unter die Haut. Er läuft auf der Dorsalfläche des Oberarmes bis zum Ellbogengelenk herab, sie mit seinen Zweigen versorgend.

Der Nervus cutaneus antibrachii dorsalis[3]) (*82*) löst sich vom Stamm während seines Verlaufes in der Spiralfurche des Oberarmbeines ab und kommt, einfach oder geteilt, gewöhnlich in Begleitung der A. collateralis radialis, am lateralen Rand des Armbeines am unteren Rand des M. anconeus zum Vorschein. Er läßt sich bis zum Handgelenk verfolgen (*88*).

Von den am Oberarm entspringenden Ästen des N. radialis werden Fäden an das Ellbogengelenk abgegeben.

Ramus profundus (*90*). Größtenteils Muskelnerv. Noch vom Stamm des N. radialis kurz vor seiner Teilung oder vom tiefen Ast gleich nach derselben gehen die Nerven für die Gruppe der Radialmuskeln ab (M. brachio-radialis, extensor carpi

---

[1]) Speichennerv.
[2]) Nervus cutaneus posterior superior.
[3]) Nervus cutaneus posterior inferior.

radialis longus und brevis). Ferner versorgt der tiefe Ast den M. supinator während seines Durchtrittes und nach seinem Austritt die sämtlichen Muskeln der Rückseite des Unterarmes. Ein feiner Faden des tiefen Astes, Nervus interosseus dorsalis [1]), zweigt sich von dem Teil des Nerven ab, welcher den M. extensor pollicis longus und indicis proprius versorgt; er zieht auf der Membrana interossea herab und verliert sich mit seinen Verzweigungen in den Kapseln der Handgelenke.

Ramus superficialis (*90, 92*). Größtenteils Hautnerv. Er geht, ohne Zweige abzugeben, an der Vorderfläche des M. brachioradialis herab und tritt unter der Sehne dieses Muskels auf die Dorsalseite des Unterarmes, von wo er den Radialrand der Hand erreicht. Er teilt sich wiederholt und zerfällt dadurch in fünf Zweige, Nervi digitales dorsales, welche in die Haut der Fingerrücken vom Daumen ab bis zum Radialrand des Mittelfingers gelangen.

Der oberflächliche Ast hängt in der Regel im Bereich des Unterarmes mit dem N. cutaneus antibrachii lateralis durch eine Anastomose zusammen; auf dem Handrücken geht eine Verbindung von dem für den Mittelfinger bestimmten Zweig zu dem entsprechenden des N. ulnaris (S. 15).

Varietäten. Die Dorsaläste des N. radialis und ulnaris vertreten sich gegenseitig oder es greift doch das Gebiet des einen Handrückennerven mehr oder weniger weit in das des anderen über. Auch andere Nerven: N. musculocutaneus, cutaneus antibrachii medialis, cutaneus antibrachii dorsalis und die volaren Handnerven können kleinere oder größere Bezirke des Radialisgebietes versorgen (Zander 1889).

Bemerkungen über die Nerven der oberen Extremität im ganzen.

Die vorstehende Beschreibung zeigt, daß die Nerven, welche zu den Muskeln gelangen, kein Bild von der Art geben, wie sie von den Wurzeln her versorgt werden, da, wie bekannt, einerseits die Muskeln sich fast ausnahmslos aus dem Material mehrerer Myotome aufbauen und da andererseits die Nervenwurzeln durch ihren Eintritt in das Armgeflecht vielfachen Verlagerungen unterliegen. Auch die Wanderungen, welche die Muskeln mit ihren Nerven im Laufe der Entwickelung ausgeführt haben, üben ihren Einfluß auf das Gesamtbild der fertigen Innervation der Muskulatur aus. Durch alle diese Dinge werden die ursprünglich so einfachen Verhältnisse dermaßen getrübt, daß Beziehungen der Metamerie der Muskeln und ihrer Funktion beim Menschen überhaupt nicht mehr aufzufinden sind (Bolk). Immerhin ist zu sagen, daß die distaleren Muskeln von kaudaleren Wurzeln versorgt werden, als die proximalen.

Anders bei der Haut; wenn auch bei ihr ein Ineinandergreifen benachbarter Nervengebiete (S. 5) vorhanden ist, so liegen doch die Verhältnisse bei weitem klarer. Denkt man sich den Arm mit supinierter Hand im rechten Winkel zum Rumpf ausgestreckt, so daß die Radialseite nach oben, die Ulnarseite nach unten sieht, dann findet man, daß die obere Seite auch von den oberen (kranialen) Wurzeln ihre Nerven bezieht, während die untere von den unteren (kaudalen) Wurzeln des Armgeflechtes versorgt wird, und zwar in der Art, daß die Bezirke radial absteigen und um die Spitze der Extremität herum ulnar wieder aufsteigen. Die einfache Erklärung für diese Tatsache ergibt der Blick auf einige schematische Figuren von Bolk (S. 5).

Was die Nerven im einzelnen betrifft, so grenzen sich ihre Bezirke in der Art ab, wie es die Fig. (*6, 7*) des Atlas zeigt.

Nur über die Fingernerven ist noch einiges Spezielle beizubringen. Wie aus der Beschreibung der Nerven im einzelnen hervorgeht, erhält jeder Finger vier Zweige,

---

[1]) Nervus interosseus posterior.

welche an seinen Rändern hinziehen, je zwei stärkere an der volaren, zwei schwächere an der dorsalen Seite. Nur am kleinen Finger stammen sie von einem einzigen Nerven (N. ulnaris) her, an der Versorgung der übrigen sind immer zwei, an der des Mittelfingers sogar alle drei zu den Fingern gelangende Nerven beteiligt. Die dorsalen Nerven erreichen auf dem Daumen und dem kleinen Finger immer, auf dem Zeige- und Ringfinger häufiger, auf dem Mittelfinger nur selten die Nagelbasis (Zander 1889). Die freibleibenden Stellen werden von den volaren Fingernerven versorgt.

Feinere hier und dort anastomosierende Äste kommen schon an den beiden proximalen Gliedern aus den volaren Nerven und wenden sich teils zur Volarfläche, teils zu den Seitenrändern der Finger. Die dichteste Verzweigung zeigt sich in der Volarfläche der Fingerspitze; geflechtartige Verbindungen der einander entgegenkommenden Äste finden sich aber erst im Gewebe des Corium, als sogenannte Endplexus. Die Schnelligkeit, mit welcher sich nach Verletzungen der Hand- und Fingernerven die Sensibilität in den anfangs anästhetischen Teilen wieder herstellt, macht es wahrscheinlich, daß in den Anastomosen der Nervenstämme und -zweige die Fasern sich gegeneinander austauschen, so daß jede Hautstelle ihre sensiblen Fasern aus verschiedenen Quellen bezieht.

Von den Endigungen der Nervenfasern in Endkörperchen verschiedener Art ist in der 5. Abteilung bereits berichtet worden.

Praktische Bemerkungen über das Armgeflecht und seine Äste. Läsionen der Nerven werden eine um so größere Anzahl derselben gemeinsam treffen können, je weiter proximal sie einwirken, und es sind besonders drei Stellen, welche hierfür in Frage kommen: die Supraclaviculargegend, die Achselhöhle und etwa die Mitte des Oberarmes. In der Supraclaviculargegend hat der Plexus eine so wenig geschützte Lage, daß man ihn bei stark abgemagerten Leuten als Strang am Halse vortreten sieht. In einer Wunde kann man die Stränge des Armgeflechtes sehen, doch sind sie durch Bindegewebe zu einem Ganzen verbunden, so daß man bei Lebenden ihr geflechtartiges Gefüge nicht bemerkt. Sie sind leicht an ihrer weißen Farbe und ihrer derben Konsistenz zu erkennen. Für den elektrischen Strom sind am Hals der vorderste Nervus thoracalis anterior, thoracalis longus und dorsalis scapulae einzeln zu erreichen, und zwar in dem hinteren Halsdreieck zwischen hinterem Rand des M. sternocleidomastoideus und vorderem Rand des M. trapezius. Der N. thoracalis longus ist vom M. scalenus medius ab bis zu seinem Verschwinden unter dem Schultergürtel nur vom Fettpolster des Halses geschützt und ist seiner oberflächlichen Lage wegen äußeren Schädlichkeiten, z. B. Quetschungen durch schwere auf der Schulter getragene Lasten, ausgesetzt. Eine Lähmung des M. serratus anterior kann die Folge sein.

Werden die oberen Teile des Plexus im ganzen geschädigt, dann findet man eine Lähmung der Mm. deltoideus, biceps, brachialis und brachioradialis, zuweilen auch der Mm. supraspinatus, infraspinatus und supinator, sowie einiger sensibler Äste des N. medianus (Erbsche Lähmung). Es sind dies solche Zweige, welche hauptsächlich vom 5. und 6. Cervicalnerven ausgehen. Die Lähmung kann natürlich durch eine Schädigung der beiden Nervenwurzeln selbst entstehen, aber auch durch eine Schädigung an der Stelle, an welcher dieselben zusammentreten, um den Plexus bilden zu helfen. Man findet diesen Punkt (Erbschen Punkt) in einer Linie, welche man vom Sternoclaviculargelenk zur Vertebra prominens zieht, und zwar 1,5 cm vor dem Rand des M. trapezius (Holdemaker). Vom Erbschen Punkt aus kann man auch den genannten Muskelkomplex elektrisch reizen. Gaupp (1894) hat erwiesen, daß eine solche Lähmung auch durch Anpressen des Schlüsselbeines an die erste Rippe entstehen kann, wobei die betreffenden Teile des Plexus zwischen den beiden Knochen gequetscht werden.

Der unterste Teil des Plexus, welcher dem achten Cervicalnerven und dem ersten Dorsalnerven entstammt, kann durch Geschwülste in der Nachbarschaft, durch Schußverletzungen, durch gewaltsame Einrichtungen von Luxationen des Schultergelenkes u. dgl. geschädigt werden. Es entsteht dann die Klumpkesche Lähmung. Sie betrifft die Muskeln des Daumenballens, Kleinfingerballens, die Mm. interossei, wozu noch Sensibilitätsstörungen im Ulnaris- und Medianusgebiet kommen.

Daß die Lage des Plexus in der Achselhöhle zu mehr oder weniger ausgedehnten Störungen im Bereich der Armnerven Veranlassung geben kann, bedarf keiner weiteren Ausführung. Dort kann besonders der N. medianus, auch der N. ulnaris durch den Druck schlecht sitzender Krücken leiden, die gesamten Nerven können durch den luxierten Oberarmkopf gezerrt, durch Brüche des chirurgischen Halses verletzt werden.

Ist der N. axillaris allein außer Funktion gesetzt, dann wird der M. deltoideus gelähmt, was die Hebung des Armes stark beeinträchtigt, selbst unmöglich macht. Er kann durch die gleichen Ursachen, wie der Plexus im ganzen, geschädigt werden. Bei Resektionen des Oberarmkopfes sucht man den Nerven, soweit es irgend möglich ist, zu schonen.

Die dritte Stelle, an welcher zwar nicht alle, aber doch die drei Hauptnerven des Plexus gefährdet sind, ist, wie gesagt, etwa in der Mitte des Oberarmes zu suchen, wo einerseits der N. medianus und ulnaris sehr oberflächlich liegen, andererseits der N. radialis um das Oberarmbein herum auf die Vorderseite tritt. Durch feste Umschnürungen können sie leiden, man sieht sogar von dieser Stelle aus Lähmungen des M. ulnaris und radialis durch ungeeignete Lagerung des Armes beim Schlafen auftreten. Schuß oder Stich können hier gemeinsame Verletzungen der Nn. medianus und ulnaris verursachen. Der N. radialis ist gerade hier, an der Stelle, an welcher er sich um die laterale Kante des Armbeines herumwindet, der Einwirkung eines Druckes in hohem Maße ausgesetzt, wenn er zwischen dem Knochen, welchem er aufliegt, und irgend einem harten Gegenstand geklemmt wird.

Die Nerven des Oberarmes sind ihrer oberflächlichen Lage wegen therapeutischen Maß-nahmen leicht zugänglich, besonders der Einwirkung der Elektrizität.

Die Störungen, welche bei Lähmungen der einzelnen Nerven auftreten, sind, kurz zu-sammengefaßt, die folgenden (Villiger 1915):

N. ulnaris. Beugen der Hand und Abduktion derselben ulnarwärts sind abgeschwächt, Bewegungen des kleinen Fingers sind nicht mehr möglich, auch ist eine Beugung des Mittel-, Ring- und kleinen Fingers infolge teilweiser Lähmung des M. flexor digitorum profundus un-vollständig. Der Daumen kann infolge Lähmung des M. adductor pollicis nicht mehr dem Meta-carpale des Zeigefingers genähert werden. Durch Lähmung der Mm. interossei und lumbricales tritt eine Hyperextension der Grundphalangen ein bei gleichzeitiger Flexion der Mittel- una End-phalangen, wodurch die Finger krallenartig gegen die Handfläche gerichtet werden (Krallen-hand), auch das Spreizen der Finger ist gestört. Gegenstände können nicht mehr zwischen den einzelnen Fingern festgehalten werden und es ist unmöglich, Gegenstände zu ergreifen.

N. medianus. Die Pronation des Vorderarmes ist fast ganz aufgehoben, sie kann jedoch noch durch den M. brachioradialis erfolgen. Die Beugung der Hand ist beschränkt. Die Bewegung der Mittel- und Endphalangen der drei radialen Finger ist unmöglich, die Bewegungen der Grund-phalangen können durch die M. interossei noch ausgeführt werden. Der Daumen kann nicht flektiert und opponiert werden; der nicht gelähmte M. adductor pollicis zieht ihn fest an den Zeigefinger heran; außerdem ist er infolge der Extensorenwirkung stark dorsalwärts flektiert (Affenhand).

N. radialis. Die Hand hängt in Beugestellung schlaff herab, auch sämtliche Finger sind gebeugt, der Daumen ist dem Handteller genähert. Abduktion und Adduktion der Hand sind er-schwert. Bei gestrecktem Arm kann die Hand wegen Lähmung des M. brachioradialis nicht mehr supiniert werden, bei gebeugtem Arm ist dies durch die Wirkung des M. biceps noch möglich. Ist die Schädigung des Nerven nicht weit proximal eingetreten, dann bleibt der M. triceps verschont.

Was die Sensibilitätsstörungen bei Lähmungen der einzelnen Muskeln anlangt, so gibt über deren Art und Ausdehnung ein Blick auf die Figg. (*6, 7, 81, 82, 87, 88, 92*) Auskunft.

3. Brustnerven, vordere Äste. Nervi thoracales, Rami anteriores.

Die vorderen Äste der Brustnerven führen den Namen Nervi intercostales. Sie sind zwölf an Zahl und haben im wesentlichen einen einfachen und typischen Verlauf (*1*). Nach ihrem Austritt aus den Zwischenwirbellöchern tauschen sie mit dem Grenzstrang des N. sympathicus einen Ramus communicans aus und liegen so-dann in den Zwischenrippenräumen, die oberen an deren oberem Rand, die weiter unten gelegenen mehr in deren Mitte. Anfangs werden sie von der Brusthöhle aus nur vom Brustfell und der Fascia endothoracica gedeckt, dann verlaufen sie zwischen den Mm. intercostales interni und externi bis zum Rand des Brustbeines. Wenn dieses zu Ende ist, und damit der vordere Teil der Zwischenrippenräume fehlt, treten sie hinter den Rippenknorpeln auf die Bauchwand über, in welcher sie zwischen den Mm. obliquus internus und transversus in schräg absteigender Richtung bis in den M. rectus abdominis gelangen (*61*).

Der erste Interkostalnerv beteiligt sich, wie bekannt (S. 11), mit seiner Hauptmasse an der Bildung des Plexus brachialis, in den ersten Interkostalraum gibt er nur einen feinen Zweig. Der zwölfte [1]) führt seinen Namen insofern mit Unrecht, als er nicht zwischen zwei Rippen, sondern unterhalb der zwölften über die Vorderfläche des M. quadratus lumborum hinzieht.

Nach Abgabe des Ramus communicans senden die Interkostalnerven feine Äste zu den Mm. subcostales, levatores costarum und serrati posteriores. Weiterhin versorgen sie die Mm. intercostales, den M. transversus thoracis, die drei breiten Bauchmuskeln, sowie den M. rectus abdominis und pyramidalis mit motorischen Zweigen.

Die Haut von Brust und Bauch erhält Rami cutanei pectorales und abdominales, welche in zwei Reihen verlaufen (*52*). Die Rami cutanei laterales [2]) treten höher oben zwischen den Zacken des M. serratus anterior und unten am vorderen Rand des M. latissimus dorsi nach außen und spalten sich in einen vorderen und hinteren Zweig. Die hinteren Zweige verlaufen in ziemlich horizontaler Richtung rückwärts bis zum Gebiet der Dorsalnerven, die vorderen steigen, je weiter kaudal, um so stärker ab; sie versorgen die Bauchwand bis gegen den Beckenrand hin.

Der erste Interkostalnerv, welcher noch ganz im Bereich des Schultergürtels liegt, gibt keinen oder nur einen sehr feinen seitlichen Hautast ab, der zweite wird ebenfalls noch von der benachbarten Extremität beeinflußt, indem sich der hintere Zweig seines seitlichen Hautastes als N. intercostobrachialis (S. 14) mit dem N. cutaneus medialis des Armes verbindet oder ihn ganz ersetzt; auch vom dritten treten noch Zweige zur Haut der Achselgrube. Vom zweiten oder dritten Ast werden Zweige zum seitlichen Teil der Brustdrüse abgegeben. Vom dritten bis zum siebenten Seitenast herab umgreifen die vorderen Zweige den lateralen Rand des M. pectoralis major, die hinteren denjenigen des M. latissimus dorsi, um zur Haut zu gelangen.

Die Rami cutanei anteriores [3]) (*52*) sind die vorderen Enden der Interkostalnerven, die oberen begeben sich in einfacher Reihe zur Haut, indem sie längs dem Rand des Brustbeines die Ursprünge des M. pectoralis major durchsetzen, die unteren treten in die Scheide des M. rectus abdominis und zwischen den Bündeln dieses Muskels durch das vordere Blatt seiner Scheide in zwei unvollständigen Reihen zur Haut. Die vorderen Äste der Hautnerven (3 und 4) senden Zweige zum medialen Teil der Brustdrüse.

Varietäten. Häufig teilt sich der Stamm der Interkostalnerven frühzeitig in zwei Äste, von denen der eine dem angrenzenden Rand der oberen, der andere dem der unteren Rippe folgt. Schlingenförmige Verbindungen der Interkostalnerven über die hinteren Enden der Rippen werden beobachtet.

Praktische Bemerkungen. Eine Lähmung der Bauchmuskeln ist dem Patienten dadurch sehr lästig, daß eine Feststellung des Rumpfes erschwert ist. Das Aufstehen aus der Rückenlage ohne Zuhilfenahme der Arme ist unmöglich, im Stehen befindet sich die Bauchwirbelsäule in lordotischer Stellung. Sehr störend ist ferner das Fehlen der Bauchpresse, wodurch die Aus-

---

[1]) N. subcostalis.
[2]) Rami perforantes laterales.
[3]) Rami perforantes anteriores.

treibung des Inhaltes der Harnblase und des Mastdarms erschwert wird. Auch kräftige Exspirationsbewegungen, wie z. B. beim Husten oder Niesen, werden erschwert.

Von Sensibilitätsstörungen ist besonders die Interkostalneuralgie hervorzuheben, welche dadurch entsteht, daß entweder der Nerv primär erkrankt, wie z. B. Entzündung der Spinalganglien bei Herpes zoster, oder daß er sekundär von der Nachbarschaft her affiziert wird, wie z. B. bei Rippen- und Wirbelerkrankungen, Pleuritis usw. Der gürtelförmige Verlauf des Schmerzes ist charakteristisch. Eine besondere Form der Interkostalneuralgie ist die Mastodynie, eine Neuralgie der Brustdrüse. Sie kann überaus heftig sein.

4. Lendengeflecht, Plexus lumbalis (*97*).

Besteht aus den vorderen Ästen der ersten drei und einem Teil des vierten Lumbalnerven. Die Wurzeln des Plexus nehmen von oben nach unten an Stärke zu; sie verbinden sich miteinander durch einfache Anastomosen, ebenso besteht eine Verbindung zum zwölften Brustnerven durch einen dünnen Faden und eine stärkere zum Plexus sacralis. Die Wurzeln des Lendengeflechtes treten aus den Intervertebrallöchern zwischen den vorderen und hinteren Ursprüngen des M. psoas aus und es liegt der ganze Plexus innerhalb dieses Muskels. Auch die Anfänge der von ihm abgehenden Nerven sind noch in diesem Muskel enthalten; soweit sie nicht in ihm endigen, treten sie zwischen dessen Bündeln und durch seine Fascie hervor.

Der Plexus besteht aus einer vorderen und hinteren Schichte und es werden die Nerven teils aus einer dieser Schichten, teils aus beiden zugleich abgegeben.

Die für den Gürtel der Extremität bestimmten Nerven variieren vielfach in Ursprung und Zahl, oft an beiden Seiten eines Körpers, und die folgende Aufzählung stellt vielleicht nicht die häufigste, wohl aber die regelmäßigste Anordnung dar, auf welche sich die Varietäten leicht zurückführen lassen. Die für die freie Extremität bestimmten Nerven sind in ihrem Ursprung und Verlauf beständiger.

Nach der Art, in welcher die Äste das Lendengeflecht verlassen, sind sie in folgender Weise aufzuzählen:

Rami musculares.

Versorgen den M. quadratus lumborum (unregelmäßig aus 1.—3. oder 4. Lumbalnerv), sowie den M. psoas major (meist 2. und 3.) und M. psoas minor (1. oder 2.) mit Ästen.

Nervus iliohypogastricus (68).

Entspricht zusammen mit dem N. ilioinguinalis einem Interkostalnerven, was sowohl aus dem Ursprung, wie aus dem Verlauf hervorgeht. Der N. iliohypogastricus ist die direkte Fortsetzung des ersten Lumbalnerven, auch vom zwölften Brustnerven bezieht er Fasern. Er tritt unter dem lateralen Rand des M. psoas hervor und zieht hinter der Niere lateralabwärts über den M. quadratus lumborum gegen den oberen Beckenrand. Nachdem er die Ursprungssehne des M. transversus abdominis durchbohrt hat, läuft er zwischen ihm und dem M. obliquus abdominis internus vorwärts. Er gibt den Bauchmuskeln Zweige ab und sendet ganz wie die Interkostalnerven einen Ramus cutaneus lateralis und einen Ramus cutaneus anterior zur Haut (*61*).

Varietät. Ein Teil seiner Fasern wird vom letzten Interkostalnerven übernommen.

Nervus ilioinguinalis (68).

Verläßt zusammen mit dem N. iliohypogastricus den Plexus, trennt sich aber von ihm schon innerhalb des M. psoas. Er ist dünner als der vorhergehende und verläuft etwas kaudalwärts von ihm und in der gleichen Richtung vorwärts. Durch eine Lücke in der Sehne des M. transversus abdominis gelangt er zwischen die Bauchmuskeln und zieht dicht über dem Leistenband zum äußeren Leistenring. Durch diesen oder durch seinen unteren Schenkel gelangt er an die Oberfläche (*61*).

Auf seinem Verlauf beteiligt er sich an der Versorgung der breiten Bauchmuskeln mit motorischen Ästen. Seine Endzweige sind sensibel, sie treten in die Haut des Mons pubis ein. Einige kleine Fäden lassen sich bis in die Haut des Hodensackes (der großen Schamlippen) verfolgen (Nervi scrotales oder labiales anteriores).

Varietäten. Häufig ist der ganze Nerv oder ein Teil desselben mit dem N. iliohypogastricus vereinigt. Er gibt zuweilen einen feinen Ast zur Vorderfläche des Samenstranges (des Ligamentum uteri teres). Manchmal gelangen auch die Fäden in die Haut, welche den Ursprung des M. tensor fasciae latae und des M. sartorius deckt.

Nervus genitofemoralis[1]) (*68*).

Er durchsetzt den M. psoas und tritt auf der Vorderfläche desselben zutage, wobei er dessen Fascie durchbohrt. Er liegt nun hinter dem Ureter. Entweder noch in der Substanz des M. psoas oder auf seiner Oberfläche teilt er sich in seine beiden Äste.

Der Nervus spermaticus externus[2]) stammt aus dem ersten Lumbalnerven. Er läuft nahe dem medialen Rand des M. psoas herab und kreuzt die Schenkelgefäße unter spitzem Winkel. Dann legt er sich an die hintere Fläche des Samenstranges (Ligamentum uteri teres) und gelangt mit ihm zum Hodensack (Labium majus) und zur angrenzenden Schenkelfläche.

Auf seinem Weg gibt er einen Zweig an die A. iliaca externa, an den M. cremaster und an den Plexus spermaticus internus.

Der Nervus lumboinguinalis stammt aus dem zweiten Lumbalnerven. Er läuft auf dem M. psoas herab und verläßt die Bauchhöhle unter dem Leistenband, um sich auf der vorderen Fläche des Oberschenkels zu verzweigen (*102*).

Varietäten. Der N. lumboinguinalis verbindet sich mit den Hautästen des N. femoralis in mannigfacher Weise und steht bezüglich seiner Ausbreitung und Stärke zu denselben in umgekehrtem Verhältnis. Häufig verläuft ein Ast des N. lumboinguinalis medianwärts zum Leistenring und anastomosiert mit dem N. spermaticus externus. Der N. lumboinguinalis kann durch die Sehne des M. obliquus externus zutage treten.

Nervus cutaneus femoris lateralis[3]) (*68*).

Entspringt aus der Schleife des zweiten und dritten Lumbalnerven und kommt aus der tiefen Schichte des Plexus. Er tritt unter dem lateralen Rand des M. psoas hervor und verläuft auf oder unter der Fascie des M. iliacus internus zur Spina iliaca anterior superior. Unter dem lateralen Ende des Leistenbandes oder durch dasselbe gelangt er zur Vorderfläche des Oberschenkels. Weiterhin durchbohrt er die Fascie des M. sartorius mit zwei oder drei Ästen, die sich an der hinteren und seitlichen Fläche des Oberschenkels bis zum Knie verbreiten (*102*).

Varietäten. Verbindet sich noch im Becken mit dem N. lumboinguinalis. Er tritt mit dem N. femoralis aus dem Becken aus und wendet sich dann erst seitwärts. Er übernimmt den Gefäßnerven der A. femoralis.

---

[1]) Nervus genitocruralis.
[2]) Nervus pudendus externus.
[3]) Nervus cutaneus externus.

Nervus femoralis[1]) (68, 104, 105, 106).

Aus der Hinterseite sämtlicher Wurzeln des Plexus, vorzugsweise der unteren, geht er als ein starker, abgeplatteter Nervenstamm hervor, welcher den M. psoas schief durchsetzt. Er liegt sodann, von der Fascia iliaca gedeckt, in einer Furche zwischen dem lateralen Rand dieses Muskels und dem M. iliacus. Nun tritt er in der Lacuna musculorum in Begleitung des M. iliopsoas über den Beckenrand hinweg in die Fossa iliopectinea an die laterale Seite der A. femoralis. Bei seinem Austritt aus dem Becken teilt er sich in einen vorderen und hinteren Teil oder zerfällt auch sofort in seine zahlreichen pinselförmig auseinander strahlenden Endäste.

Während seines Verlaufes im Becken versorgt der N. femoralis den M. psoas major und iliacus mit motorischen Zweigen. Unter dem Leistenband geht ein Zweig hinter den Schenkelgefäßen zum M. pectineus. Von den Endästen am Oberschenkel liefert die oberflächliche Lage die Hautnerven und die motorischen Äste für den M. sartorius, die tiefe die Muskelnerven und einen einzigen Hautnerven, den Nervus saphenus.

Die Hautäste, Nervi cutanei anteriores (102), durchbrechen, zwei bis vier an Zahl, in verschiedener Höhe die Fascia lata. Einer derselben durchbohrt auf seinem Weg sehr häufig den M. sartorius und gibt ihm zugleich einen motorischen Ast, ein zweiter, ebenfalls von einem Hautast abgegebener, erreicht den Muskel weiter kaudalwärts. Der medialste Hautnerv schließt sich in seinem Verlauf der Vena saphena an. Das Verbreitungsgebiet der vorderen Hautnerven erstreckt sich bis zum Knie. Oberhalb der Kniescheibe, einer auch zuweilen unter derselben, biegen sie vorwärts zur Vorderfläche des Kniegelenkes um.

Der Hautast der tiefen Lage, Nervus saphenus (105,106), verläuft anfangs neben einem starken Muskelast für den M. vastus medialis an der lateralen Seite der Vasa femoralia. Wenn die Gefäße durch den Schlitz der Sehne des M. adductor magnus in die Kniekehle übertreten, bleibt er vorne und setzt, die Fascie durchbrechend, seinen Weg mit dem Unterschenkelstück der V. saphena im subkutanen Bindegewebe der medialen Fläche des Unterschenkels bis zum medialen Fußrand fort als Hautnerv dieser Gegend (108). Ein Ramus infrapatellaris gelangt in die Haut unter dem Kniegelenk, einige Rami cutanei cruris mediales in die Haut des Unterschenkels.

Die Muskeläste der tiefen Lage des N. femoralis sind für die Streckmuskeln des Oberschenkels bestimmt (105, 106). Die stärksten, welche den M. vastus lateralis versorgen, laufen in der von diesem Kopf bedeckten Rinne herab, der M. rectus femoris nimmt seinen Nerven an der Rückseite auf, die Nerven für den M. vastus medialis und intermedius treten auf deren Vorderfläche ein, von ihnen wird auch der N. articularis genus abgegeben.

Von den tiefen Muskelästen gehen auch Zweige zum Hüftgelenk und zum Kniegelenk. Haut- und Muskelnerven geben Fäden zu den Schenkelgefäßen ab.

Varietäten. Die Astfolge ist nicht immer die gleiche. — Der N. saphenus geht mit den Gefäßen durch den Hiatus adductorius in die Tiefe und kehrt dann durch die Sehne des M. adductor magnus oder unter ihr wieder nach vorne zurück. Er endigt schon am Knie und wird am Unterschenkel durch einen Zweig des N. tibialis ersetzt.

Nervus obturatorius[2]) (105, 106).

Bezieht seine Fasern aus dem zweiten bis vierten Lumbalnerven und löst sich vom vorderen Teil des Plexus ab. Er durchbohrt die Fascie des M. psoas an dessen

---

[1]) Nervus cruralis. Oberschenkelnerv.
[2]) Nervus cruralis internus s. posterior.

medialem Rand und gelangt längs der Linea terminalis des Beckens oberhalb der Vasa obturatoria zum Canalis obturatorius. Beim Durchtritt durch denselben spaltet er sich in zwei Äste, welche vor und hinter dem M. adductor brevis absteigen. Der tiefe Ast, Ramus posterior, innerviert den M. obturator externus, das Hüftgelenk, sowie den M. adductor magnus und minimus. Der oberflächliche Ast, Ramus anterior, teilt sich in drei oder vier Äste für die übrigen Adduktoren einschließlich des M. pectineus und gracilis. Er sendet ferner einen Ramus cutaneus zur Haut an der medialen Seite des Oberschenkels (*102*). Die Stärke desselben steht in umgekehrtem Verhältnis zu der des medialen Hautastes des N. femoralis, mit welchem er anastomosiert.

Varietäten. Der N. obturatorius durchsetzt zuweilen den M. psoas. — Er sendet einen Zweig zum Kniegelenk, oder zur A. femoralis, oder zur Diaphyse des Oberschenkelknochens. — In fast einem Drittel der Fälle wird ein Nervus obturatorius accessorius beobachtet, welcher sich bald vom Hauptstamm trennt und dessen Äste das Hüftgelenk, den M. pectineus und andere Adduktoren aufsuchen. Er tauscht mit dem eigentlichen N. obturatorius eine Anastomose aus.

Die Nerven, welche aus den vorderen Kreuzbeinlöchern austreten, werden ergänzt: an ihrer kranialen Seite durch den fünften Lumbalnerven, an ihrer kaudalen durch den Nervus coccygeus. Sie bilden zusammen mit diesen ein ausgedehntes Geflecht, welches auf der Vorderfläche des Kreuzbeines und des M. piriformis liegt. Obgleich eine Trennung in schärfer voneinander gesonderte Abteilungen nicht möglich ist, so pflegt man es doch in drei Teilgeflechte zu zerlegen, einen Plexus sacralis, Plexus pudendus und Plexus coccygeus, was dadurch gerechtfertigt wird, daß sie in segmentaler Anordnung erst die untere Extremität, dann die Schamgegend und endlich die Aftergegend versorgen.

5. Kreuzgeflecht, Plexus sacralis (*72, 97*).

Er entsteht aus dem Verbindungsast des vierten zum fünften Lumbalnerven [1]), aus dem fünften Lumbalnerven, aus dem ersten und Teilen des zweiten und dritten Sakralnerven. Die beiden den Lumbalnerven angehörenden Äste vereinigen sich zum starken Truncus lumbosacralis, welcher, über die Linea arcuata in das kleine Becken absteigend, sich seinerseits wieder mit dem ersten Sakralnerven verbindet.

Die Wurzeln des Plexus bestehen, ganz wie die des Lendengeflechtes, aus einer vorderen und hinteren Schichte, sie konvergieren gegen das Foramen ischiadicum majus, wobei sie sich zu einer dreieckigen durchbrochenen Platte vereinigen, welche auf der Vorderfläche des M. piriformis und hinter dem Beckendarm, den Vasa hypogastrica und dem Ureter liegt. Seine Äste verlassen das Becken zum kleineren Teil durch das Foramen suprapiriforme, zum größeren durch das Foramen infrapiriforme.

Die Äste des Plexus sacralis sind die folgenden:

1. Rami musculares

für den M. piriformis, M. obturator internus, die Mm. gemelli und dem M. quadratus femoris. Der letztere verläßt das Becken durch das Foramen infrapiriforme.

2. Nervus glutaeus superior (*107*).

Entspringt von der hinteren Oberfläche des vierten und fünften Lumbalnerven und des ersten Sakralnerven. Er wendet sich, begleitet von der gleichnamigen Arterie,

---

[1]) Nervus furcalis.

durch das Foramen suprapiriforme, dicht am Knochenrand, nach außen. Zwischen
den Mm. glutaei medius und minimus zieht er gerade seitwärts, versorgt sie mit motorischen Ästen und endet im M. tensor fasciae latae.

3. Nervus glutaeüs inferior[1]) (107).

Von der hinteren Schichte des fünften Lumbal- und der beiden ersten Sakralnerven. Er tritt durch das Foramen infrapiriforme aus dem Becken, biegt um den
Rand des M. piriformis nach oben und zerfällt in eine Anzahl von Zweigen, welche den
M. glutaeus maximus versorgen. Oft wird der Ast für den M. obturator internus
von ihm abgegeben.

4. Nervus cutaneus femoris posterior (107, 103).

Entspringt aus den drei oberen Sakralnerven und verläßt den Plexus geflechtartig distal vom N. glutaeus inferior, mit welchem er unter dem M. piriformis aus dem
Becken austritt. Sogleich sendet er Äste nach zwei Richtungen ab. Die Nervi
clunium inferiores biegen sich um den unteren Rand des M. glutaeus maximus
aufwärts und enden in der Haut des Gesäßes. Die Rami perineales verzweigen sich
in der Haut über dem Tuber ischiadicum und in der Haut des Dammes bis auf die
laterale Fläche des Hodensackes (der großen Schamlippen). Der Stamm verläuft
in der Mitte der Rückseite des Oberschenkels im größten Teil seiner Länge subfascial
und nur seine Zweige durchbohren die Fascie, um subkutan zu werden. Der Stamm
gelangt, früher oder später spitzwinkelig geteilt, bis zur Kniekehle, mit einem Ast in
Begleitung der Vena saphena parva bis zur Wade hinab.

Varietät. Öfters nimmt der N. cutaneus posterior in der Mitte des Oberschenkels eine
Anastomose vom N. ischiadicus auf.

Mit dem Ursprung des Nervus cutaneus posterior ist oft ein kleiner Nerv verbunden, der Nervus cutaneus perforans[2]). Er durchbohrt das Ligamentum
sacrotuberosum, windet sich um den unteren Rand des M. glutaeus maximus herum
und versorgt die Haut auf dem unteren Rand des Gesäßes. In einer Minderzahl von
Fällen ist sein Ursprung mit dem Nervus pudendus verbunden. Er kann auch ganz
fehlen und wird dann von Zweigen der beiden genannten Nerven vertreten.

Nervus ischiadicus (107).

Zu seiner Herstellung vereinigt sich die große Mehrzahl der Fasern aller Wurzeln
des Plexus. Er verläßt das Becken unter dem M. piriformis als direkte Fortsetzung
des Plexus. Die Breite des stärksten Nerven des Körpers beträgt 12 bis 14, die Dicke
5 mm. Am Oberschenkel zieht er ungefähr in der Mitte zwischen dem Trochanter
major und Tuber ischiadicum dorsal vom M. obturator internus, M. quadratus femoris
und von der tiefen Schichte der Adduktoren gerade herab. In der Mitte der Länge
des Oberschenkels oder etwas mehr distal spaltet er sich in seine Endäste, die Nervi
peronaeus communis und tibialis. Doch ist die Spaltung nur ein Divergieren
der beiden Äste, welche schon gesondert und nur durch Bindegewebe zusammen-
gehalten aus dem Plexus hervorgehen, oft auch von Anfang an geschieden nebeneinander verlaufen.

---

[1]) Nervus ischiadicus minor.
[2]) Nervus perforans ligamentum sacrotuberosum, Nervus cutaneus clunium inferior medialis.

Nicht selten entspringen die oben (S. 25) als Äste des Plexus genannten Rami musculares zum M. obturator internus und M. quadratus femoris erst aus dem Nervus ischiadicus.

Sodann versorgt er die sämtlichen Beugemuskeln des Oberschenkels, auch zum M. adductor magnus wird ein Ast abgegeben. Sie stammen sämtlich von dem dem N. tibialis angehörigen Teil des Nerven mit alleiniger Ausnahme des Astes für den kurzen Kopf des M. biceps femoris, welcher dem Peronaeusteil angehört. Dieser letztere Teil gibt weiterhin einen im Verhältnis zu seiner Länge sehr feinen Ast, Nervus articularis genus superior, ab, welcher sich in der lateralen Wand der Kapsel des Kniegelenkes verbreitet.

Von da ab, wo die Nervi peronaeus communis und tibialis auseinander weichen, stellt der letztere, stärkere Nerv gerade absteigend die Fortsetzung des Stammes dar, während der erstere lateralwärts abweicht.

Nervus peronaeus communis[1]) *(107, 110).*

Vom vierten und fünften Lumbal-, ersten und zweiten Sakralnerven. Er zieht längs des medialen Randes des M. biceps femoris zum Köpfchen der Fibula herab und gelangt um den Hals des Wadenbeines herum in den M. peronaeus. Gleich bei seinem Eintritt teilt er sich in seine beiden ziemlich gleichstarken Endäste, den Nervus peronaeus superficialis und profundus. Auf seinem Weg gibt er in der Kniekehle zwei Zweige ab, und zwar den Ramus articularis genus inferior zur Kapsel des Kniegelenkes und den Nervus cutaneus surae lateralis[2]) *(109, 111)*, welcher die Haut der lateralen Seite des Unterschenkels mit sensiblen Ästen versorgt und mit dem gleichnamigen Ast des N. tibialis meist unterhalb der Mitte des Unterschenkels zum Nervus surae durch einen Ramus anastomoticus zusammentritt. Die Verästelungsweise des Nerven und die Nähe der Vereinigung mit dem Tibialisast variiert sehr. Die Vereinigung kann auch ganz ausbleiben.

a) Nervus peronaeus superficialis (110).

Im Anfang seines Verlaufes in dem Septum zwischen den Ursprüngen der Mm. peronei und dem M. extensor digitorum longus gibt er noch in der Tiefe liegend die Äste für die Mm. peronaeus longus und brevis ab. Dann nähert er sich allmählich der Oberfläche und verläuft, schließlich die Fascie durchbohrend, distalwärts. Dabei teilt er sich früher oder später in zwei Äste. Der eine derselben, Nervus cutaneus dorsalis medialis[3]), zerfällt wieder in zwei Zweige. Der mediale verläuft längs des Großzehenrandes und tritt mit dem N. saphenus zusammen, der mediale gelangt an die einander zugekehrten Ränder der zweiten und dritten Zehe. Der andere Ast, Nervus cutaneus dorsalis intermedius[4]), versorgt die einander zugekehrten Ränder der dritten bis fünften Zehe.

b) Nervus peronaeus profundus (110).

In seinem größten Teil Muskelnerv. Er gelangt bald nach seinem Ursprung auf die Membrana interossea, auf welcher er längs dem M. tibialis anterior und vor den

---

[1]) Wadenbeinnerv.
[2]) Nervus communicans peronaeus.
[3]) Nervus peronaeus internus.
[4]) Nervus peronaeus externus.

Vasa tibialia anteriora herabläuft. Auf seinem Weg versorgt er die Muskeln an der Vorderseite des Unterschenkels, nämlich den M. tibialis anterior, M. extensor hallucis longus, M. extensor digitorum longus und M. peronaeus tertius mit motorischen Zweigen. Er bleibt unter der Fascie und den Ligamenta transversum und cruciatum. Auf dem Knöchelgelenk, welches er mit einem feinen Faden versorgt, teilt er sich in zwei Zweige. Der laterale innerviert die Muskeln des Fußrückens, auch den ersten M. interosseus dorsalis, sowie die benachbarten Gelenke; der mediale dringt in der Flucht des Stammes gegen die Zehen vor und gelangt in die Lücke, welche der N. peronaeus superficialis gelassen hat, um die einander zugewandten Ränder der großen und zweiten Zehe zu versorgen (*114*). Diese Zehennerven anastomosieren mit den benachbarten Zweigen des N. peronaeus superficialis.

Nervus tibialis[1]) (111, 112, 113).

Vom vierten und fünften Lumbal- und den ersten drei Sakralnerven. Er setzt die Verlaufsrichtung des N. ischiadicus fort und liegt in der Mitte der Kniekehle hinter den Vasa poplitea und etwas lateral von ihnen (*111*). Dann tritt er unter dem Sehnenbogen des M. soleus in das Fascienblatt zwischen oberflächlicher und tiefer Schichte der Muskeln der Rückseite des Unterschenkels und verläuft in Begleitung der Vasa tibialia zum medialen Knöchel. Hinter demselben tritt er in die Sohle über und zerfällt dabei in seine beiden Endäste, den Nervus plantaris medialis und lateralis (*116*).

Von Kollateralästen werden im oberen Teil der Kniekehle Zweige zur Gelenkkapsel abgegeben, ebenso zu den Wadenmuskeln mit Einschluß des M. plantaris; sodann der Nervus cutaneus surae medialis[2]) (*111*), welcher dem gleichnamigen Ast des N. peronaeus communis (S. 27) entspricht. Er läuft mit der V. saphena parva auf dem Sehnenstreifen, der die Köpfe des M. gastrocnemius trennt, zuweilen in einen fibrösen Kanal eingeschlossen, gegen den lateralen Rand der Achillessehne herab (*109*) und nimmt, nachdem er die Fascie durchbohrt hat, den erwähnten Ramus anastomoticus des Nervus cutaneus surae lateralis auf. Der durch diesen Zusammentritt entstandene Nerv ist der Nervus suralis. Derselbe wendet sich im Bogen vorwärts, gibt die Rami calcanei laterales zur Haut der Ferse ab und gelangt unter dem lateralen Knöchel an den Fußrand, welchem er bis zum Endglied der kleinen Zehe folgt. Ein Ast, Nervus cutaneus dorsalis lateralis, wendet sich zum Fußrücken, wo er, oft in größerer Ausdehnung, mangelnde Zweige des N. cutaneus dorsalis intermedius vertritt.

Der weiter unten in der Kniekehle vom N. tibialis abgehende Zweig für den M. popliteus entsendet den Nervus interosseus cruris, welcher zwischen den Lamellen der Membrana interossea und zuletzt auf ihrer hinteren Fläche abwärts läuft. Er versorgt die Membran selbst, die Aa. tibiales, posterior und anterior und die Knochen des Unterschenkels. Seine Endfäden gelangen bis zur Syndesmosis tibiofibularis und zum Sprunggelenk.

Am Unterschenkel gibt der N. tibialis die Äste zu den tiefen Beugemuskeln ab, an der Ferse die Rami calcanei mediales für die Haut der Ferse und des medialen Fußrandes (*113*).

Von den beiden Endästen (*116*) gleicht der Nervus plantaris medialis in seiner Verästelungsweise ganz der des N. medianus an der Hand. Er gelangt unter dem

---

[1]) Schienbeinnerv.

[2]) Nervus communicans tibialis.

Ligamentum laciniatum an die Sohle, läuft am Rand des M. flexor digitorum brevis vorwärts, versieht diesen Muskel, sowie den M. abductor hallucis, und den medialen Kopf des M. flexor hallucis brevis mit motorischen Zweigen und endet in zwei Ästen, einem für den medialen Rand der großen Zehe, welcher zugleich die beiden ersten Lumbricalmuskeln versorgt, und einem, welcher zunächst in drei Nervi digitales plantares communes zerfällt. Diese teilen sich wieder in die Nervi digitales plantares proprii, welche die Zehenränder vom lateralen der großen bis zum medialen der vierten Zehe versorgen.

Der laterale Sohlenast, Nervus plantaris lateralis, ist stärker als der mediale. Er gleicht in seiner Verästelungsweise der des N. ulnaris an der Hand. Er wendet sich mit den gleichnamigen Gefäßen zwischen M. flexor digitorum brevis und M. quadratus plantae lateralwärts, sendet dem M. abductor digiti quinti und dem M. quadratus plantae je einen Zweig und spaltet sich dann in einen Ramus superficialis und profundus (117). Der erstere gibt Äste zur Sohlenhaut und versorgt den lateralen Rand der kleinen Zehe und die einander zugekehrten Ränder der vierten und fünften Zehe, zu welchen er den Nervus digitalis communis IV sendet, der sich in die beiden Nervi digitales proprii spaltet. Der letztere erstreckt sich in Begleitung des arteriellen Arcus plantaris bis zu den beiden Köpfen des M. adductor hallucis und zum lateralen Kopf des M. flexor hallucis brevis, welche er versorgt. Von dem einen oder anderen Ast des N. plantaris lateralis kommen die motorischen Zweige der lateralen Mm. lumbricales und des M. flexor und opponens digiti quinti. Auch die Nerven für die Mm. interossei pedis werden von den beiden Ästen abgegeben, die Mehrzahl vom Ramus profundus. Der tiefe Ast gibt Fäden zu den benachbarten Gelenken. Der oberflächliche Ast ist durch eine Anastomose mit dem medialen Plantarnerven verbunden.

Bemerkungen über die Nerven der unteren Extremität im ganzen.

Was oben (S. 18) über die Muskelnerven der oberen Extremität gesagt wurde, gilt in gleicher Weise für die der unteren. Auch die Hautnerven verhalten sich ganz ähnlich, wie die der oberen Extremität, nur verlaufen die Grenzlinien der Dermatome nicht gerade, sondern gehen in langgezogener Spirale um das Bein herum, wodurch sich gewisse Eigentümlichkeiten des Verlaufes erklären (6). Was die Innervation der Zehen betrifft, so ist die der Plantarseite, wie es beschrieben wurde, völlig identisch mit der Verteilung der Nerven an der Palmarseite der Finger, während die dorsalen Nerven von Hand und Fuß einander nicht gleichen, indem hier am Fuß der Ast des Nervus peronaeus superficialis, welcher die einander zugekehrten Ränder der großen und zweiten Zehe versorgen sollte, vom Nervus peronaeus profundus vertreten wird. Auch die Nerven der Fußränder (Nervus saphenus und suralis) haben an der oberen Extremität keine Gegenstücke.

In der Versorgung der oberen wie der unteren Extremität spielen nicht nur die großen Plexus am Austritt der Nerven aus der Wirbelsäule eine wichtige Rolle, sondern es sind auch im weiteren Verlauf derselben allenthalben Anastomosen vorhanden. Durch all dies wird es erreicht, daß sowohl die einzelnen Muskeln, wie auch die Hautbezirke von mehr wie einer Wurzel aus versorgt werden. Es werden also einerseits von einem gegebenen Hautbezirk aus mehrere Wurzeln gereizt und andererseits werden von einer Wurzel her mehrere Muskeln in Bewegung gesetzt. Dadurch wird die ganze Extremität zu einer mehr oder weniger einheitlichen Tätigkeit zusammengefaßt.

Praktische Bemerkungen über den Plexus lumbosacralis und coccygeus. Leiden der Wirbelsäule und der Weichteile in Bauch und Becken können weitgehende Störungen im Bereich desselben veranlassen. Über die Störungen bei Lähmung der einzelnen Nerven ist folgendes zu sagen (Villiger 1915):

In den Hautgebieten der Nervi iliohypogastricus, ilioinguinalis und genito-femoralis kann eine Neuralgie auftreten (Neuralgia lumbo-abdominalis).

Im Bereich des Nervus cutaneus femoris lateralis beobachtet man einerseits An-ästhesie, andererseits Neuralgien (Neuralgia paraesthetica).

Nervus femoralis. Bei Lähmung ist das Beugen des Beines im Hüftgelenk unmöglich, auch das Aufrichten des Rumpfes aus liegender oder sitzender Stellung. Der Unterschenkel kann nicht gestreckt werden. Stehen und Gehen sind infolgedessen sehr erschwert oder unmöglich. Was die sensiblen Störungen im Bereich der dem Nervus femoralis zugehörigen Hautnerven an-langt, so sind es ebenfalls Neuralgien oder Lähmungen; was die letzteren anlangt, so hat man daran zu denken, daß sie sich bis zum medialen Fußrand ausdehnen können (N. saphenus).

Nervus obturatorius. Die Adduktion und das Übereinanderschlagen der Beine ist behindert. Auch die Rotation des Beines nach außen ist gestört.

Nervus glutaeus superior. Abduktion und Rotation des Oberschenkels nach einwärts ist erschwert. Bei doppelseitiger Lähmung ist das Stehen unsicher und der Gang watschelnd (Entengang).

Nervus glutaeus inferior. Streckung des Oberschenkels im Hüftgelenk ist behindert, besonders auffallend beim Treppensteigen, beim Erheben aus sitzender Stellung, beim Springen.

Nervus ischiadicus. Bei hohem Sitz der Läsion ist die Rotation des Oberschenkels nach außen und die Beugung im Kniegelenk beschränkt, wodurch das Gehen bedeutend erschwert wird. Bei einseitiger Lähmung des Stammes des Nervus ischiadicus fällt es auf, daß das gelähmte Bein durch die streckende Wirkung des M. quadriceps wie eine Stelze nach vorne gebracht wird.

Zu den häufigsten Neuralgien gehört die Ischias, welche auf sehr verschiedene Ursachen zurückgeht, wie Beckentumoren, Exsudate im Becken, Koprostase, Skeleterkrankungen, manche konstitutionelle Leiden u. a. m. Entweder ist das ganze Gebiet des Nerven oder nur ein Teil des-selben ergriffen.

Nervus peronaeus communis. Der Fuß hängt schlaff herab, der äußere Fußrand ist gesenkt. Beim Gehen wird das Bein mehr wie gewöhnlich gehoben und beim Aufsetzen des Fußes wird zuerst die Fußspitze, dann der äußere Fußrand und zuletzt die Ferse aufgesetzt (Steppergang oder Hahnentritt). Die Dorsalflexion des Fußes und der Zehen, die Abduktion und Adduktion der Fußes ist beschränkt. Durch sekundäre Kontraktur der Wadenmuskulatur entsteht ein Spitzfuß, Pes equinovarus.

Isolierte Lähmung des Nervus peronaeus profundus bringt Pes equinus-Stellung hervor, Lähmung des Nervus peronaeus superficialis führt zur Bildung eines Plattfußes, Pes planus valgus.

Nervus tibialis. Die Plantarflexion des Fußes und der Zehen ist unmöglich, ebenso das Spreizen und Adduzieren der Zehen. Es entsteht eine Krallenstellung der Zehen mit dorsaler Flexion der Grundphalangen und plantarer Flexion der Mittel- und Endphalangen. Sekundäre Kontraktur der Extensoren bringt einen Hackenfuß, Pes calcaneus, hervor.

Die sensiblen Affektionen bei Lähmungen der verschiedenen Nerven ergeben sich aus deren Verbreitung (Fig. *6, 7, 102, 103, 108, 109*).

Plexus pudendus (s. unten). Lähmungen der Schließmuskulatur von Mastdarm und Blase (Incontinentia urinae et alvi) und Störungen im Bereich des Sexualapparates (Im-potentia coëundi). Heftige Schmerzen im Bereich des Samenstranges und Hodens (Neu-ralgia spermatica).

Plexus coccygeus (s. unten). Störungen in der Innervation des Sphinkter und Levator ani. Lebhafte Schmerzen in der Steißbeingegend (Coccygodynie).

6. Schamgeflecht, Plexus pudendus (*97*).

Der Plexus pudendus ist, wie erwähnt, vom Plexus sacralis keineswegs scharf getrennt. Er entstammt hauptsächlich dem dritten und vierten Sakralnerven, nimmt aber auch Fasern von allen anderen auf. Auch mit dem Plexus coccygeus ist er ver-bunden. Gleich nach seiner Bildung gibt er Äste ab, welche teils zu den Eingeweiden des Beckens selbst, teils zu den sympathischen Geflechten derselben gelangen: Nervi haemorrhoidales medii, Nervi vesicales inferiores, Nervi vaginales. Dann wandelt sich der Plexus allmählich zu einem platten Nervenstrang um, Nervus pudendus. Derselbe verläßt das Becken durch das Foramen infrapiriforme, um sogleich um die Spina ischiadica herum durch das Foramen ischiadicum minus wieder zur inneren Fläche der Beckenwand in die Fossa ischiorectalis zurückzukehren (*107*).

Beim Austritt aus dem Becken kann der Nervus pudendus den erwähnten (S. 26) Nervus cutaneus perforans abgeben. Nach seiner Rückkehr zur inneren Beckenwand verlassen ihn folgende Äste (*73, 74*):

1. Nervus haemorrhoidalis inferior. Er zerfällt spitzwinkelig in einige Zweige, welche zur Haut und Muskulatur der Aftergegend gelangen.

2. Nervus perinei. Er teilt sich meist in einen oberflächlichen und tiefen Teil. Der oberflächliche ist reiner Hautnerv und besteht aus zwei Zweigen. Der laterale oder hintere geht zur lateralen Dammgegend, der mediale oder vordere liegt etwas tiefer als der laterale und gelangt mit seinen Endästen zur Haut der hinteren Wand des Scrotum (Labium majus) als Nervi scrotales posteriores (labiales posteriores).

Der tiefe Teil des Dammnerven ist hauptsächlich Muskelnerv. Er versorgt den vorderen Teil des M. levator ani und sphincter externus, sämtliche Dammuskeln und den M. sphincter urethrae membranaceae. Ein feiner Zweig tritt in den Bulbus urethrae ein, versorgt das erektile Gewebe und die Schleimhaut der Harnröhre (und der Scheide).

3. Nervus dorsalis penis (clitoridis). Der Endast des Nervus pudendus. Er durchsetzt in Begleitung der gleichnamigen Arterie das Diaphragma urogenitale, wobei er dem M. transversus perinei profundus feine Zweige zusendet. Dann tritt er mit der Arterie zur Seite des Ligamentum suspensorium auf die Rückenfläche des Penis. Hier teilt er sich in einen stärkeren medialen und einen schwächeren lateralen Ast. Der erstere gelangt in mehrere Zweige gespalten zur Oberfläche der Glans penis (clitoridis), der letztere sendet seine feinen Äste vorwärts und um die Seitenfläche des Penis abwärts in die Haut bis zum Präputium. Einige Fäden des Nerven dringen durch das Corpus cavernosum bis zur Schleimhaut der Harnröhre vor.

7. Steißbeingeflecht, Plexus coccygeus (*72, 97*).

Der Plexus coccygeus setzt sich zusammen aus dem unteren Zweige des vorderen Astes des fünften Sakralnerven und dem vorderen Ast des N. coccygeus. Mit dem vierten Sakralnerven ist er durch einen feinen Faden verbunden. Aus der Schlinge, in welcher die beiden Nerven zusammentreffen, geht ein verhältnismäßig starker Nerv auf die Rückseite des Steißbeines, vereinigt sich mit dem hinteren Ast des N. coccygeus und teilt sich in Fäden, Nerv. anococcygei, welche in der die Spitze des Steißbeines bedeckenden Haut endigen.

B. Gehirnnerven, Nervi cerebrales.

Die Gehirnnerven sind, wie schon aus der fünften Abteilung erhellt, zwölf an Zahl, und zwar von vorne nach hinten gezählt: 1. Nervus olfactorius, 2. Nervus opticus, 3. Nervus oculomotorius, 4. Nervus trochlearis, 5. Nervus trigeminus, 6. Nervus abducens, 7. Nervus facialis, 8. Nervus acusticus, 9. Nervus glossopharyngeus, 10. Nervus vagus, 11. Nervus accessorius, 12. Nervus hypoglossus. Unter ihnen nehmen die Hauptsinnesnerven eine Sonderstellung ein, was besonders für Olfactorius und Opticus gilt; auch der Acusticus will sich nicht zwanglos den übrigen einordnen, obwohl sein Ursprung der hinteren Wurzel eines Spinalnerven gleich zu achten ist. Die übrigen schließen sich mehr oder minder deutlich den durchsichtigen Verhältnissen der Spinalnerven an, indem sie aus motorischen und sensiblen Wurzeln hervorgehen, wie diese. Doch kommt bei einigen die eine Wurzel gar nicht zur Ausbildung oder verschwindet doch wieder in früher Entwickelungszeit, bei anderen sind die beiden Wurzeln zwar vorhanden, aber sehr ungleichmäßig ausgebildet.

Die Nerven der Augenmuskeln heben sich in ihrem embryonalen Ursprung und Verlauf von den übrigen ab, diese letzteren aber stehen in einer Reihe, welche jedoch durch Einschiebung des Ohrbläschens in zwei Gruppen getrennt wird, welche man nach ihren Hauptrepräsentanten als Trigeminusgruppe und Vagusgruppe unterscheidet (1. Abt. Fig. 210 S. 199). Die erstere umfaßt Trigeminus und Facialis, die letztere Glossopharyngeus, Vagus und Accessorius. Der Nervus acusticus steht zwischen beiden Gruppen, der Nervus hypoglossus schließt sich an ihr kaudales Ende an.

Die Bezirke, welche von den Gehirnnerven versorgt werden, sind in der Hauptsache die Derivate der Kiemenbogen, und zwar ist der Nerv des ersten der Trigeminus, der des zweiten der Facialis, der des dritten der Glossopharyngeus, der der übrigen der Vagus. Von ihnen greift der Trigeminus nach vorne in das Gebiet der Stirne und des Augenbechers über, der Vagus nach hinten auf die vom letzten Kiemenbogen kaudal liegenden Teile.

I. Nervi olfactorii[1]) (*32*).

Die Riechnerven sind in der fünften Abteilung S. 32 und S. 172 f. bereits beschrieben worden. Auch wolle man die schematischen Abbildungen im Atlas zur fünften Abteilung Figg. 228 und 229 vergleichen.

II. Nervus opticus[2]) (*38, 39, 40*).

Verfolgt man die Sehnerven von ihrem zentralen Gebiet, welches in der fünften Abteilung S. 160 beschrieben wurde, zum Bulbus, dann ist zu sagen, daß die beiden Tractus optici platt und mit dem Hirnschenkel verwachsen sind. Über und hinter, jedoch nicht in dem Sulcus chiasmatis des Keilbeines (Zander, Ottorsky 1896) vereinigen sie sich zum Chiasma opticum, in welchem sich die Fasern, in platte Bündel geordnet, zum größten Teil kreuzen (5. Abt. Atlas, Fig. *230*). Ein kleiner Teil bleibt ungekreuzt. Der aus dem Chiasma hervorgehende Sehnerv besitzt einen ovalen Durchschnitt und gelangt, begleitet von der A. ophthalmica, durch das Foramen opticum in die Augenhöhle, wo er einen kreisrunden Durchschnitt annimmt und in der auf S. 81 der fünften Abteilung beschriebenen Weise zum Bulbus gelangt. Man wolle dort auch über die Anordnung der im Sehnerven verlaufenden Fasern nachlesen.

III. Nervus oculomotorius[3]) (*39*).

Zentraler Verlauf s. 5. Abt. S. 145.

Der N. oculomotorius ist der Bewegungsnerv der Augenmuskeln mit Ausnahme des M. rectus lateralis und des M. obliquus superior. Durch Vermittelung des Ganglion

---

[1]) Riechnerven.
[2]) Sehnerv.
[3]) Gemeinschaftlicher Augenmuskelnerv.

ciliare ist er auch der Bewegungsnerv des M. sphincter iridis und des M. ciliaris. Er verläßt das Gehirn im Sulcus nervi oculomotorii des Hirnschenkels mit einer medialen und hinter und neben diesem Sulcus mit einer lateralen Gruppe von Wurzelbündeln (Schwalbe 1879, Zander 1896), welche sich sogleich zu einem runden Nerven zusammenschließen. Derselbe verläuft zwischen Art. cerebelli superior und Art. cerebri posterior zum Processus clinoideus posterior des Keilbeines, vor welchem er in die Dura mater eintritt, um in der oberen Wand des Sinus cavernosus zur Fissura orbitalis superior zu gelangen. In der medialen Ecke derselben betritt er die Augenhöhle und teilt sich dabei in einen oberen und einen unteren Ast. Der dünnere Ramus superior versorgt den M. levator palpebrae und M. rectus oculi superior; der stärkere Ramus inferior zerfällt in drei Zweige für den M. rectus oculi medialis, den M. rectus oculi inferior und den M. obliquus inferior. Der Zweig für den letzteren Muskel gibt kurz nach seiner Trennung vom Stamm die Radix brevis ganglii ciliaris ab und verläuft dann am Boden der Augenhöhle hin, um seinen Muskel zu erreichen.

In der Wand des Sinus cavernosus nimmt der Nerv feine Fäden aus dem sympathischen Plexus cavernosus auf, in der Fissura orbitalis superior erhält er feine sensible Äste vom ersten Ast des N. trigeminus.

Varietäten. Er sendet einen Zweig zum M. rectus lateralis oder ersetzt den N. abducens ganz. Die kurze Wurzel des Ganglion ciliare wird so kurz, daß das Ganglion dem Nerven unmittelbar aufsitzt, wie man es bei gewissen Säugetieren normalerweise findet.

IV. Nervus trochlearis [1] (37).

Zentraler Verlauf s. 5. Abt. S. 145.

Der N. trochlearis ist der Bewegungsnerv des M. obliquus oculi superior. Er verläßt das Gehirn zwischen dem hinteren Vierhügel und dem Velum medullare anterius, neben dem Frenulum, umkreist den Hirnschenkel und erscheint an der Hirnbasis hinter dem Tractus opticus. Nun tritt er lateral vom Nervus oculomotorius durch eine Spalte der vorderen Spitze des Tentorium cerebelli in die harte Hirnhaut. In der lateralen Wand des Sinus cavernosus geht er erst neben, dann über dem Nervus oculomotorius durch die Fissura orbitalis superior in die Augenhöhle, wo er den hintersten Teil des M. levator palpebrae superioris schräg überkreuzt, und senkt sich dann unmittelbar unter der Decke der Augenhöhle in die obere Fläche des M. obliquus oculi superior.

Im Sinus cavernosus nimmt der Nerv Fäden von den sympathischen Geflechten im Sinus cavernosus auf.

Varietäten. Anastomosen mit Zweigen des Nervus ophthalmicus.

V. Nervus trigeminus [2] (37).

Zentraler Verlauf s. 5. Abt. S. 144 f.

Er setzt sich zusammen aus einer starken sensiblen Wurzel (Portio major) und einer schwächeren motorischen Wurzel (Portio minor), welche miteinander aus dem Brückenschenkel hervortreten. Die motorische Wurzel wird dabei von der sensiblen bedeckt. Die beiden treten über der Spitze des Schläfenbeines in das Cavum Meckeli der harten Hirnhaut (5. Abt. S. 189), welches über der Impressio trigemini des Schläfenbeines (2. Abt., S. 56) seinen Platz hat und medianwärts bis an den Sinus

[1] Oberer Augenmuskelnerv.
[2] Dreigeteilter Nerv.

cavernosus reicht. In diesem Raum verliert die sensible Wurzel ihre parallelfaserige Beschaffenheit und verwandelt sich in ein engmaschiges Geflecht, welches sogleich zu einem Ganglion von halbmondförmiger Gestalt anschwillt, dem Ganglion semilunare Gasseri. Die motorische Wurzel zieht an der medialen Seite des Ganglion zum Foramen ovale.

Die Struktur des Ganglion entspricht vollständig der eines Spinalganglions.

Aus der konvexen Vorderseite des Ganglions treten die drei Äste hervor, welche dem Nerven seinen Namen gegeben haben: Der Nervus ophthalmicus, Nervus maxillaris und Nervus mandibularis. Mit dem letzteren verbindet sich die ganze motorische Wurzel. Der erste der genannten Äste ist für den Bezirk der embryonalen Stirnfortsätze bestimmt, der zweite für den des Oberkieferfortsatzes, der dritte für den des Unterkieferfortsatzes des ersten Kiemenbogens. Ihre Verbreitungsbezirke sind deshalb auch im fertig gebildeten Körper nach den Abkömmlingen der Elementarteile des Gesichtes gegeneinander abgegrenzt. Alle drei teilen sich ferner noch in die Versorgung der vorderen, oberen Kopfgegend bis zum Scheitel hinauf. Jeder der drei Äste gibt bei seinem Austritt aus der Schädelhöhle einen Zweig an die harte Hirnhaut ab und an jedem schiebt sich während der Entwickelung aus der gemeinsamen Ganglienmasse ein Ganglion vor, am ersten Ast das Ganglion ciliare, am zweiten das Ganglion sphenopalatinum oder nasale, am dritten das Ganglion oticum, an welche sich zahlreiche Verbindungen mit anderen Kopfnerven anschließen.

Die Ganglien werden von Zellen des sympathischen Systems gebildet, weshalb auch sympathische Fasern in sie eintreten müssen. Außer diesen gelangen sensible und motorische Fasern an sie heran, welche zum Teil mit den sympathischen Zellen durch Kollaterale in Verbindung treten. Zugleich benutzen sie die Gelegenheit zu einer Neugruppierung. Man findet also regelmäßig eine sympathische, sensible und motorische Wurzel vor, während die aus dem Ganglion austretenden Nerven aus Fasern der verschiedenen Qualitäten gemischt sind.

1. Erster Ast: Nervus ophthalmicus (*34, 37*).

Der schwächste der drei Äste. Er verläuft vorwärts zur Fissura orbitalis superior, wobei er in die von der Dura mater gebildete laterale Wand des Sinus cavernosus eingeschlossen ist. Er liegt dort seitlich vom Nervus abducens und unterhalb des Nervus trochlearis. Noch innerhalb der Schädelhöhle anastomosiert er mit den drei Augenmuskelnerven und mit dem Plexus caroticus und zerfällt schon vor seinem Eintritt in die Fissur in drei spitzwinkelig divergierende Äste, den Nervus frontalis in der Mitte, den Nervus nasociliaris an dessen medialer, den Nervus lacrimalis an dessen lateraler Seite.

Nervus tentorii[1]) (*37*).

Der erste Kollateralzweig. Er verläßt als feiner Faden den Stamm noch innerhalb der Schädelhöhle und wendet sich rückwärts, wobei er meistens eine Strecke weit in der Scheide des Nervus trochlearis verläuft, ohne jedoch mit ihm zu anastomosieren. Seine Endigung findet er im Tentorium cerebelli, wo er die Wandungen der Sinus rectus, petrosus superior und transversus mit sehr feinen Fädchen versorgt.

---

[1]) Nervus recurrens.

Nervus frontalis [1]) *(37).*

Hautnerv der Stirne, des oberen Augenlides und des Nasenrückens. Er verläuft dicht unter dem Periost des Augenhöhlendaches gerade vorwärts und zerfällt in der vorderen Hälfte der Orbita in einen schwächeren Ramus frontalis und einen stärkeren Ramus supraorbitalis, welch letzterer die eigentliche Fortsetzung des Stammes ist. Beide verlassen in Begleitung von Arterien die Augenhöhle durch die gleichnamigen Inzisuren des oberen Augenhöhlenrandes. Der Ramus frontalis tritt zwischen den am Stirnbein entspringenden Zacken des M. orbicularis oculi durch und sendet seine Zweige zur Haut der Stirne. Der Ramus supraorbitalis gibt erst einen feinen Zweig zum Stirnbein und verästelt sich dann ebenfalls in der Haut der Stirne bis zum Scheitel hinauf. Beide Äste des Nervus frontalis geben Fäden in das obere Augenlid ab.

Nervus supratrochlearis [2]) *(37, 39).*

Ein Kollateralast des Nervus frontalis, welcher den Stamm meist schon im hinteren Drittel der Orbita verläßt. Er verläuft über der oberen Fläche des M. obliquus superior bis zur Trochlea und tritt über ihr aus der Augenhöhle aus, um sich mit dem Nervus infratrochlearis in einer schlingenförmigen Anastomose, von welcher unten noch zu sprechen sein wird, zu verbinden.

Nervus lacrimalis (37, 38).

Verläuft zwischen Periost und Inhalt der Augenhöhle an der Grenze von deren lateraler und oberer Wand über dem M. rectus oculi lateralis vorwärts zur oberen Tränendrüse. Er zerfällt in mehrere Zweige, welche teils durch die Drüse hindurch, teils an ihr vorüber zur Conjunctiva, zum oberen Augenlid und zu einem kleinen Hautbezirk nächst dem lateralen Augenwinkel gelangen. Der Nerv ist rein sensibel.

In der Augenhöhle gibt er einen Ramus anastomoticus zum Nervus zygomaticus ab. Derselbe ist deshalb wichtig, weil die Tränendrüse durch seine Vermittelung ihre sekretorischen Fasern bezieht. Diese stammen aus dem N. facialis und werden der Drüse auf dem Umweg durch das Ganglion sphenopalatinum zugeführt (*34, 39*).

Nervus nasociliaris [3]) *(34, 38, 39).*

Sensibler Nerv für den Augapfel, den Tränensack, einen Teil der Nasenschleimhaut und die Haut des Nasenrückens. Er betritt die Augenhöhle zwischen den beiden Ursprungszacken des M. rectus lateralis und kreuzt dann, unter dem M. rectus superior liegend, in schräg vor- und medianwärts gerichtetem Verlauf den Sehnerven, um zur medialen Wand der Augenhöhle zu gelangen. Dort zerfällt er unter dem medialen Rand des genannten Muskels in zwei Endäste, den Nervus infratrochlearis und den Nervus ethmoidalis anterior.

Der Nervus infratrochlearis [4]) (*38, 39*), ein dünner Zweig, verläuft unter dem M. obliquus superior vorwärts und verläßt die Augenhöhle unterhalb der Trochlea. Nun bildet er mit dem Nervus supratrochlearis die erwähnte Schlinge. Aus ihr und den beiden Stämmchen selbst entspringen Hautäste für das obere Augenlid (Ramus

---

[1]) Nervus supraorbitalis.
[2]) Nervus frontonasalis. Nervus frontalis internus.
[3]) Nervus nasalis.
[4]) Nervus nasalis externus.

palpebralis superior), für das untere Augenlid (Ramus palpebralis inferior [1])，
für die Conjunctiva, den Tränensack, den Nasenrücken.

Der Nervus ethmoidalis anterior [2] (*38*) wendet sich zur medialen Augen-
höhlenwand und tritt durch das Foramen ethmoidale anterius in die Schädelhöhle, wo er
gedeckt von der Dura mater auf der Siebplatte vorwärts läuft. Durch eine am vorderen
Ende derselben schlitzförmig verlängerte Öffnung (2. Abt., S. 67) gelangt er in die
Nasenhöhle. In dieser zerfällt er in seine Äste, die Rami nasales anteriores,
welche teils zur Schleimhaut, teils zur Haut der Nase gelangen. Die ersteren, Rami
nasales interni, versorgen die Scheidewand (Rami nasales mediales [3]) und die
Seitenwand (Rami nasales laterales [4]) mit Zweigen. Von den letzteren wird der
Hauptast, der Ramus nasalis externus (*32*), abgegeben. Er zieht im Sulcus ethmoidalis des Nasenbeines abwärts, dringt am Rand der Apertura piriformis zur Haut vor
und versorgt dieselbe bis zur Nasenspitze, meist auch bis zu den Nasenflügeln.

Die Kollateraläste des N. nasociliaris sind die folgenden:

1. Radix longa ganglii ciliaris (*39*), ein langer und dünner Faden, welcher
dort, wo der Nerv über den Sehnerven hingeht, den Stamm verläßt, um das Ganglion
aufzusuchen.

2. Nervi ciliares longi (*39*), gewöhnlich zwei an Zahl. Sie gehen nahe der
langen Wurzel vom Stamm ab, um sich in den Bulbus einzusenken.

3. Nervus ethmoidalis posterior (*38*), ein dünnes Fädchen, welches durch
das Foramen ethmoidale posterius in die Schleimhaut der Keilbeinhöhle gelangt.

Ganglion ciliare [5] (*38, 39*).

Dasselbe erhält seine sympathische Wurzel, Radix sympathica ganglii
ciliaris, von dem Geflecht, welches die A. carotis im Sinus cavernosus umspinnt.
Eine oder mehrere sehr feine Fäserchen gelangen von ihm aus durch die Fissura orbitalis superior in die Augenhöhle und zum Ganglion. Die motorische oder kurze Wurzel
vom unteren Ast des N. oculomotorius und die sensible oder lange vom N. nasociliaris
wurden schon an ihrer Stelle erwähnt.

Das Ganglion selbst ist ein flaches vierseitiges Knötchen, etwa 2 mm groß,
welches im hinteren Teil der Augenhöhle an der lateralen Seite des Sehnerven, zwischen
ihm und dem M. rectus lateralis, liegt. In die hintere obere Ecke desselben tritt die
sensible Wurzel ein, in die hintere untere Ecke die motorische und zwischen beiden
erreicht die sympathische das Ganglion. Von seinem vorderen Rand gehen sechs
bis zehn Nervi ciliares breves ab, welche sich durch Teilung auf 12—18 vermehren.
Sie treten in einer oberen und unteren Gruppe im Umkreis der Eintrittsstelle des
Sehnerven in den Bulbus ein. Der unteren schließen sich die N. ciliares longi an.
Im Inneren des Augapfels verlaufen sie abgeplattet (5. Abt., Atlas, Figg. 102, 106)
auf der Außenfläche der Chorioidea zum Ciliarmuskel, zur Iris und zur Hornhaut.
Im Ciliarmuskel bilden sie einen mit Ganglienzellen versehenen Plexus.

Die vom N. oculomotorius stammenden Fasern innervieren den M. ciliaris und
den M. sphincter pupillae; die vom Sympathicus stammenden geben den Gefäßen

---

[1]) Rami tarsei.
[2]) Nervus nasalis internus s. anterior.
[3]) Rami septinarium.
[4]) Rami concharum.
[5]) Ganglion ophthalmicum.

der mittleren Augenhaut ihre Bewegungsfasern und bedingen durch Versorgung des M. dilatator pupillae die Erweiterung der Pupille. Physiologische Erfahrungen beweisen, daß diese Fasern ihr Zentrum im Rückenmark an der Grenze zwischen dessen Cervical- und Thoracalteil haben (Centrum ciliospinale), von wo aus sie im Halssympathikus aufsteigend bis zum Plexus cavernosus der A. carotis gelangen.

Varietäten im Bereich des N. ophthalmicus. Der N. nasociliaris gibt Zweige zum M. rectus medialis und superior, zum M. levator palpebrae. Die Anastomose zwischen N. supra- und infratrochlearis ist in das Innere der Augenhöhle zurückgerückt, zuweilen fehlt sie ganz (Zander 1897). Der N. lacrimalis wird vom Ramus zygomaticotemporalis ganz oder teilweise ersetzt. Das Ganglion ciliare schwankt in seiner Größe, hier und da ist es in zwei Teile zerfallen oder zu einem lockeren Geflecht aufgelöst. Manchmal ist es von einer Ciliararterie durchbohrt. Die kurze Wurzel kann sich verlängern oder stark verkürzen (S. 33), ähnlich auch die lange Wurzel. Lange und kurze Wurzel kommen beide vom N. oculomotorius. Überzählige Wurzeln kommen vom oberen Ast des N. oculomotorius, vom N. lacrimalis, vom Ganglion sphenopalatinum, vom N. abducens. Von den Wurzeln, auch von anderen Nerven der Augenhöhle, werden Ciliarnerven abgegeben.

2. Zweiter Ast: Nervus maxillaris [1] (*34*).

Nach kurzem Verlauf unter der Dura mater am Boden der mittleren Schädelgrube tritt er durch das Foramen rotundum aus der Schädelhöhle aus und gelangt in die Fossa pterygopalatina, wo er den N. sphenopalatinus zum Ganglion sphenopalatinum abgibt. Der Stamm nimmt nun den Namen Nervus infraorbitalis an und verläuft unter dem Boden der Augenhöhle zum Gesicht.

Nervus meningeus [2].

Wird noch innerhalb der Schädelhöhle abgegeben. Er gesellt sich der A. meningea media zu und verästelt sich mit deren Zweigen. Er anastomosiert mit dem Nervus spinosus des dritten Astes.

Nervus infraorbitalis (*26, 27, 34*).

Tritt durch die Fissura orbitalis inferior in die Augenhöhle ein, gelangt bald in den Canalis infraorbitalis und kommt durch das Foramen infraorbitale in das Gesicht. Bei seinem Austritt aus dieser Öffnung zerfällt er in zahlreiche Endäste, welche nach den von ihnen versorgten Gegenden des Gesichtes bezeichnet werden, als Rami palpebrales inferiores, Rami nasales externi für den Nasenflügel, Rami nasales interni für den Vorhof der Nasenhöhle, Rami labiales superiores. Die Zweige werden von solchen des Nervus facialis gekreuzt und anastomosieren vielfach mit denselben.

Die kollateralen Äste des Nervus infraorbitalis sind die folgenden:

1. *Nervus zygomaticus* [3] (*34*).

Er wird noch vor dem Eintritt des Stammes in die Augenhöhle abgegeben, in welche er ebenfalls durch die Fissura orbitalis inferior gelangt. Sogleich zerfällt er in zwei Zweige, welche an der lateralen Wand der Orbita in Furchen des Jochbeines, die sich oft zu Kanälchen schließen, verlaufen. Der obere, Ramus zygomatico-

---

[1] Nervus supramaxillaris.
[2] Nervus recurrens supramaxillaris.
[3] Nervus orbitalis. Nervus subcutaneus malae.

temporalis, tauscht mit dem Nervus lacrimalis die erwähnte (S. 35) schlingenförmige Anastomose aus und tritt mit dem Rest seiner Fasern durch den Canalis
zygomatico-temporalis in die Schläfengrube, durchbohrt die Fascia temporalis und
endigt in einem kleinen Bezirk der Haut der Schläfengegend. Der untere Zweig,
Ramus zygomaticofacialis (27), gelangt durch den gleichnamigen Kanal zur Haut
der Wangengegend und zum lateralen Teil beider Lider (Zander 1897).

2. Nervi alveolares superiores[1]) (34).

Gewöhnlich drei. Der Nervus alveolaris superior posterior zerfällt meist sofort in zwei Fäden (29). Sie gehen vor dem Eintritt des Stammes in die Fissura orbitalis
inferior ab, verlaufen auf dem Tuber maxillare abwärts, geben feine Zweige an die
äußere Fläche des Oberkiefers und das Zahnfleisch und treten sodann durch die Foramina alveolaria superiora posteriora in die Kieferhöhle. Der Nervus alveolaris
superior medius und anterior gehen erst im Canalis infraorbitalis vom Stamm
ab, um ebenfalls in die Kieferhöhle einzutreten. Dort liegen sie sämtlich an deren
Seitenwand unter der Schleimhaut in Furchen oder Kanälchen des Knochens. Durch
schlingenförmige Anastomosen verbinden sie sich zum Plexus dentalis superior [2]),
von welchem aus feine geflechtartig gebaute Fäden die Zahnwurzeln aufsuchen (Rami
dentales superiores). Durch besondere Knochenkanälchen gehen auch Fäden
zum Zahnfleisch (Rami gingivales superiores). Vom Nervus alveolaris anterior
superior geht ein feiner Ast zur Schleimhaut der Nasenhöhle, um sie in der Gegend
der Mündung des Tränennasenganges mit sensiblen Fäden zu versorgen.

Nervi sphenopalatini. Ganglion sphenopalatinum[3]) (31).

Die Nervi sphenopalatini sind meist zwei an Zahl, welche den Stamm an
der Stelle verlassen, wo er über die Fossa pterygopalatina hinzieht. Nach kurzem
Verlauf senken sie sich in das Ganglion ein, dessen sensible Wurzel sie darstellen.
Die motorische und sympathische Wurzel sind im Nervus canalis pterygoidei
(Vidii) [4]) vereinigt, welcher von hinten her durch den Canalis pterygoideus an das
Ganglion herantritt. Er entsteht in diesem Kanal durch den Zusammentritt zweier
Nerven, des Nervus petrosus superficialis major und Nervus petrosus profundus (35). Der erstere kommt vom Ganglion geniculi nervi facialis. Er gelangt durch
den Hiatus canalis facialis in die für ihn bestimmte Furche des Felsenbeines und von
ihr durch das Foramen lacerum in den hinteren Zugang des Canalis pterygoideus. Der
letztere löst sich von dem sympathischen Plexus caroticus ab, um ebenfalls zum Canalis
pterygoideus zu verlaufen.

Das Ganglion sphenopalatinum ist ein plattes dreiseitiges Gebilde, welches im
Fett der Fossa pterygopalatina eingebettet ist. Die von ihm ausgehenden Zweige
versorgen die Nase und den Gaumen und senden Fäden zur Augenhöhle. Nicht alle
stehen in Verbindung mit den das Ganglion bildenden Zellen, einige durchsetzen es nur.

1. Nervi palatini[5]) (31). Sie sind anfänglich zu einem Stamm vereinigt, welcher
gerade abwärts zum Canalis pterygopalatinus verläuft. Dieser Stamm teilt sich,

---

[1]) Nervi dentales superiores.
[2]) Ansa supramaxillaris.
[3]) Ganglion Meckeli. Ganglion nasale.
[4]) Nervus vidianus.
[5]) Nervi palatini descendentes.

wie der Kanal, in drei Äste. Der stärkste von ihnen ist der Nervus palatinus anterior[1]). Er geht durch das Foramen palatinum majus zum Gaumen und teilt sich in zahlreiche Zweige, welche die Schleimhaut des harten und weichen Gaumens versorgen. Die vordersten Fäden anastomosieren mit solchen des Nervus nasopalatinus. Während seines Verlaufes im Kanal sendet er durch Löcher der vertikalen Platte des Gaumenbeines die Nervi nasales posteriores[2]) zur Schleimhaut des unteren Teiles der Seitenwand der Nase. Der schwächere der beiden, Nervus palatinus medius[3]), tritt durch ein Foramen palatinum minus aus und verzweigt sich in der Gegend der Gaumentonsille und der unteren Teile des Gaumensegels. Der stärkere, Nervus palatinus posterior[4]), im engeren Sinn, welcher ebenfalls durch ein Foramen palatinum posterius austritt, gelangt zur Schleimhaut des weichen Gaumens. Die frühere Annahme, daß in der Bahn des N. palatinus posterior dem M. levator veli palatini und M. uvulae motorische Fasern zugeführt werden, wird bestritten; sie werden vielmehr vom Plexus pharyngeus aus versorgt.

2. Nervi nasales posteriores superiores[5]) (*34*). Sie gehen von der medialen Fläche des Ganglions in medialer Richtung durch das Foramen sphenopalatinum zur Nasenhöhle. Dort versorgen sie die Schleimhaut der Decke, der Seitenwand in der Gegend des hinteren Endes der Nasenmuscheln (Nervi nasales posteriores superiores laterales) sowie der Scheidewand (Nervi nasales posteriores superiores mediales). Von diesen letzteren zieht ein längerer, Nervus nasopalatinus (Scarpae)[6]) (*32*), in einer Furche des Pflugscharbeines bis zum Canalis incisivus. In diesem Kanal verbinden sich die Nerven beider Körperseiten miteinander und senden nun Fäden zum vordersten Teil der Gaumenschleimhaut hinter den Schneidezähnen. Mit dem Nervus palatinus anterior tauschen sie feine Anastomosen aus (s. oben).

3. Rami orbitales. Feine Zweige, welche durch die Fissura orbitalis inferior in die Augenhöhle gelangen, um dort die Periorbita, die Scheide des Sehnerven und die Schleimhaut der Keilbeinhöhle sowie der hinteren Siebbeinzellen zu versorgen.

Varietäten im Bereich des Nervus maxillaris. Ein Zweig des Nervus infraorbitalis verläuft am Boden der Augenhöhle und gelangt über den unteren Orbitalrand in das Gesicht. Zweige für Lid und Nase werden noch vor dem Nervus alveolaris superior anterior abgegeben und verlaufen in einem eigenen Kanälchen durch den Knochen.

Der Nervus meningeus wird durch den Nervus spinosus ersetzt. Varietäten des Nervus zygomaticus sind sehr häufig. Seine Äste können sich gegenseitig vertreten oder durch andere Zweige des Trigeminus ersetzt sein. Wenn das Foramen zygomaticofaciale fehlt, was nicht selten vorkommt, dann wird der gleichnamige Nerv durch Fäden anderer Herkunft ersetzt (Nervus zygomatico-orbitalis, Nervus infraorbitalis, lacrimalis). Ein Ast des Nervus alveolaris superior posterior vertritt den Nervus buccinatorius. Ein Ast des Nervus alveolaris superior anterior gelangt zum Gesicht.

3. Dritter Ast: Nervus mandibularis[7]) (*34*).

Er ist der stärkste der drei Äste des Nervus trigeminus. Außer einem beträchtlichen Anteil sensibler Fasern enthält er die ganze motorische Wurzel. Sein Verlauf

---

[1]) Nervus palatinus major.
[2]) Nervi palatini minores.
[3]) Nervus palatinus lateralis.
[4]) Nervus palatinus medius.
[5]) Nervi sphenopalatini.
[6]) Nervus septi narium.
[7]) Nervus inframaxillaris.

in der mittleren Schädelgrube ist ganz kurz und er tritt sogleich durch das Foramen ovale in die Infratemporalgrube ein. Gleich nachdem er diese erreicht hat, liegt an seiner medialen Seite das Ganglion oticum. Ein zweites, das Ganglion submandibulare, schließt sich weiter unten dem Nervus lingualis an. Unterhalb des Ganglion oticum zerfällt der Nerv fast mit einem Male in seine Äste, welche sich nach verschiedenen Richtungen wenden. Dieselben sind motorische und rein oder doch wesentlich sensible. Die motorischen sind fast ganz für die Kaumuskeln bestimmt, die sensiblen für Schläfengegend, Wange, Lippen, Unterkiefer, Zunge.

Nervus spinosus[1]).

Geht unter dem Foramen ovale von dem sensiblen Teil des Nerven ab und kehrt durch das Foramen spinosum in die Schädelhöhle zurück, um sich mit der A. meningea media zu verästeln. Seine Zweige gelangen an die harte Hirnhaut, das Keilbein und an die Zellen des Warzenfortsatzes.

Motorische Äste.

Sie haben in der Hauptsache die Versorgung der Kaumuskeln zu übernehmen und sind nicht selten ganz oder zum Teil zu einem kurzen Stamm zusammengefaßt, dem Nervus masticatorius[2]). Die Einzeläste sind die folgenden (*30*):

1. Nervus massetericus. Tritt zwischen der Decke der Infratemporalgrube und dem M. pterygoideus externus durch, kreuzt den hinteren Rand des M. temporalis und geht durch die Incisura mandibulae zur medialen Seite seines Muskels. Er gibt einen feinen Zweig zum Kiefergelenk.

2. Nervi temporales profundi. Die Nerven des Schläfenmuskels. Der Nervus temporalis profundus posterior ist stärker. Er zieht über dem M. pterygoideus externus zum hinteren Teil des Muskels und gibt ebenfalls Fäden zum Kiefergelenk. Der Nervus temporalis profundus anterior versorgt den vorderen Teil des Muskels.

3. Nervus pterygoideus externus. Er verläßt den Stamm meist mit dem Nervus buccinatorius vereinigt und wendet sich dann seitwärts zu seinem Muskel.

4. Nervus pterygoideus internus (*31*). Er geht hoch oben von dem vorderen Rand des Stammes ab, durchsetzt meist das Ganglion oticum und tritt sodann in seinen Muskel ein. Er gibt den Nervus tensoris veli palatini und den Nervus tensoris tympani ab. Wegen der nahen topographischen Beziehung zum Ganglion oticum sehen der Nervus pterygoideus internus und seine Zweige sehr häufig so aus, als würden sie von diesem Ganglion abgegeben.

Sensible Äste.

1. Nervus buccinatorius[3]) (*28, 30*). Sein Ursprung ist nicht selten mit dem Nervus masticatorius verbunden. In seinem Verlauf durchsetzt er die Spalte zwischen beiden Köpfen des M. pterygoideus externus oder den oberen Kopf dieses Muskels, kreuzt den Processus coronoideus des Unterkiefers an seiner medialen Seite und gelangt über den Fettpfropf der Wange auf den M. buccinator, an dessen Fascie er durch straffes Bindegewebe angeheftet ist. Die Mehrzahl seiner Fasern durchbohrt den

---

[1]) Nervus recurrens inframaxillaris.
[2]) Nervus crotaphitico-buccinatorius.
[3]) Nervus buccolabialis.

Muskel und versorgt die Schleimhaut der Wange, andere gehen, oberflächlich verlaufend, zur Haut der Wange und der Lippen. Die Zweige des Nerven anastomosieren mit denen des Nervus facialis.

2. **Nervus lingualis** (*28, 30*). Er zieht zwischen dem M. pterygoideus internus und dem Unterkiefer an der medialen Seite der Art. maxillaris interna herab. Vom vorderen Rande des M. pterygoideus internus an verläuft er am Boden der Mundhöhle vorwärts, zuerst dicht unter der Schleimhaut auf der Unterkieferspeicheldrüse, dann auf dem M. mylohyoideus. Hinter der Sublingualdrüse kreuzt er sich spitzwinkelig mit dem Ductus submaxillaris und zerfällt sodann in eine Anzahl von Ästen, **Rami linguales**, welche zwischen und durch die Zungenmuskeln in die Schleimhaut des Zungenrückens vordringen.

Auf seinem Weg nimmt er erst einen **Ramus anastomoticus cum nervo alveolari inferiori** auf, sodann die **Chorda tympani** des Nervus facialis, welche aus der Fissura petrotympanica hervortritt (*30, 35*). Von einem der Zweige wird ein **Ramus anastomoticus cum nervo hypoglosso** abgegeben.

Kollateraläste sind die folgenden:

Rami isthmi faucium[1]). Zwei bis vier Zweige zum hinteren Teil des Bodens der Mundhöhle.

Nervus sublingualis. Entspringt am hinteren Umfang der Sublingualdrüse und verläuft am lateralen Rand derselben. Er versorgt diese Drüse und die Schleimhaut am Boden der Mundhöhle mit seinen Zweigen.

Wurzeln des Ganglion submandibulare (s. unten).

Der Nervus lingualis ist der Tastnerv für die Zungenspitze und den Zungenrücken bis zu den Papillae vallatae und foliatae und führt auch die Geschmacksfasern für den gleichen Bezirk. Sie endigen in den Papillae fungiformes. Ferner enthält er die sekretorischen Fasern für die Glandulae sublingualis und submandibularis. Diese, wie auch die Geschmacksfasern werden ihm durch die Chorda tympani vom Nervus facialis aus zugeführt (s. unten). Die Anastomose mit dem Nervus hypoglossus bringt diesem sensible Fasern.

3. **Nervus alveolaris inferior**[2]) (*30, 34*). Der Nerv, welcher stärker als der vorige ist, geht dicht hinter dem Nervus lingualis zwischen den beiden Mm. pterygoidei herab und tritt durch das Foramen mandibulare mit der gleichnamigen Arterie in den Unterkieferkanal ein. Diesen durchläuft er in seiner ganzen Länge. Feine Zweige, welche von ihm abgehen, bilden den **Plexus dentalis inferior**. Von ihm aus werden sämtliche Zähne (**Rami dentales inferiores**) und das Zahnfleisch (**Rami gingivales inferiores**) mit sensiblen Fäden versorgt.

Ein Kollateralast verläßt ihn unmittelbar vor dem Eintritt in den Unterkieferkanal, der **Nervus mylohyoideus** (*34*). Er verläuft erst in dem Sulcus mylohyoideus des Unterkiefers und gelangt dann an die Unterseite des M. mylohyoideus. Er sendet diesem Muskel, sowie dem vorderen Bauch des M. digastricus je einen motorischen Ast zu. Zur Haut des Kinnes gelangen von ihm sensible Fäden.

Ein zweiter Kollateralast ist der **Nervus mentalis** (*27*), welcher die dünne Fortsetzung des Stammes, die für den Eckzahn und die Schneidezähne bestimmt ist, an Stärke übertrifft. Er tritt durch das Foramen mentale aus dem Unterkieferkanal aus, zerfällt gedeckt vom M. triangularis und M. quadratus labii inferioris in eine

---

[1]) Rami mandibulares. Rami glandulares s. tonsillares.
[2]) Nervus mandibularis. Nervus maxillaris inferior.

Anzahl von Ästen, welche nach der Haut des Kinnes (Rami mentales) und der Unterlippe (Rami labiales inferiores) ausstrahlen. Von den letzteren erreichen Fäden sogar den lateralen Teil der Oberlippe (Zander 1897).

4. Nervus auriculotemporalis[1]) (*26, 27, 30*). Er verläßt den Stamm mit zwei meist verschieden starken Wurzeln, welche die A. meningea media umgreifen, verläuft dann an der medialen Oberfläche des M. pterygoideus externus rückwärts, ist ferner an den Hals des Unterkiefers angeschlossen und zieht endlich durch die obere Spitze der Glandula parotis in Begleitung der Art. temporalis superficialis aufwärts. Seine Endäste versorgen die Haut der vorderen Seite der Ohrmuschel (Nervi auriculares anteriores) und der Schläfengegend (Rami temporales superficiales).

Gleich an seinem Anfang erhält er anastomotische Zweige aus dem Ganglion oticum, da wo er aufwärts umbiegt gibt er zwei meist anastomotische Zweige zum Nervus facialis (Rami anastomotici cum nervo faciali) (*30*). Sie führen dem Gesichtsnerven sensible Fasern zu, welche in seiner Bahn zur Haut der seitlichen Unterkiefergegend gelangen.

Von Kollateralästen sind zu nennen:

Rami articulares zur Kapsel des Kiefergelenkes.

Rami meatus auditorii externi. Meist zwei, ein unterer und ein oberer. Sie treten an der Grenze zwischen knorpeligem und knöchernem Teil des Gehörganges in diesen ein; der obere sendet zum Trommelfell einen Ramus membranae tympani.

Rami parotidei. Feine Fäden zur Drüsensubstanz der Ohrspeicheldrüse. Sie führen derselben sekretorische Fasern zu welche vom Ganglion oticum herkommen.

<h3 style="text-align:center">Ganglion oticum[2]) (31).</h3>

Das Ganglion, welches, wie gesagt, der medialen Seite des Nervenstammes dicht unter seinem Austritt aus dem Foramen ovale aufliegt, ist platt und von meist elliptischer Gestalt, mit dem längsten Durchmesser quer gestellt. Die eine Wurzel besteht aus kurzen Fädchen, welche sie mit dem Nervenstamm verbinden. Die zweite wird vom Nervus petrosus superficialis minor gebildet, einem Faden, welcher vom hinteren Umfang des Ganglions aus zur Fissura sphenopetrosa zieht, durch sie in die Schädelhöhle und durch die obere Öffnung des Canaliculus tympanicus in die Paukenhöhle gelangt, um sich einerseits mit dem Knie des Nervus facialis, andererseits mit dem Plexus tympanicus (s. unten) zu vereinigen. Als dritte Wurzel sind Fädchen anzusehen, welche sich von dem Plexus der A. meningea aus zum Ganglion begeben. Daß diese letzteren die sympathische Wurzel darstellen, ist ohne weiteres klar, welche von den beiden anderen aber als die sensible, welche als die motorische anzusehen ist, steht nicht vollständig fest. Meist wird die vom Nervus mandibularis kommende als die motorische, die vom N. glossopharyngeus durch Vermittelung des Nervus petrosus superficialis minor herangeführte als sensible angesehen.

Das Ganglion steht mit benachbarten Ganglien in Verbindung, und zwar mit dem Ganglion semilunare durch den Nervus sphenoidalis lateralis, mit dem Ganglion sphenopalatinum durch den Nervus sphenoidalis medialis. Beide gelangen durch Knochenkanälchen an ihren Ort. Auch zu benachbarten Nerven werden Anastomosen abgegeben, ein Ramus anastomoticus cum nervo spinoso,

---

[1]) Nervus auricularis anterior. Nervus temporalis superficialis.
[2]) Ganglion auriculare. Ganglion Arnoldi.

ein **Ramus anastomoticus cum nervo auriculotemporali**, ein **Ramus anastomoticus cum chorda tympani**.

Sucht man nach Zweigen, welche vom Ganglion selbständig in die Peripherie ausgesendet werden, dann wird man solche nicht finden, denn die scheinbar aus ihm entspringenden Nervus pterygoideus externus, Nervus tensoris veli palatini und Nervus tensoris tympani durchsetzen es nur, ohne mit ihm in Verbindung zu treten, wie dies oben schon erwähnt wurde. Man hat es also im Ganglion oticum nur mit einem Knotenpunkt zu tun, von welchem aus Verbindungsstränge nach den verschiedensten Seiten hinlaufen. Welche Faserqualitäten sie enthalten und nach welcher Richtung die Fasern verlaufen, ist jedoch noch völlig dunkel.

<h3 style="text-align:center">Ganglion submandibulare[1] (34).</h3>

Das kleine spindelförmige Ganglion findet man am hinteren Rand des M. mylohyoideus oberhalb der Glandula submandibularis. Mit dem nahe über ihm hinlaufenden Nervus lingualis ist es durch zwei kurze Fäden verbunden (**Rami communicantes cum nervo linguali**), welche Fasern verschiedener Qualität enthalten. Hauptsächlich sind es solche der Chorda tympani, wohl auch solche des Nervus trigeminus. Man hätte damit eine motorische (Nervus facialis) und eine sensible Wurzel vor sich. Sympathische Fasern werden von dem die A. maxillaris externa umspinnenden Geflecht geliefert. In dem vorderen Wurzelfaden sind auch marklose Fasern enthalten, welche vom Ganglion zum Nervus lingualis aufsteigen und sich mit ihm peripherisch verästeln.

Die aus der abwärts gerichteten Spitze des Ganglions hervorgehenden feinen Fäden, **Rami submandibulares**[2]), verlieren sich in der Glandula submandibularis und deren Ausführungsgang, sowie in der Glandula sublingualis. Sie versorgen beide Drüsen mit sekretorischen Fasern.

Varietäten im Bereich des Nervus mandibularis. Der Abgang seiner Äste erfolgt früher oder später wie gewöhnlich. — Der Nervus temporalis profundus kann eine Strecke durch ein Knochenkanälchen verlaufen. — Der Nervus buccinatorius wird durch einen Zweig des Nervus infraorbitalis vertreten; er entspringt vom Nervus alveolaris inferior und tritt durch eine Knochenöffnung des Alveolarrandes hervor. Er wird direkt vom Ganglion semilunare abgegeben und verläßt den Schädel durch ein besonderes Kanälchen. — Der Nervus lingualis gibt nach Aufnahme der Chorda tympani feine Äste an den Ursprung der Mm. buccinatorius und buccopharyngeus. Er tritt durch den M. mylohyoideus nach unten, um dann wieder durch ihn nach oben zurückzukehren. — Der Nervus alveolaris inferior bekommt überzählige Fäden von anderen Teilen des N. mandibularis. — Der Nervus mylohyoideus verbindet sich mit dem Nervus lingualis; er gibt Äste zur Unterkieferspeicheldrüse. — Die Anastomose des Nervus auriculotemporalis mit dem Nervus facialis kann fehlen; es können sich mehreren Facialisästen Zweige derselben anschließen. — In einer Reihe von Fällen vermißt man ein geschlossenes Ganglion submandibulare, die Ganglienzellen sind an dem plexusartig zusammenhängenden Nerven verstreut, wie es bei manchen Tieren die Regel ist.

Praktische Bemerkungen. Das Verbreitungsgebiet des fünften Hirnnerven erstreckt sich auf das ganze Gesicht und die Höhlen desselben: Augenhöhle, Nasenhöhle, Mundhöhle, Ohr; man kann also sagen, auf besonders wichtige und mit feinstem Gefühl ausgestattete Teile. Ferner erweist die anatomische Beschreibung, daß es sich nicht nur um Nervenzweige handelt, welche geradeswegs ihre Endgebiete aufsuchen, sondern daß durch die Ganglieneinrichtungen und die Anastomosen anderer Art komplizierte Verbindungen geschaffen und sehr verschlungene Wege mancher Fasern ermöglicht werden. Dies muß sich natürlich auch bei gewissen Erkrankungen der Nerven geltend machen. Ferner ist es von Bedeutung, daß die Äste an einer Reihe von Stellen

---

[1]) Ganglion submaxillare. Ganglion linguale, sublinguale.
[2]) Rami submaxillares. Rami glandulares.

Löcher des Schädels oder auch längere Knochenkanäle passieren, was zu pathologischen Vorkommnissen Veranlassung geben kann, welche nicht primär im Nerven selbst, sondern in der sie eng umschließenden Umgebung ihre Grundursache haben. Endlich ist auch die sorgfältige Ausstattung aller Äste mit sympathischen Fasern hervorzuheben.

Affektionen brauchen nicht den ganzen Trigeminus zu betreffen, es ist vielmehr häufiger, daß sie nur einem der Äste angehören. Bei der scharfen Trennung der Gebiete der drei Äste wird die Diagnose, welcher derselben leidet, leicht sein. Auch einzelne Kollateralzweige können erkranken, ganz besonders von der Umgebung aus z. B. bei Schädelfrakturen, Periostitis, bei Geschwülsten. Auch ein Aneurysma der Art. carotis kann auf den Nerven drücken.

Neuralgien (Prosopalgie) können enorm schmerzhaft sein; an den Austrittsstellen aus den Löchern und Kanälen des Schädels findet man „Druckpunkte", das heißt Punkte, welche auf Druck besonders schmerzhaft sind. Am häufigsten ist der erste Ast, dann der zweite, am seltensten der dritte Ast betroffen. Starke Schmerzen in der ganzen Zahnreihe waren schon oft Veranlassung, die gesunden Zähne zu entfernen, natürlich ohne den gewünschten Erfolg, wenn die Erkrankung im Verlauf der Zahnnerven saß. Irradiation bei Schmerzanfällen sind häufig, was man versteht, wenn man die allenthalben vorhandenen Anastomosen bedenkt.

Anästhesien gehen einher mit Fehlen der Reflexe, was besonders an den Lidern und der Hornhaut verhängnisvoll werden kann; Schädlichkeiten werden nicht mehr abgewehrt und es kommt zu Entzündung und Geschwürsbildung der Cornea, selbst zu Zerstörung des ganzen Augapfels (Ophthalmia neuroparalytica). Betrifft die Lähmung den dritten Ast, dann geht sie natürlich mit einer Lähmung der Kaumuskulatur einher. Auch eine Lähmung des vorderen Bauches des M. digastricus und des M. mylohyoideus ist nicht ohne Bedeutung für die Kieferbewegung. Ein tonischer Kaumuskelkrampf wird als Trismus bezeichnet, klonische Krämpfe (Zähneklappern, Zähneknirschen) als mastikatorischer Gesichtskrampf.

Die sympathischen Fasern, welche die Trigeminuszweige begleiten, können trophische Störungen hervorrufen, z. B. Ausfallen der Zähne, Schwellungen des Zahnfleisches.

VI. Nervus abducens[1]) (*37, 39*).

Zentraler Verlauf s. 5. Abt., S. 144. Da er der motorische Nerv für den M. rectus oculi lateralis ist, gehört er seiner Bedeutung nach zum Nervus oculomotorius und trochlearis, da er aber am hinteren Rand der Brücke das Gehirn verläßt, ist er als sechster Hirnnerv hinter den Nervus trigeminus zu stellen. Er tritt in der hinteren Schädelgrube in die harte Hirnhaut ein und verläuft in ihr zum Sinus cavernosus, in welchem er an der lateralen Seite der A. carotis liegt. Dann gelangt er durch die Fissura orbitalis, zwischen den beiden Köpfen des M. rectus lateralis durchtretend, zur medialen Fläche seines Muskels. Während seines Verlaufes im Sinus cavernosus erhält er Fäden vom Plexus caroticus, auch mit dem Nervus ophthalmicus steht er in Verbindung.

Varietäten. Er gibt dem Nervus nasociliaris oder dem Ganglion ciliare Fäden ab; er wird von einem Zweig des N. oculomotorius (S. 33) ersetzt.

Praktische Bemerkungen über die Augenmuskelnerven. Die drei verschiedenen Nerven der Augenmuskeln können natürlich auch isolierten Lähmungen unterliegen. Ist der Nervus oculomotorius im ganzen gelähmt, dann ist die entstehende Symptomenreihe am ausgedehntesten. Das obere Lid sinkt herab (Ptosis), der Bulbus wird durch die funktionierenden Mm. rectus lateralis und obliquus superior lateralwärts und etwas nach unten gezogen, die Pupille ist erweitert (Lähmung des Sphincter pupillae), die Akkommodation für die Nähe ist aufgehoben (Lähmung des Ciliarmuskels), der ganze Bulbus tritt etwas vor (Exophthalmus), da er durch die tonische Kontraktion der Mehrzahl der Augenmuskeln nicht mehr in seiner Lage erhalten wird. Auch einzelne Zweige des Nervus oculomotorius können isoliert gelähmt sein, was Folgen hat, welche man sich aus der Wirkung derselben leicht konstruieren kann.

Ist der Nervus abducens gelähmt, dann tritt Strabismus convergens auf, bei isolierter Lähmung des Nervus trochlearis beobachtet man, daß das leidende Auge beim Blick nach unten in adduzierter Stellung zurückbleibt.

---

[1]) Äußerer Augenmuskelnerv.

Bei der Entstehung der sehr verschiedenen Krankheitsbilder kommt es darauf an, wo die Grundursache der Lähmung zu suchen ist, ob an einer Stelle des zentralen Nervenverlaufes oder an der Hirnbasis, oder innerhalb der Augenhöhle.

VII. Nervus facialis[1] (*26, 27, 35*).

Zentraler Verlauf 5. Abt. S. 143. Der Gesichtsnerv ist der motorische Nerv für die vom zweiten Kiemenbogen abzuleitende Muskulatur, also für das Platysma und für die gesamte mimische Gesichtsmuskulatur und die sämtlichen Muskeln des Schädeldaches, ferner auch für den M. stylohyoideus, den hinteren Bauch des M. digastricus und den M. stapedius. Bei Ausbreitung der Gesichtsmuskeln auf den Kopf nehmen sie ihren Nerven mit, wodurch sich der radiär ausstrahlende Verlauf des Nerven erklärt. Außer diesen motorischen Fasern enthält er auch sekretorische für die Speicheldrüsen. Sensible Fasern fehlen ihm nicht ganz, sie werden ihm jedoch erst durch seine Anastomosen mit dem Nervus trigeminus zugeführt. Endlich liefert er die Geschmacksnerven für den vorderen Teil des Zungenrückens.

Der Nervus facialis tritt am hinteren Rand des Brückenschenkels mit zwei Wurzeln aus. Die weitaus stärkere motorische stellt den eigentlichen Gesichtsnerven dar, die feine zentripetal leitende wird vom Nervus intermedius [2] (5. Abt. S. 143 f.) dargestellt. Sie ist der sensiblen Wurzel eines Rückenmarksnerven an die Seite zu stellen.

Mit dem Nervus acusticus zusammen tritt der Nervus facialis in den Meatus acusticus internus ein. Er liegt in diesem Gang an der medialen Seite des Hörnerven, und zwar in einer Rinne desselben. Im Grund des inneren Gehörganges trennt er sich von seinem Begleiter, um in einen eigenen Kanal des Felsenbeines, den Canalis nervi facialis (2. Abt. S. 58), einzutreten. Der Nerv und mit ihm der umschließende Kanal schlägt nun einen eigentümlichen Weg ein, welcher sich durch Verschiebungen erklärt, welche er im Laufe der Entwickelung durch benachbarte Gebilde erfahren hat. Zuerst verläuft er in genau transversaler Richtung; über der Paukenhöhle wendet er sich in rechtem Winkel rückwärts, dann längs des oberen und hinteren Randes der Paukenhöhle im Bogen abwärts, um schließlich durch das Foramen stylomastoideum ins Freie zu gelangen.

An der Stelle der rechtwinkeligen Knickung, Geniculum nervi facialis (*35*), besitzt er ein Ganglion, Ganglion geniculi [3], welches den Bau und die Bedeutung eines Spinalganglions hat und als Ursprungsganglion des Nervus intermedius anzusehen ist.

Nach seinem Austritt aus dem Foramen stylomastoideum ist der Nervus facialis samt seinen Verzweigungen in der Ohrspeicheldrüse vergraben. Er teilt sich in ihr in zwei Äste, deren jeder wieder in eine Anzahl von Zweigen zerfällt, welche sich durch Anastomosen miteinander verbinden. Es entsteht auf diese Art ein Geflecht, Plexus parotideus [4]. Am vorderen Umfang der Drüse strahlen sodann, ohne die Anastomosenbildung aufzugeben, die Endäste aus, um die Muskeln aufzusuchen, in welchen sie endigen (*26, 27*).

Auf seinem Weg durch das Schläfenbein und unmittelbar nach seinem Austritt aus demselben gibt der Nervus facialis eine Anzahl von Verbindungszweigen zu be-

---

[1]) Gesichtsnerv.
[2]) Portio intermedia Wrisbergi.
[3]) Intumescentia ganglioformis.
[4]) Pes anserinus major.

nachbarten Nerven ab und sendet Kollateraläste aus, dann erst zerfällt er in seine terminalen Zweige.

1. Rami communicantes cum nervo acustico verbinden die beiden Nerven während ihres gemeinsamen Verlaufes im inneren Gehörgang.

2. Nervus petrosus superficialis major (*35*). Es wurde seiner schon oben S. 38 gedacht. Er verläuft vom Knie des Nerven zuerst parallel der Achse des Schläfenbeines in einem Kanal dieses Knochens, welcher sich mit dem Hiatus canalis facialis öffnet, dann in gleicher Richtung in einer Knochenrinne unter der Dura zum Foramen lacerum. An der lateralen Seite der Lingula sphenoidalis verläßt er die Schädelhöhle und tritt dann sogleich in die hintere Öffnung des Canalis pterygoideus ein. Vor dem Eintritt in diesen Kanal vereinigt er sich, wie oben erwähnt, mit dem Nervus petrosus profundus zum Nervus canalis pterygoidei, der sich in das Ganglion sphenopalatinum einsenkt.

Der Nervus petrosus superficialis major wird hauptsächlich dazu benutzt, um zentrifugale Fasern des Nervus facialis dem Nervus trigeminus abzugeben. Es war von seinen Funktionen oben schon mehrfach die Rede; es wurde erwähnt, daß er der Tränendrüse sekretorische Fasern bringt, welche vom Nervus facialis stammen. Der Weg geht durch das Ganglion sphenopalatinum zum zweiten Ast des Nervus trigeminus und von ihm aus zum Nervus zygomaticus, in dessen Ramus anastomoticus cum nervo lacrimali er die Tränendrüse erreicht. S. 39 wurde erwähnt, daß die frühere Annahme, nach welcher durch Vermittelung des Nervus petrosus superficialis major und des Ganglion sphenopalatinum die Mm. levator palatini und uvulae vom Nervus facialis ihre Bewegungsnerven erhalten sollen, jetzt bestritten wird.

Der Nervus petrosus superficialis major bringt umgekehrt auch sensible Fasern vom Ganglion sphenopalatinum zum Nervus facialis, in dessen Bahn sie die Peripherie aufsuchen.

Ramus anastomoticus cum plexu tympanico (*35*). Ein Nervenfaden, welcher vom Knie des Nervus facialis oder vom Anfangsstück des Nervus petrosus superficialis major aus in den Plexus tympanicus übergeht, welch letzterer die Verbindung des Nervus glossopharyngeus mit dem Ganglion oticum vermittelt.

Nervus stapedius (*35*.) Der sehr feine Nervenfaden geht von dem absteigenden Teil des Nervus facialis ab, dringt durch eine relativ weite Öffnung in die Eminentia pyramidalis ein und senkt sich in den in ihr enthaltenen M. stapedius.

3. Chorda tympani (*35*). Sie verbindet in einem aufwärts konvexen Bogen den Nervus facialis mit dem Nervus lingualis. Den Stamm des ersteren verläßt sie in spitzem Winkel nahe dem unteren Ende des Canalis facialis in aufsteigendem Verlauf und tritt durch ein kurzes Knochenkanälchen, Canaliculus chordae, in die Paukenhöhle. Diese durchsetzt sie, von ihrer Schleimhaut umhüllt, indem sie zwischen dem Stiel des Hammers und dem langen Fortsatz des Ambosses über die Sehne des M. tensor tympani hinwegläuft. Dann verläßt sie die Paukenhöhle wieder durch die Fissura petrotympanica. Ins Freie gelangt, streicht sie am Ganglion oticum vorbei und tritt durch einige Fäden mit ihm in Verbindung (S. 43). Endlich gelangt sie vorwärts und abwärts verlaufend zum Nervus lingualis, in dessen Scheide eingeschlossen sie zum Boden der Mundhöhle verläuft.

Wie schon oben bemerkt (S. 43), führt die Chorda tympani den Drüsen des Mundhöhlenbodens durch Vermittelung des Ganglion submandibulare ihre sekretorischen Fasern zu; außerdem enthält sie die vom N. intermedius ausgehenden Geschmacksfasern, welche den vorderen Teil der Zunge versorgen.

4. **Ramus anastomoticus cum ramo auriculari nervi vagi.** Siehe Nervus vagus.

5. **Nervus auricularis posterior**[1]) (*33, 35*). Geht beim Austritt des Stammes aus dem Foramen stylomastoideum von ihm ab, verläuft nach hinten an der lateralen Fläche des hinteren Bauches des M. digastricus, geht über die Vorderfläche des Warzenfortsatzes aufwärts und tritt in den M. auricularis posterior ein. Zum M. occipitalis gibt er einen **Ramus occipitalis** ab.

6. **Ramus digastricus.** Geht, wie der vorige, beim Austritt aus dem Foramen stylomastoideum vom Stamm ab, verläuft gerade abwärts und gibt dem hinteren Bauch des M. digastricus seinen motorischen Nerven. Ein **Ramus stylohyoideus** geht von ihm aus zu dem gleichnamigen Muskel, ein **Ramus anastomoticus cum nervo glossopharyngeo** zu diesem Nerven.

7. **Rami terminales** (*26, 27*). Die Endäste des Nervus facialis gehen von dem Plexus parotideus (S. 45) aus und man bezeichnet sie nach den Gegenden, welchen sie angehören, als **Rami temporales** für die vorderen Ohrmuskeln, die Muskeln der Stirne, den Schließmuskel des Auges, als **Rami zygomatici**[2]), ebenfalls für den Schließmuskel des Auges und den M. zygomaticus, als **Rami buccales** für den M. buccinator, die Muskeln der Nase und der Oberlippe, als **Ramus marginalis mandibulae**[3]) für die Muskeln der Unterlippe und des Kinnes, als **Ramus colli**[4]) für das Platysma.

Wie schon erwähnt wurde, werden den Zweigen des Nervus facialis allenthalben durch Anastomosen vom ersten und zweiten Ast des Nervus trigeminus und durch den Ramus communicans des dritten Astes sensible Fasern zugeführt. Der Ramus colli anastomosiert schlingenförmig mit dem Nervus cutaneus colli aus dem Plexus cervicalis.

Varietäten. Die Chorda tympani tritt nicht in die Scheide des Nervus lingualis ein, sondern gibt ihm nur Anastomosen und geht direkt an das Ganglion. In einem Falle legte sie sich an den Nervus alveolaris inferior an. Sie gibt Zweige an den M. tensor veli palatini, an den M. pterygoideus internus.

Praktische Bemerkungen. Das Verbreitungsgebiet des Nervus facialis ist zwar kein sehr ausgedehntes, wohl aber ein sehr wichtiges, und man wird erst bei den Lähmungen des Nerven gewahr, welch großen Einfluß die Tätigkeit des von ihm innervierten Gebietes auf das Wohlbefinden hat. Die Facialislähmung ist ein nicht seltenes Leiden. Tritt sie einseitig auf, was in der Mehrzahl der Fälle geschieht, dann bewirken die Muskeln der Gegenseite, daß auf ihr sich die Falten vertiefen, während die kranke Gesichtshälfte ganz faltenlos ist und dadurch wie geschwollen aussieht. Das Auge kann nicht geschlossen werden, wodurch das Eindringen von Fremdkörpern in den Konjunktivalsack erleichtert wird. Diese aber reizen die Schleimhaut und erregen Entzündung. Durch das schlaffe Herabsinken des unteren Lides entsteht Tränenträufeln. Fehlen des vom Schließmuskel ausgeübten Druckes läßt den Bulbus etwas hervortreten.

Die Nasenspitze weicht nach der gesunden Seite hin ab, das Nasenloch der kranken ist enger. Die Lähmung der Lippenmuskulatur erschwert das Sprechen, beim Kauen kommt die schlaffe Wangenschleimhaut (M. buccinator) zwischen die Zähne und wird verletzt. Die Speichelsekretion ist vermindert, ebenso ist das Geschmacksvermögen in den vorderen Teilen der Zunge auf der erkrankten Seite aufgehoben (Chorda tympani). Lähmung des M. stapedius bringt eine Gehörsstörung hervor. In dieser Art etwa erscheint die totale Lähmung des Nervus facialis.

---

[1]) Nervus auriculo-occipitalis.
[2]) Rami malares.
[3]) Nervus subcutaneus mandibulae.
[4]) Nervus subcutaneus colli superior.

Nicht immer aber ist das Krankheitsbild so, wie es geschildert wurde, da es sehr darauf ankommt, an welcher Stelle seines Verlaufes den Nerven die einwirkende Schädlichkeit getroffen hat. Ist der Stamm nach seinem Austritt aus dem Foramen stylomastoideum erkrankt, dann bleibt es bei einer einfachen Lähmung der mimischen Gesichtsmuskulatur. Liegt die Affektion im unteren Teil des Facialkanales, dann ist außerdem auch die Wirkung der Chorda tympani aufgehoben, liegt sie höher oben, dann kommt noch die Lähmung des M. stapedius dazu. Sitzt die Läsion in der Gegend des Knies, dann beobachtet man auch das Erlöschen der Tränensekretion (Nervus petrosus superficialis major).

Liegt die Läsion im Zentralorgan, dann können auch hier verschiedene Stellen in Betracht kommen: der Verlauf des Nervenstammes durch die Gehirnsubstanz, der Facialiskern selbst.

Krämpfe im Nervus facialis bringen grimassenartige Verzerrungen des Gesichtes hervor; sie betreffen das eine Mal die Nerven beider Seiten, ein andermal nur den der einen Seite, selbst nur einen Ast, besonders den oberen.

Die große Nähe des Canalis nervi facialis an der Paukenhöhle kann Veranlassung dazu geben, daß Erkrankungen in dieser letzteren auf den ersteren übergreifen, ebenso kann bei Operationen in ihr der Nervus facialis verletzt werden. Eine Fortnahme der Ohrspeicheldrüse wird nicht möglich sein, ohne den peripherischen Ästen des Nerven beträchtlichen Schaden zuzufügen.

VIII. Nervus acusticus[1]).

Zentraler Verlauf 5. Abt. S. 141 f. Er verläßt das Zentralorgan an der lateralen Seite des Nervus facialis. Seine Beziehungen zu diesem Nerven wurden bereits oben bei der Beschreibung desselben erwähnt. Sein weiterer Verlauf im Gehörorgan selbst wurde in der fünften Abteilung geschildert.

IX. Nervus glossopharyngeus[2]) (*29, 35*).

Zentraler Verlauf 5. Abt. S. 140. Gemischter Nerv; seine wichtigste Funktion ist die Geschmacksempfindung. Fünf bis sechs Wurzelfäden treten aus dem obersten Teil der hinteren Seitenfurche des verlängerten Markes aus und vereinigen sich in einem vorderen kleineren und hinteren größeren Strang, welche dicht aneinander liegend durch ein besonderes Loch der Dura mater in die vordere Abteilung des Foramen jugulare eintreten. Am Austritt aus dem Schädel besitzt die sensible Wurzel ein Ganglion von der Struktur eines Spinalganglions, das Ganglion petrosum[3]) (*35*). Es ist vom vorderen Winkel der Öffnung durch einen Venenzweig, vom Nervus vagus durch eine Lamelle der Dura mater getrennt. Ein zweites Ganglion, Ganglion superius[4]), der hinteren Wurzel findet man in einer Reihe von Fällen noch innerhalb der Schädelhöhle. Es ist als eine vom Ganglion petrosum nach oben verschobene Ganglienzellengruppe zu betrachten.

Der Nervus glossopharyngeus liegt in seinem fast gerade abwärts gerichteten Verlauf zuerst zwischen der A. carotis interna und Vena jugularis interna, sodann neben dem Schlundkopf zwischen A. carotis interna und externa an der lateralen Seite der ersteren. Dann gelangt er an die laterale Seite des M. stylopharyngeus. Sein Hauptteil geht als Ramus lingualis an die laterale Fläche des M. stylopharyngeus angeheftet im Bogen vorwärts zur Zungenwurzel. Abgehende Äste behalten die Richtung des Stammes bei und steigen als Rami pharyngei zum Schlundkopf ab.

---

[1]) Hörnerv.
[2]) Zungenschlundkopfnerv.
[3]) Ganglion Anderschi. Ganglion jugulare inferius.
[4]) Ganglion Ehrenritteri. Ganglion jugulare superius.

Äste des Ganglion petrosum (35).

Dasselbe sendet nur anastomotische Äste aus. Von seinem vorderen Rand geht der Nervus tympanicus [1]) aufwärts zur unteren Öffnung des Canaliculus tympanicus in der Fossula petrosa (2. Abt. S. 57) und gelangt durch diesen Kanal in die Paukenhöhle. Diese durchsetzt er in einer Furche oder einem Kanälchen ihrer inneren Wand und vereinigt sich bogenförmig verlaufend mit dem Nervus petrosus superficialis minor, welcher vom Ganglion oticum her durch die obere Öffnung des Canaliculus tympanicus in die Paukenhöhle eindringt (S. 42). Die Nervenschlinge zwischen Ganglion petrosum und Ganglion oticum, welche mit dem Namen Jacobsonsche Anastomose bezeichnet wird, bildet die Grundlage eines auf der inneren Wand der Paukenhöhle liegenden Nervengeflechtes (Plexus tympanicus Jacobsoni), in welches von oben her der Ramus communicans cum plexu tympanico nervi facialis, von unten her. aus dem Plexus caroticus zwei Nervi carotico-tympanici, ein superior [2]) und ein inferior, eintreten. Sie treten durch die Canaliculi carotico-tympanici aus dem Canalis caroticus in die Paukenhöhle ein. Vom Plexus gehen Fäden aus, welche die Schleimhaut der Paukenhöhle versorgen (Ramuli tympanici), und ein längerer Ramus tubae, welcher bis zur Rachenmündung der Ohrtrompete verfolgt werden kann.

Der Nervus tympanicus ist die Bahn, auf welcher vom Nervus glossopharyngeus der Ohrspeicheldrüse auf dem Weg über das Ganglion oticum und den Nervus auriculotemporalis sekretorische Fasern zugeführt werden. Daß vom Plexus tympanicus aus die Schleimhaut der Paukenhöhle und die Ohrtrompete versorgt wird, wurde oben schon bemerkt; sie sind natürlich sensibler Natur. Ob das Geflecht noch Fasern anderer Bestimmung enthält, ist nicht bekannt.

Das Ganglion petrosum ist noch mit zwei benachbarten Nerven durch Anastomosen verbunden, nämlich mit dem Ramus digastricus durch den Ramus anastomoticus cum nervo faciali, mit dem zehnten Gehirnnerven durch den Ramus anastomoticus cum nervo vago. Auch dem Ramus auricularis nervi vagi wird eine nicht ganz beständige Anastomose zugesandt. Endlich ist zu erwähnen, daß das Ganglion auch mit dem oberen Halsganglion des Sympathicus durch einen Ramus anastomoticus cum nervo sympathico verbunden ist.

Endäste des Nervus glossopharyngeus.

Rami pharyngei. Zwei bis drei an Zahl. Sie steigen zum Schlundkopf ab, um in die Bildung des Plexus pharyngeus (s. Nervus vagus) einzutreten.

Ramus lingualis. Gelangt unter dem hinteren Rand des M. hyoglossus und in halber Höhe desselben in die Zunge, in welcher seine Zweige bis zu den Papillae vallatae verfolgt werden können. In dem Verlauf der Zweige sind zahlreiche Ganglienzellen eingestreut.

Kollateraläste des Ramus lingualis sind die folgenden:

1. Nervus stylopharyngeus [3]) für den gleichnamigen Muskel und für Schleimhautteile des Schlundkopfes.

2. Nervi tonsillares. Zur Schleimhaut der Gaumenmandel, der Gaumenbögen und der benachbarten Teile des weichen Gaumens.

---

[1]) Nervus Jacobsoni. Nervus Anderschi.
[2]) Nervus petrosus profundus minor.
[3]) Ramus circumflexus.

Varietäten. Der Nervus mylohyoideus wird vom Nervus glossopharyngeus abgegeben. — Der Nervus tympanicus erhält eine Wurzel vom Nervus vagus; er verläuft durch den Warzenfortsatz.

Praktische Bemerkungen. Aus den Verbreitungsbezirken des Nerven läßt sich erschließen, daß seine selten vorkommenden Lähmungen Verlust des Geschmackes in den hinteren Teilen der Zunge zur Folge haben müssen, daß auch Anästhesie der oberen Schlundhälfte eintreten wird, ebenso wie eine teilweise Lähmung der Muskeln derselben. Schlingbeschwerden werden entstehen.

X. Nervus vagus [1] (*36, 49, 50, 56*).

Zentraler Verlauf 5. Abt. S. 140. Gemischter Nerv. An seinem Anfang gibt er einen Ast zum äußeren Gehörgang, im weiteren versorgt er den Darmkanal bis zum Duodenum herab und ebenso seine entwickelungsgeschichtlichen Abkömmlinge: Atmungsapparat, Leber, Bauchspeicheldrüse; ferner die Milz. Dazu kommt noch das Herz. Er liefert all diesen Teilen motorische, sensible und sekretorische Fasern. Man versteht danach leicht, daß der Nervus vagus der lebenswichtigste Kopfnerv ist.

In unmittelbarem Anschluß an den neunten Gehirnnerven verlassen 10 bis 15 Wurzelfasern das Gehirn im Sulcus lateralis posterior des verlängerten Markes. Sie vereinigen sich zu einem Nervenstamm, welcher die Schädelhöhle durch das Foramen jugulare in einer Öffnung der Dura mater verläßt, die dicht neben der für den Nervus glossopharyngeus liegt. Im Foramen jugulare und noch innerhalb der Durascheide schwillt der Nerv in das rundliche Ganglion jugulare [2] an, welches, im Bau mit einem Spinalganglion identisch, die Ursprungsstelle der sensiblen Wurzel ist. Dicht unter diesem folgt eine zweite gangliöse Anschwellung, Ganglion nodosum [3] (*28, 36*) von spindelförmiger Gestalt, in welcher sich der Nerv durch Einlagerung von fetthaltigem Bindegewebe lockert und eine neue Verflechtung der Bündel erfährt. Auch dieses Ganglion besitzt Zellen vom Bau der Spinalganglienzellen. Das Ganglion nodosum liegt vor dem Querfortsatz des ersten und zweiten Halswirbels und vor der Vena jugularis interna. Sodann zieht der Nervus vagus fast gerade auf den tiefen Halsmuskeln abwärts zur Seite des Pharynx, vor und medianwärts von der Vena jugularis an der hinteren Wand der A. carotis interna. Von der Höhe des Zungenbeines ab liegt er an der hinteren Seite der beiden nebeneinander verlaufenden großen Halsgefäße, A. carotis communis und Vena jugularis interna, in einer von ihnen begrenzten Furche. Am oberen Rand des Brustkorbes weicht er etwas zur Seite, um über die Wurzel der A. subclavia in die Brusthöhle einzutreten. In dieser haben die Nerven beider Seiten einen etwas verschiedenen Verlauf. Der rechte geht längs der A. anonyma und der Trachea hinter der Vena anonyma und cava superior zur hinteren Oberfläche der Lungenwurzel. Der linke läuft zwischen der linken A. carotis communis und A. subclavia hinter der linken Vena anonyma abwärts. Er überschreitet den Arcus aortae und gelangt dann an die hintere Oberfläche der Lungenwurzel. Nun wenden sich die Nerven beider Seiten hinter dem Herzbeutel der Mittellinie wieder zu, die der linke Nervus vagus am unteren Ende der Speiseröhre fast erreicht, der rechte überschritten hat, indem jener auf der vorderen, dieser auf der hinteren Fläche der Speiseröhre den Hiatus oesophageus des Zwerchfelles passiert. In der Bauchhöhle enden die Nerven beider Seiten mit Zweigen, welche zum Teil von der oberen Kurvatur des Magens aus sich über die Wände desselben verästeln, zum Teil in die sympathischen Geflechte der Bauchhöhle übergehen.

---

[1] Nervus pneumogastricus. Herumschweifender Nerv.
[2] Ganglion superius.
[3] Plexus nodosus. Plexus ganglioformis.

Der für einen Gehirnnerven ungewöhnlich weit ausgedehnte Verbreitungsbezirk des Nervus vagus erklärt sich aus den topographischen Verhältnissen einer frühen Embryonalzeit, in welcher der Respirationsapparat aus dem obersten Teil des Verdauungskanales hervorging, in welcher das Herz noch unmittelbar unter dem Kiemenapparat lag. Der Nerv ist zu dieser Zeit schon vorhanden und mit diesen Teilen verbunden (vgl. 1. Abt. Fig. 210, S. 199). Er wird bei den in der Folge auftretenden Verlagerungen und Senkungen von ihnen an ihre definitive Stelle mitgenommen. Sein Stamm, welcher ursprünglich ganz symmetrisch zu beiden Seiten des Anfangsdarmes lag, muß der Drehung folgen, welche der Magen und mit ihm die Speiseröhre im Laufe der Entwickelung ausführt, wodurch sich sein unsymmetrischer Verlauf auf der Speiseröhre erklärt.

Äste des Ganglion jugulare.

1. **Ramus meningeus**[1]). Vom vorderen Rand des Ganglion zurück in die Schädelhöhle. Er teilt sich in zwei Ästchen, das eine zum Sinus occipitalis, das andere zum Sinus transversus.

2. **Ramus auricularis**[2]) (*33*). Sensibler Hautnerv. Nächst seinem Abgang vom Ganglion tritt er durch einen feinen Faden mit dem Ganglion petrosum des Nervus glossopharyngeus in Verbindung, wendet sich schräg seitwärts und rückwärts und gelangt in einer Furche der Fossa jugularis zum Eingang des Canaliculus mastoideus (2. Abt. S. 57, 58). Während er dieses Kanälchen durchläuft, kreuzt er den Nervus facialis kurz vor dessen Austritt aus dem Foramen stylomastoideum rechtwinkelig, wobei er mit ihm durch ein auf- und ein absteigendes Fädchen in Verbindung tritt. Bei seinem Austritt in der Fissura tympanicomastoidea teilt er sich in zwei Äste, von welchen der eine mit dem Nervus auricularis posterior des Nervus facialis zusammenfließt, der andere sich in der Haut des äußeren Gehörganges und der Concha auriculae verliert.

3. **Ramus anastomoticus cum nervo glossopharyngeo**, vom Ganglion jugulare zum Ganglion petrosum; nicht ganz beständig.

Äste des Ganglion nodosum.

Das Ganglion nodosum verbindet sich mit den Nervi accessorius, hypoglossus und sympathicus durch anastomotische Zweige.

Äste des Halsteiles des Nervus vagus (*36*).

1. **Rami pharyngei.** Der Nervus vagus sendet zumeist zwei Äste zum Plexus pharyngeus. Sie gehen vom Ganglion nodosum oder unterhalb desselben vor- oder abwärts ab. Ein ansehnlicher Teil derselben stammt vom Nervus accessorius; er wird durch Vermittelung des anastomotischen Astes, welcher von diesem Nerven zum Ganglion nodosum geht, dem Nervus vagus zugeführt. Der **Plexus pharyngeus**, welcher aus Anteilen des Nervus glossopharyngeus, vagus und sympathicus besteht, liegt auf der Außenseite des M. constrictor pharyngis medius und enthält meist ein oder mehrere Ganglien. Seine radiär ausstrahlenden Äste führen die motorischen Fasern für die Schlundmuskeln, auch dem M. levator veli palatini und M.

---

[1]) Ramus recurrens.
[2]) Nervus fossae jugularis.

uvulae werden Fasern zugesandt. Im Bereich der Muskeln, sowie zwischen ihnen und der Schleimhaut bilden die Nerven weitere ganglienhaltige Geflechte, ähnlich wie dies in den tieferen Teilen des Darmrohres der Fall ist. Von dem letzteren Geflecht steigen Fäden in die Schleimhaut auf.

Ein Ast des Plexus, Ramus lingualis nervi vagi, verbindet sich mit dem Nervus hypoglossus.

2. Nervus laryngeus superior. Entspringt vom unteren Teil des Ganglion nodosum und steigt steil hinter den beiden Carotiden gegen den Kehlkopf herab. Er nimmt Verbindungszweige aus dem Plexus pharyngeus und dem Ganglion cervicale supremum des Sympathicus auf und teilt sich in einen äußeren und inneren Ast.

Der schwächere Ramus externus ist motorisch. Er zieht auf der äußeren Fläche des M. constrictor pharyngis inferior herab, gibt an diesen Muskel feine Fädchen, sendet einen Zweig (Ramus cardiacus) abwärts zum Plexus cardiacus und endet im M. cricothyreoideus als dessen Bewegungsnerv.

Der stärkere Ramus internus ist sensibel. Er teilt sich an der Seite der Membrana hyothyreoidea in drei Äste, welche sich sogleich und wiederholt gabelförmig spalten. Der obere versorgt die Plica aryepiglottica und die nächst angrenzende Gegend der Zungenwurzel, der mittlere die Schleimhaut des Schlund- und Kehlkopfes innerhalb des Schildknorpels, der untere verzweigt sich, fast gerade absteigend, in der hinteren Fläche des Kehlkopfes und verbindet sich mit einem aufsteigenden Zweig des Nervus laryngeus inferior. Alle Verzweigungen des inneren Astes lassen sich bis in die Schleimhaut verfolgen.

3. Rami cardiaci superiores. Zwei bis drei lange Fäden, um so dünner, je stärker der Ramus cardiacus des Nervus laryngeus superior ist. Sie steigen längs der A. carotis interna ab und treten teils noch am Hals, teils an der oberen Brustapertur mit Zweigen des Nervus sympathicus zum Plexus cardiacus (s. unten) zusammen.

Ein Nervus depressor, welcher den Blutdruck herabsetzt, existiert bei Kaninchen, auch bei manchen anderen Säugern, als gesonderter Nerv, beim Menschen sind seine Fasern im Stamme des Nervus vagus und dann in einem der Rami cardiaci enthalten.

4. Nervus recurrens. Er verläßt den Stamm des Nervus vagus, nachdem er über die A. subclavia hin in die Brusthöhle eingetreten ist, und schlingt sich rechts um die genannte Arterie, links zur Seite des Ligamentum arteriosum um den Aortenbogen herum. Diese ungleichartige Lage der Nerven beider Seiten erklärt sich dadurch, daß der Bogen der Aorta und der der rechten Subclavia entwickelungsgeschichtlich gleichwertige Gefäße sind (1. Abt. S. 212). Er steigt dann in der Furche zwischen Trachea und Ösophagus empor. Aus der Schlinge entspringen Äste zum Ganglion cervicale inferius des Sympathicus und die Rami cardiaci inferiores zum Plexus cardiacus, aus dem aufsteigenden Teil Rami tracheales und oesophagei superiores. Unter dem unteren Rand des M. constrictor pharyngis inferior hinter der Articulatio cricothyreoidea nimmt der Nerv den Namen Nervus laryngeus inferior[1]) an und zerfällt in seine Endäste, von welchen einer die Anastomose mit dem erwähnten abwärts laufenden Zweig des Nervus laryngeus superior eingeht, während die übrigen in sämtlichen Kehlkopfmuskeln mit Ausnahme des vom Nervus laryngeus

---

[1]) Nervus recurrens. Nervus adscendens.

superior versorgten M. cricothyreoideus sich verzweigen und sie mit motorischen Fasern versorgen.

Obgleich also nach Vorstehendem der Nervus laryngeus inferior der motorische Nerv der inneren Kehlkopfmuskeln, der innere Ast des Nervus laryngeus superior der sensible Nerv für die Kehlkopfschleimhaut ist, was auch durch das physiologische Experiment bestätigt wird, so sind doch die Gebiete beider Nerven nicht scharf abgegrenzt, sondern sie vertreten sich teilweise gegenseitig selbst über die Mittellinie hinweg (Exner 1884).

Äste des Brustteiles des Nervus vagus (56).

1. **Rami tracheales inferiores.** Sie gehen unter dem Nervus laryngeus inferior vom Stamme ab und verbinden sich mit dem Geflecht, welches den oberen Teil der Vorderseite der Luftröhre bedeckt.

2. **Nervi bronchiales anteriores und posteriores.** Sie verlassen den Stamm an der Teilungsstelle der Luftröhre dicht übereinander; die hinteren Bronchialnerven, drei bis fünf an Zahl, sind die stärkeren. Sie bilden Geflechte, **Plexus pulmonalis anterior** und **Plexus pulmonalis posterior**, welche nach oben mit dem Plexus trachealis zusammenhängen, nach unten den Bronchialverzweigungen in die Lunge folgen.

3. **Rami oesophagei.** Den oberen Teil der Speiseröhre versorgen Zweige des Nervus recurrens, den mittleren Zweige aus den Plexus pulmonales, der untere erhält die Rami oesophagei, nämlich Zweige, in welche sich die Stämme selbst nahezu auflösen [1] und welche ein die Speiseröhre umspinnendes Geflecht bilden (**Plexus oesophageus**). Der Austausch der Fasern beider Stämme führt schließlich zu einem Übergewicht des Fasergehaltes des rechten (hinteren) Vagus über den linken (vorderen).

Äste des Bauchteiles des Nervus vagus (56).

Nachdem die Nervi vagi durch den Hiatus oesophageus in die Bauchhöhle eingetreten sind, bildet der linke von der Cardia aus ein Geflecht, **Plexus gastricus anterior**, in der Nähe der kleinen Kurvatur des Magens, von welchem aus Äste zur vorderen Magenwand (**Rami gastrici**) und im Ligamentum hepato-gastricum zur Leber (**Rami hepatici**) verlaufen. Der rechte Nervus vagus verästelt sich im **Plexus gastricus posterior** unter der kleinen Kurvatur des Magens und teilt sich in zwei Gruppen von Ästen, von welchen die kleinere ihre Zweige an die hintere Magenwand sendet (**Rami gastrici**), während die größere (**Rami coeliaci**), hinter dem Magen zum Plexus coeliacus absteigt und in Begleitung der Arterien ihre Zweige zur Leber, Milz, Bauchspeicheldrüse, zum Dünndarm, zu den Nieren und Nebennieren sendet, und zwar teils direkt, teils durch Vermittelung des Plexus coeliacus. Wie schon im Brustteil, so stehen auch im Bauchteil des Nerven seine Äste in reicher Verbindung mit sympathischen Geflechten.

Varietäten. Die beiden Nervi vagi besitzen ein verschiedenes Kaliber. Sehr selten verläuft der Stamm vor den großen Gefäßen des Halses. Ein Zweig ersetzt die aus der Ansa hypoglossi abgehenden Äste. — Der Ramus auricularis entspringt tiefer als gewöhnlich, er kann fehlen. Der Nervus laryngeus superior erhält eine Wurzel aus dem Nervus glossopharyngeus; sein äußerer Zweig gibt einen Faden zum Plexus pharyngeus. Anomalien der großen Gefäßstämme haben auch solche im Verlauf des Nervus laryngeus inferior im Gefolge.

---

[1] Chordae oesophageae.

Praktische Bemerkungen. Lähmungen im Gebiet des Nervus vagus kommen öfters vor. Der Nervus recurrens ist durch Aortenaneurysmen, in der Nähe liegende Tumoren, durch Struma gefährdet. Es entstehen dadurch Lähmungen der Kehlkopfmuskulatur, welche die Stimmgebung beeinträchtigen. Lähmungen des Nervus laryngeus superior sind seltener, sie haben eine Lähmung des M. cricoarytaenoideus und Anästhesie der Kehlkopfschleimhaut zur Folge. Lähmungen der Gaumen-, Schlund- und Speiseröhrenmuskulatur bewirken Störungen des Schluckens. Sind die Rami cardiaci betroffen, dann entsteht Pulsbeschleunigung, Reizung derselben bedingt Pulsverlangsamung. Lähmung der Lungennerven hat Verlangsamung der Atmung zur Folge.

Krämpfe im Bereich des Nervus laryngeus inferior können durch Verschluß der Stimmritze sehr bedrohlich werden. Bei Krämpfen der Speiseröhre wird das Hinabgleiten der Bissen gehindert. Bei hysterischem Krampf der Speiseröhre scheint den Patienten eine Kugel in ihr zu gleiten (Globus hystericus). Tonischer Krampf der Cardia erschwert den Eintritt der Speisen in den Magen.

XI. Nervus accessorius[1] (*48, 49*).

Zentraler Verlauf 5. Abt. S. 140. Ein motorischer Nerv. An der Seite des Rückenmarkes treten zwischen dessen vorderen und hinteren Wurzeln vom sechsten Halsnerven ab Wurzelfäden aus (spinaler Teil), welchen sich nach oben aus dem verlängerten Mark entspringende zugesellen (zerebraler Teil). Die Wurzeln, 6—7 an der Zahl, sammeln sich zu einem aufsteigenden Stamm, welcher durch das Foramen occipitale magnum in die Schädelhöhle eintritt. Dort schließt er sich bald dem Nervus vagus an, mit welchem er in der Regel durch eine gemeinsame Öffnung der harten Hirnhaut die Schädelhöhle verläßt.

Noch in der Wirbelhöhle geht er unbeständige Verbindungen mit den Wurzeln der obersten Cervicalnerven ein. Nach seinem Austritt teilt er sich sogleich in einen Ramus internus[2], welcher zum größten Teil, vielleicht vollständig, von den cerebralen Wurzeln gebildet wird, während der Ramus externus[3] aus den Rückenmarkswurzeln besteht. Der innere Ast liefert einen Faden zum Ganglion jugulare und senkt sich sodann in das Ganglion nodosum ein. Der Nervus vagus erhält durch ihn viscero-motorische Fasern (S. 51) und Hemmungsnerven für das Herz. Der äußere Ast wendet sich zwischen der Vena jugularis interna und der A. occipitalis schräg ab- und seitwärts über den Querfortsatz des Atlas; dann geht er zwischen Bündeln des M. sternocleidomastoideus durch, wobei er ihn mit motorischen Fasern versorgt. Sodann durchsetzt er in absteigendem Verlauf die Fossa supraclavicularis und senkt sich in die Vorderseite des M. trapezius ein, um auch ihm seine motorischen Fasern zu liefern.

Varietäten. Der Nervus accessorius endet im M. sternocleidomastoideus. Der M. trapezius wird allein vom dritten und vierten Cervicalnerven versorgt. Die dorsale Wurzel des ersten Cervicalnerven läuft in der Bahn des Nervus accessorius.

Praktische Bemerkungen. Den Bemerkungen, welche schon in der dritten Abteilung über die Funktionen und die pathologischen Erscheinungen im Gebiet der Mm. sternocleidomastoideus und trapezius gemacht wurden, ist nur noch weniges hinzuzufügen. Bei spastischen Krämpfen werden die normalen Bewegungen beider Muskeln als Zuckungen ausgeführt, bei tonischen Krämpfen wird der Kopf durch den M. sternocleidomastoideus seitwärts gewendet, durch den M. trapezius nach hinten gezogen. Daß bei Affektion der Nervi accessorii beider Seiten krampfhafte Nickbewegungen ausgeführt werden, wie man zuweilen angegeben findet, ist nach den Anheftungsverhältnissen der Mm. sternocleidomastoidei am Schädel nicht wohl möglich.

---

[1] Nervus accessorius Willisii. Beinerv.
[2] Ramus anastomoticus.
[3] Ramus muscularis.

XII. Nervus hypoglossus[1]) (*29, 50*).

Zentraler Verlauf 5. Abt. S. 139. Motorischer Nerv. Ein sensibles Spinalganglion wird zwar in früher Embryonalzeit angelegt, verschwindet aber sogleich wieder. Seine Wurzeln kommen in der Flucht der vorderen Wurzeln der Spinalnerven aus der Fortsetzung der vorderen Seitenfurche des Rückenmarkes mit 10—15 Fäden, welche sich weiterhin zu zwei bis drei Strängen und erst im Canalis hypoglossi zu einem einfachen Nervenstamm vereinigen. Im Kanal ist er von einem venösen Netz umgeben, welches mit dem Sinus occipitalis der Schädelhöhle in Verbindung steht. Er gibt daselbst einen Faden ab, Ramus meningeus[2]), welcher zur Dura mater in der hinteren Schädelgrube und zum Knochen geht. Da dieser Faden sensibel ist, muß er durch eine der vorhandenen Anastomosen dem Nerven zugeführt werden.

Nach seinem Austritt aus dem Schädel liegt der Nervus hypoglossus erst hinter dem Nervus vagus, dann umgreift er diesen Nerven so, daß er um seine äußere Fläche steil absteigend vor ihn gelangt. Sodann geht er vom M. stylohyoideus und dem hinteren Bauch des M. digastricus gedeckt an der A. carotis externa vorüber in einem abwärts konvexen Bogen, über welchen sich die A. sternocleidomastoidea hakenförmig hinwegschlägt, zum M. hyoglossus. Auf diesem Muskel zerfällt er in eine Anzahl von divergierenden Ästen, von welchen einer, Ramus thyreo-hyoideus, abwärts, ein anderer zum M. styloglossus rückwärts geht, während die übrigen, Rami linguales, in die Zunge eindringen.

Die Anastomosen, welche der Nervus hypoglossus mit anderen Nerven austauscht, sind die folgenden:

1. Mit dem Ganglion cervicale supremum des Nervus sympathicus.

2. Mit dem Ganglion nodosum des Nervus vagus.

3. Mit den zwei oberen Cervicalnerven. Aus der Schlinge zwischen denselben kommt ein Faden, welcher in die Bahn des Nervus hypoglossus einbiegt (*78*). Zum Teil gibt er Fasern ab, welche in die Mm. rectus capitis anterior und longus capitis eintreten, zum Teil bildet er den Ramus descendens. Derselbe verläßt den Stamm dort, wo er die A. carotis interna kreuzt, und verläuft auf der Scheide der A. carotis abwärts, um mit dem Nervus cervicalis descendens aus dem zweiten bis vierten Cervicalnerven die Ansa hypoglossi[3]) zu bilden, von welcher auf S. 10 die Rede war.

4. In den Anfang des Bogens senkt sich der Ramus lingualis nervi vagi ein, welcher aus einem Ramus pharyngeus des Nervus vagus hervorgeht (S. 62).

5. Einer der Äste, in welche der Nervus hypoglossus auf der Außenfläche des M. hyoglossus zerfällt, bildet mit einem rückwärts laufenden Ast des Nervus lingualis eine schlingenförmige Anastomose (Ramus anastomoticus cum nervo linguali), aus welcher Ästchen zum Zungenrücken aufsteigen. Vielleicht sind in ihr rückläufige Fasern enthalten, welche den Ramus meningeus bilden.

Der Nervus hypoglossus ist ausschließlich der Bewegungsnerv für die Zungenmuskeln. Alle Zweige, welche zu anderen Muskeln gelangen, sind Rückenmarksnerven, welche aus dem ersten bis dritten Cervicalnerven stammen und nur für eine Strecke weit die Bahn des Nervus hypoglossus benutzen, wovon schon oben S. 10 gesprochen wurde.

---

[1]) Zungenfleischnerv.

[2]) Ramus recurrens.

[3]) Ansa cervicalis profunda.

Varietäten. Der Stamm des Nerven anastomosiert mit dem Ramus externus nervi accessorii. Die Nerven beider Seiten verbinden sich in der Zungenspitze schlingenförmig.

Praktische Bemerkungen. Man beobachtet Lähmungen des Nerven, gewöhnlich einseitig. Sie sind zumeist Teilerscheinungen einer Erkrankung des verlängerten Markes. Auch Krämpfe können, wenn auch selten, vorkommen.

C. Sympathisches Nervensystem. Systema nervorum sympathicum[1]).

Das System der sympathischen Nerven besitzt eine Verbreitung, welche nicht geringer ist wie die des cerebrospinalen. Mit seinen Funktionen ergänzt es die letzteren, so daß nur beide im Verein eine restlose Innervation der Organe und Gewebe bewirken.

Das sympathische System hängt durchaus vom Zentralnervensystem ab und steht in seinem Dienst, doch enthält es Einrichtungen, welche ihm eine gewisse Selbständigkeit verleihen. Dies sind Ganglien, welche in großer Zahl in den Verlauf der sympathischen Nerven weithin durch den Körper eingestreut sind. Von ihnen entspringen neue Fasern, sie vermögen auch Reflexe zu vermitteln, welche das Zentralorgan nicht zu betreten brauchen, sondern welche sich rein automatisch in der Peripherie abspielen und nicht zum Bewußtsein gelangen. Doch fehlt es freilich auch nicht an Verbindungen, welche gegebenen Falles die Erregung dem Zentralorgan zuführen. Peripherische Ganglien dieser Art kommen bekanntlich im Cerebrospinalsystem nicht vor, denn die einzigen Ganglien, welche aus dem Zentralorgan herausgerückt sind, die der sensiblen Wurzeln, haben eine ganz andere Bedeutung; Reflexe im Gebiet der cerebrospinalen Nerven müssen immer das Zentralorgan passieren.

Die Zellen des sympathischen Systems sind denn auch von denen der Spinalganglien verschieden, sie nähern sich in ihrem Bau vielmehr denen des Zentralorgans, indem sie in überwiegender Zahl mit einem einzigen Achsenzylinderfortsatz und mit einer Reihe von Dendriten versehen sind.

In ihrer entwickelungsgeschichtlichen Entstehung werden die sympathischen Ganglien von den Spinalganglien abgespalten, was auch im ausgebildeten Körper noch darin ausgesprochen ist, daß jedem der letzteren ein ihm unmittelbar benachbartes sympathisches Ganglion (Ganglion vertebrale)[2]) entspricht. Dieselben werden durch verbindende Nervenstränge (Rami intergangliares) zu einer fortlaufenden Kette vereinigt, dem Grenzstrang, Truncus sympathicus. Nur am oberen und unteren Ende zeigt die Regelmäßigkeit des segmentalen Aufbaues Störungen. Die peripherischen Ausbreitungen der sympathischen Nerven sind durchweg geflechtartig verbunden, Plexus sympathici, und in diese Geflechte sind die peripherischen Ganglien (Ganglia praevertebralia) eingelagert. In ihrem Verlauf sind die sympathischen Nerven sehr unselbständig; wenn es irgend möglich ist, schließen sie sich entweder zerebrospinalen Nerven oder Blutgefäßen an, welch letztere dann von sympathischen Geflechten umsponnen sind.

a) Grenzstrang, Truncus sympathicus[3]) (56, 72, 75, 76).

Der Grenzstrang des Sympathicus erstreckt sich von den obersten Halswirbeln bis zum Steißbein. Er besteht, wie erwähnt, aus der Kette der vertebralen Ganglien und den dieselben verbindenden Nervensträngen (Rami intergangliares). Diese

---

[1]) Systema nervorum vegetativum.
[2]) Nicht zu verwechseln mit den Ganglia spinalia des cerebrospinalen Systems.
[3]) Hauptstrang. Nervus sympathicus magnus.

letzteren setzen sich aus weißen und grauen Fasern zusammen, welche nach dem Eintritt in den Grenzstrang erst eine Strecke weit in vertikaler Richtung aufwärts oder abwärts verlaufen.

In das Gebiet des Kopfes setzt sich der Grenzstrang nicht ununterbrochen fort, doch entwickeln sich die dem sympathischen System angehörigen Ganglien an den drei Ästen des Nervus trigeminus: Ganglion ciliare, sphenopalatinum und oticum, ganz nach Art der ventralen Ganglien vom Ganglion semilunare aus. Man wird deshalb nicht umhin können, sie als Kopfteil des Grenzstranges zu betrachten.

In den typischen Fällen ist jedes Ganglion des Grenzstranges durch einen Ramus communicans mit dem nächst höheren Spinalnerven verbunden. Derselbe besteht aus einem weißen und einem grauen Anteil, welche in der Brustgegend oft getrennt verlaufen. Die Fasern des weißen, welche nach dieser Farbe des Astes in der Mehrzahl markhaltig sind, entstammen zum größeren Teil den vorderen, zum kleineren den hinteren Wurzeln der Rückenmarksnerven. Sie führen diese Fasern den Ganglien des Grenzstranges zu. Da sie nicht nur das nächstliegende Ganglion aufsuchen, sondern sowohl höher wie tiefer gelegene, tragen sie zur Bildung der Rami intergangliares bei. Die grauen, marklosen, Fasern der Rami communicantes entspringen in den Ganglien des Grenzstranges In der Nähe des Spinalganglions teilen sie sich in zwei Bündel; das eine tritt mit dem Stamm des Rückenmarksnerven in Verbindung und sendet seine Fasern mit ihnen in die Peripherie, das andere geht vereinigt mit dem Nervus meningeus zum Wirbelkanal. Durch diese Vereinigung werden die Nervi sinuvertebrales gebildet, welche sich an die Häute und Venenplexus der Wirbelhöhle und an die Wirbel verteilen. Endlich gehen noch selbständige Äste von den Ganglien aus zur Peripherie.

Man teilt den Grenzstrang ein in einen Halsteil, Brustteil, Bauchteil und Beckenteil.

Der Halsteil, Pars cervicalis, beginnt oben vor dem Querfortsatz des zweiten oder dritten Halswirbels hinter der Art. carotis interna mit dem Ganglion cervicale superius und endet unten auf dem Gelenk des Köpfchens der ersten Rippe mit dem ersten Brustwirbel mit dem Ganglion cervicale inferius. Der Strang selbst verläuft hinter den großen Halsgefäßen und vor den Mm. longus capitis und colli, welchen er aufgeheftet ist.

Das Ganglion cervicale superius[1] (75) ist eine glatte, spindelförmige, in der Regel etwa 2 cm lange Anschwellung. Sein oberes Ende, dessen Abstand vom Eingang des Canalis caroticus 2—3 cm beträgt, setzt sich in einen Faden, den Nervus caroticus internus fort, aus seiner unteren Spitze geht der Strang hervor, welcher gerade absteigend das obere mit dem unteren Halsganglion verbindet. Daß es sich in dem oberen Halsganglion um mehrere Ganglien handelt, welche zu einer größeren Platte zusammengeflossen sind, geht daraus hervor, daß sein hinterer Rand die Rami communicantes der drei oder vier oberen Cervicalnerven aufnimmt. Vom vorderen Rand gibt es eine Anzahl peripherischer Äste ab.

Der Verbindungsstrang zum unteren Halsganglion enthält häufig, aber nicht immer, ein Ganglion cervicale medium[2]. Es ist von ovaler Form und liegt, wenn es vorhanden ist, in der Höhe des Ursprunges der A. thyreoidea inferior. Auch

---

[1] Ganglion fusiforme. Ganglion cervicale magnum.
[2] Ganglion thyreoideum.

dieses Ganglion nimmt einen oder zwei Rami communicantes auf. Unter der A. thyreoidea inferior, mitunter schon höher, spaltet sich der Verbindungsstrang in zwei Teile,
welche in Form einer Schlinge, Ansa subclavia (Vieussenii) die A. subclavia
umfassen (75).

Das Ganglion cervicale inferius[1] (75), welches hinter dem Anfangsteil der
A. subclavia liegt, ist platt und wegen der nach verschiedenen Seiten hin ausstrahlenden
Nerven von sternförmiger Gestalt. Es nimmt den Rest der Rami communicantes
der Halsnerven auf. Von dem ersten Brustganglion ist es nur durch einen sehr kleinen
Zwischenraum getrennt, es kann auch mit ihm ganz zusammenfließen [2].

Der Brustteil, Pars thoracalis (56), des Grenzstranges zieht, bedeckt von der
Pleura, gerade abwärts. Er ist besonders regelmäßig gebaut, was nicht verwundern
kann, da sich auch die übrigen Teile der ursprünglichen Körpersegmente hier am
reinsten erhalten. Er enthält 10—11 Ganglien, schwache, platt dreiseitige oder
spindelförmige Anschwellungen, welche auf den Rippenköpfchen liegen; nur die beiden
untersten treten auf die Seitenfläche der Wirbelkörper. Das erste befindet sich etwas
weiter seitwärts auf dem oberen Rand des Köpfchens der zweiten Rippe und zeichnet
sich durch seine Größe aus. Häufig verschmilzt es, wie schon bemerkt wurde, mit
dem unteren Halsganglion, auch mit dem zweiten Brustganglion kann es zusammenfließen. Die Rami intergangliares sind einfach, die Rami communicantes gehen jedesmal vom Nervus intercostalis unter spitzem Winkel median ab- und vorwärts und
senken sich in den lateralen Rand des nächst unteren Ganglions ein. Selten erreichen
sie den Verbindungsstrang ober- oder unterhalb desselben. Der Faden, welcher das
unterste Brustganglion mit dem Lendenteil verbindet, geht durch das Zwerchfell
in einem Schlitz zwischen medialem und lateralem Schenkel des Lumbalteiles desselben.

Der Lumbalteil[3], Pars abdominalis (76), des Grenzstranges liegt medial
von den Ursprüngen des M. psoas auf der Vorderfläche der Wirbelkörper. Die 3—5
Ganglien. welche er enthält, sind öfters nicht durch einfache Verbindungsstränge,
sondern durch zwei oder mehr feine Fäden miteinander verbunden. Die Rami communicantes legen den langen Weg zwischen dem Foramen intervertebrale und Ganglion
in transversaler, selbst in aufsteigender Richtung zurück.

Der Beckenteil, Pars pelvina[4] (72), des Grenzstranges läuft in der Fortsetzung
des vorigen längs dem medialen Rand der Foramina sacralia anteriora herab. Die
Ganglien sind unbedeutende, spindelförmige Anschwellungen, deren Zahl oft hinter
der Zahl der spinalen Nervenstämme zurückbleibt, nicht selten beschrankt sie sich
auf drei. Kaudalwärts nähern sich die Grenzstränge beider Seiten immer mehr und
finden ihren Abschluß gewöhnlich durch eine abwärts konvexe, das letzte Ganglien-
paar verbindende Schlinge (75), in welcher meist ein kleines unpaariges Ganglion, Ganglion coccygeum[5], eingeschaltet ist; doch können auch die Grenzstränge beider
Seiten ohne Schlinge selbständig enden. Die Verbindungsstränge zwischen den Ganglien des Beckenteiles sind ohne Besonderheit, die Rami communicantes sind kurz
und platt, sie treten über die A. sacralis lateralis hinweg sogleich zu den an der medialen
Seite dieses Gefäßes liegenden Ganglien.

---

[1] Ganglion cervicale tertium. Ganglion thoracicum primum.
[2] Dann Ganglion stellatum genannt.
[3] Bauchteil, Pars lumbalis.
[4] Pars sacralis.
[5] Ganglion impar. Ganglion Walteri.

Varietäten. Unregelmäßigkeiten der Ganglien des Grenzstranges sind etwas sehr Gewöhnliches. Die Verschmelzung mehrerer zu einem größeren Ganglion, wie es am Halsteil typisch ist, kommt auch an den übrigen Abteilungen vor. Es ist dies eine Art Entwickelungshemmung, indem im Fetalzustand die Verbindungsfäden zwischen den Ganglien äußerst kurz sind, selbst ganz fehlen. Andererseits kommen, auch sehr häufig, besonders am Halsteil accessorische Ganglien, also der Zerfall eines einfachen in mehrere kleine, vor. Auch die Form der Ganglien schwankt bedeutend. — Der Verbindungsstrang zwischen zwei Ganglien kann fehlen, so daß der Grenzstrang eine Unterbrechung erleidet. Es bedarf keiner Ausführung, daß in solchen Fällen die Nervenfasern, welche er enthalten sollte, nicht etwa fehlen, sondern auf anderen Wegen an ihre Stelle gebracht werden. — Verbindungen der Grenzstränge beider Seiten kommen vor, am häufigsten im Beckenteil.

b) Peripherische Verzweigungen des Sympathicus.

1. Halsteil.

Vom oberen Halsganglion gehen anastomotische Zweige zu den Nervi vagus und hypoglossus. Außerdem gehen vom Halsteil folgende Äste ab:

α) Nervus jugularis. Entspringt von der Spitze des Ganglion cervicale superius oder vom Nervus caroticus internus und spaltet sich aufwärts in zwei Fäden, deren einer zum Ganglion petrosum des Nervus glossopharyngeus, deren anderer zum Ganglion jugulare des Nervus vagus verläuft.

β) Nervus caroticus internus[1]) und sympathische Geflechte des Kopfes. Im Nervus caroticus internus setzt sich, wie schon erwähnt, die obere Spitze des Halsganglions fort. Er tritt hinter der A. carotis interna in den Canalis caroticus ein und spaltet sich in zwei Äste, welche sich in ein weitläufiges die Arterie umspinnendes Geflecht (Plexus caroticus) auflösen. Aus diesem Geflecht entspringen die Nervi caroticotympanici (S. 49), welche dem Plexus tympanicus sympathische Fasern zuführen, sowie der Nervus petrosus profundus, welcher in der Bahn des Nervus pterygoideus verlaufend (S. 38) mit dem Ganglion sphenopalatinum in Verbindung tritt (*35*).

Wenn die A. carotis interna aus dem carotischen Kanal in die Schädelhöhle eintritt, dann wird das sie umspinnende Geflecht enger und feiner und wird jetzt als Plexus cavernosus bezeichnet. Die Fäden, welche dieses Geflecht aussendet, führen teils den vorderen, namentlich den in der Wand des Sinus cavernosus verlaufenden Hirnnerven, Fasern zu, teils gelangen sie selbständig oder in Anschluß an die Äste der A. carotis zu peripherischer Verbreitung. Unter den letzteren ist der ansehnlichste Zweig die sympathische Wurzel des Ganglion ciliare (S. *36*), die zwischen der kurzen und langen Wurzel in dasselbe eintritt. Vom Plexus cavernosus aus gehen feine Fäden zur A. ophthalmica und vereinigen sich zum Plexus ophthalmicus, welcher Zweige zu den Gefäßen in der Augenhöhle, auch zur A. centralis retinae sendet. Feine, vom Plexus cavernosus ausgehende Fädchen senken sich in den vorderen Lappen der Hypophyse ein; andere begleiten und umstricken die Äste der A. carotis interna als Plexus arteriae cerebri anterioris, mediae und arteriae chorioideae.

γ) Nervi carotici externi. Sie entspringen als feine graue Fäden vom vorderen Rand des Ganglion cervicale superius, treten an die A. carotis externa heran und bilden ein Geflecht, welches diese Arterie und ihre Äste umspinnt (Plexus thyreoideus superior, lingualis, maxillaris externus usw.). Ein Faden des Plexus geht

---

[1]) Nervus caroticus adscendens.

zum Glomus caroticum. Zweige des Plexus thyreoideus superior, auch inferior, verlaufen zur Schilddrüse. Mit der A. maxillaris externa treten Fäden zum Ganglion submandibulare als dessen sympathische Wurzel (S. 43).

Im Verlaufe aller der genannten Gefäßgeflechte kommen unbeständige mikroskopische Ganglien vor; ein größeres spindelförmiges, Ganglion temporale, liegt regelmäßig auf der äußeren Fläche der A. carotis externa an der Abgangsstelle der A. auricularis posterior.

δ) Rami pharyngei. Sie entspringen entweder aus dem Ganglion cervicale superius oder lösen sich von den Gefäßnerven ab und gelangen zum Plexus pharyngeus (S. 51).

ε) Rami laryngei vereinigen sich mit dem Nervus laryngeus superior.

ζ) Plexus subclavius. Er wird von Ästen des mittleren und unteren Halsganglions gebildet, welche die A. subclavia umspinnen, auch die A. carotis communis versorgen. Die Geflechte folgen den Ästen der A. subclavia als Plexus mammarius internus, vertebralis, thyreoideus inferior usw. Auch die Arterien der oberen Extremität werden von ihm aus mit sympathischen Geflechten versorgt. Aus dem Plexus subclavius stammen auch Fäden, welche sich den Plexus pulmonales (S. 53) beimischen.

η) Nervi cardiaci. Plexus cardiacus. Die zum Herzen gelangenden sympathischen Nerven entspringen am Hals aus den daselbst befindlichen Ganglien. Sie sind drei an Zahl, Nervus cardiacus superior, medius[1]) und inferior[2]), der obere aus dem Ganglion cervicale superius, der mittlere aus dem Ganglion cervicale medium, der untere aus dem Ganglion cervicale inferius. Mit dem letzteren vereinigt sich ein Zweig des ersten Brustganglions (Nervus cardiacus imus). Gegen den Eintritt in die Brusthöhle konvergieren die Herznerven beider Seiten und vereinigen sich zu dem ansehnlichen Plexus cardiacus, zu dessen Bildung noch die Äste vom Stamm des Nervus vagus (S. 52), des Nervus laryngeus superior (S. 52) und inferior (S. 52) oder des Plexus pulmonalis beitragen. Das Geflecht zerfällt in eine oberflächliche und eine tiefe Schichte. Die oberflächliche, mehr nach links gelegene bedeckt den konkaven Rand des Aortenbogens und die Teilungsstelle der A. pulmonalis; sie schließt meist ein oder zwei Ganglien (Ganglion cardiacum Wrisbergi) ein. Die tiefe Schicht, die mehr nach rechts hinüberreicht, liegt zwischen der Aorta und dem unteren Ende der Trachea und sendet Äste direkt in die Wand der Arterien. Von beiden Schichten gehen Geflechte mit den großen Arterien in peripherischer Richtung und mit den Coronararterien zum Herzen. Der schwächere Plexus coronarius anterior folgt dem Verlauf der A. coronaria dextra und sendet seine Äste zu Vorhof und Kammer des rechten Herzens, der stärkere Plexus coronarius posterior folgt der A. coronaria sinistra und versorgt Vorhof und Kammer des linken Herzens (*12, 13*).

Die netzförmigen Verzweigungen der Nerven in der Substanz des Herzens sind reichlich mit Ganglien versehen. Eine Kette von solchen liegt in der Horizontalfurche des Herzens dicht unter dem Epicardium, eine andere, senkrecht zu dieser, längs dem äußeren Umfang des Septum atriorum.

Die motorischen Nerven enden an den Muskelfasern mit kleinen Anschwellungen, die sensiblen unmittelbar unter dem Epicardium und Endocardium mit reich verzweigten Endbäumchen.

---

[1]) Nervus cardiacus magnus.
[2]) Nervus cardiacus parvus.

2. Brustteil und Bauchteil.

Die in der Brusthöhle liegenden Eingeweide werden vom Hals her mit sympathischen Nerven versorgt, was sich bekanntlich dadurch erklart, daß die Organe, welche erst dicht unter dem Kopf ihren Platz hatten, im Laufe der Entwickelung kaudalwarts verschoben wurden. Die Äste, welche vom Brustteil des Grenzstranges entspringen, steigen ebenfalls abwärts und gelangen zumeist in die Bauchhöhle. Man wird deshalb die beiden Abschnitte am besten gemeinsam betrachten.

Plexus aorticus thoracalis und abdominalis. An das Geflecht, welches sich vom Plexus cardiacus aus auf den Anfang der A. aorta fortsetzt, schließt sich der Plexus aorticus thoracalis an, welchem einige Fädchen aus den oberen Brustganglien direkt, aus dem mittleren durch den Nervus splanchnicus zugeführt werden. Er umgibt mit zarten Fäden locker die A. aorta. Mit dieser Arterie gelangt er in die Bauchhöhle, in welcher er sie als Plexus aorticus abdominalis[1] (76) bis zu ihrer Teilung in die beiden Aa. iliacae begleitet. Er setzt sich noch darüber hinaus auf die Vorderfläche der Bauchwirbel bis zum Promontorium fort. In seinem Verlauf kann man ihn in drei Teile teilen, welche durch den Abgang der großen unpaarigen Arterien von der Aorta bestimmt werden, oben A. coeliaca und mesenterica superior, unten A. mesenterica inferior. Der mittlere zwischen den beiden letzten Gefäßen liegende Teil ist der einfachste. In ihm liegen die stärkeren Äste des Geflechtes zu beiden Seiten der Aorta und sind durch spärliche quere Anastomosen über die Mittellinie hinweg miteinander verbunden. Die zuführenden Zweige entspringen aus dem Ganglion coeliacum (s. unten), auch erhält das Geflecht Fäden von den Lumbalganglien her. An den Verbindungsstellen dieser letzteren mit den Strängen des Plexus aorticus findet man platte, dreiseitige Ganglien.

Die beiden anderen Teile erhalten ihr Gepräge dadurch, daß sie Zentralstellen für die Innervation der Baucheingeweide bilden, zu welchen ihre Äste durch Vermittelung der Blutgefäße hingeführt werden. Der obere Teil zeigt aber auf engem Raum zusammengedrängt nicht nur die unpaarigen Arterien für den Darm, seine großen Drüsen und die Milz, sondern auch die paarigen für die Nieren, die Nebennieren und das Zwerchfell. Man versteht danach, daß auch die Ganglieneinrichtungen, welche den ausgedehnten Nervenbezirken zu dienen haben, sehr umfangreiche sein müssen; sie sind die umfangreichsten, welche überhaupt im Gebiet der prävertebralen Ganglien vorhanden sind.

Nervi splanchnici und Plexus coeliacus [2]. Die Nervi splanchnici sind zwei an Zahl, ein stärkerer Nervus splanchnicus major und ein schwächerer Nervus splanchnicus minor (56, 75). Der Nervus splanchnicus major entsteht aus Fasern des 6.—9. Brustganglions, welche zu dem einfachen Nervenstrang zusammentreten. Er verläuft schräg medianwärts absteigend auf der Seitenfläche der Wirbelkörper und durchsetzt das Zwerchfell im medialen Schenkel des Lumbalteiles (3. Abt. S. 34), um in den Plexus coeliacus einzumünden (76). An seiner vorderen medialen Seite findet man, meist im untersten Teil der Brusthöhle, ein kleines Ganglion splanchnicum dessen Äste zum Plexus aorticus und zum Plexus coeliacus zu verfolgen sind. Der Nervus splanchnicus minor entsteht aus Fasern des zehnten und elften Brustganglions. Er hat den gleichen Verlauf wie der Nervus splanchnicus major und gibt in der Brust-

---

[1] Plexus intermesentericus. Plexus iliohypogastricus. Plexus hypogastricus impar.

[2] Plexus solaris. Sonnengeflecht, so genannt wegen der nach allen Seiten ausstrahlenden Nervenfäden.

höhle oder Bauchhöhle einen Ast direkt zum Plexus renalis ab. Beide Nervi splanchnici verbinden sich zuweilen durch anastomotische Äste; sie vereinigen sich zu einem Stamm entweder noch in der Brusthöhle oder nach dem Durchtritt durch das Zwerchfell oder sie senken sich gesondert in den Plexus coeliacus ein. Sie sind von weißer Farbe, woraus hervorgeht, daß sie eine erhebliche Zahl markhaltiger Fasern enthalten.

Der Plexus coeliacus (76) nimmt außer den beiden Nervi splanchnici noch Ausläufer des Plexus aorticus thoracalis, die Endäste des Nervus vagus (S. 53) und Zweige aus dem letzten Dorsal- und dem ersten Lumbalganglion des Grenzstranges auf. Er umgibt die Ursprünge der A. coeliaca und mesenterica superior und besteht aus einer Anzahl von platten oder gewölbten, einfachen oder durchbrochenen Ganglien, welche durch starke Nervenstränge miteinander verbunden sind. An einigermaßen regelmäßig geformten Präparaten kann man folgende Einzelganglien unterscheiden: 1. Ein paariges Ganglion coeliacum[1]), von welchem das linke näher der Mittellinie teilweise auf der Aorta, das rechte mehr seitlich zwischen medialer und lateraler Zacke des Lumbalteiles des Zwerchfelles liegt; es ist halbmondförmig oder vierseitig gestaltet und nimmt, wie erwähnt, den Nervus splanchnicus major auf. 2. Ein kleineres Ganglion renaliaorticum auf der Wurzel der Arteria renalis; in dieses Ganglion pflegt der Nervus splanchnicus minor einzumünden. 3. Ein oberes unpaariges, wenn auch nicht genau in der Mittellinie gelegenes Ganglion phrenicum, an der unteren Fläche des Zwerchfelles nächst dem oberen Ende der rechten Nebenniere gelegen. 4. Ein unteres unpaariges, Ganglion mesentericum superius, an der rechten Seite der Wurzel der A. mesenterica superior.

Die sämtlichen Ganglien bilden mit ihren Verbindungsbrücken einen Ring um Aa. coeliaca und mesenterica superior, aus welchen strahlenförmig die Geflechte hervorgehen, welche die Äste der Aorta und diese selbst begleiten.

Diese Geflechte sind die folgenden:

a) Paarige.

Plexus phrenicus[2]). Teils direkt aus dem Nervus splanchnicus, teils aus dem Plexus coeliacus hervorgehende feine Äste begleiten die Arteriae phrenicae inferiores und anastomosieren mit den Endästen des Nervus phrenicus. Das rechte Geflecht ist stärker als das linke, es enthält das Ganglion phrenicum.

Plexus suprarenalis Zahlreiche weiße Fäden aus dem Nervus splanchnicus, aus dem obersten Lumbalganglion und unmittelbar oder mittelbar aus den Nervi vagus und phrenicus. Sie durchziehen die Rindenschichte der Nebenniere und lösen sich an der Grenze der Markschichte in Netze auf, welche eine Anzahl von Ganglien enthalten.

Plexus renalis. Weitmaschiges Geflecht um die A. renalis, zu welchem sich Zweige des Plexus coeliacus, ein Ast des Nervus splanchnicus minor[3]) und Fäden vom Grenzstrang vereinigen. In das Geflecht sind größere und kleinere Ganglien eingelagert. Ein Zweig läuft am Ureter abwärts, er ist ebenfalls mit Ganglienzellengruppen ausgestattet.

Plexus spermaticus[4]). Einige feine Fäden, welche sich vom Plexus renalis und Plexus mesentericus superior abzweigen, um der A. spermatica interna zu folgen.

---

[1]) Ganglion solare. Ganglion semilunare. Ganglion splanchnicum.
[2]) Plexus diaphragmaticus.
[3]) Nervus renalis posterior.
[4]) Plexus testicularis.

Unterwegs nimmt das Geflecht auch Fäden aus dem Plexus aorticus und hypogastricus auf. Beim Manne gelangt das Geflecht zum Hoden, bei der Frau zum Eierstock und zum Fundus uteri.

b) Unpaarige.

Plexus gastricus superior[1]). Umspinnt den Arterienbogen der kleinen Kurvatur des Magens. Anastomosiert mit den beiden gastrischen Geflechten des Nervus vagus.

Plexus gastricus inferior[2]). Netze zweigen sich vom Plexus hepaticus ab und gehen mit den Ästen der A. gastroduodenalis zum Magen und Pankreas.

Plexus hepaticus. Setzt sich aus Ästen des rechten Nervus vagus und des Plexus coeliacus zusammen, folgt der A. hepatica und den Gallengangen in die Leber und zur Gallenblase und sendet der Pfortader Zweige zu.

Plexus lienalis[3]). Enthält sowohl Aste des linken Ganglion coeliacum, wie solche des Nervus vagus. Begleitet die A. lienalis zur Milz und die Zweige dieser Arterie zu Pankreas und Magen.

Plexus mesentericus superior. Geht aus den untersten Ganglien des Plexus coeliacus mit einer großen Anzahl feiner weißer Äste hervor, welche zwischen den Platten des Mesenteriums zum Darm verlaufen. In der Darmwand bildet er zwei dichte, reichlich mit Nervenzellen versehene Netze, das eine, Plexus myentericus[4]), zwischen Längs- und Ringfaserschichte der Muskelhaut, das andere, Plexus submucosus[5]), in der Submucosa an der äußeren Fläche der Muscularis mucosae. Der erstere ist für die Versorgung der Muscularis, der letztere in der Hauptsache für die Schleimhaut und deren Drüsen bestimmt.

An den Nervenzweigen, welche die Vasa coeliaca und mesenterica begleiten, finden sich Lamellenkörperchen.

Der untere Teil des Plexus aorticus abdominalis beginnt mit dem Abgang der A. mesenterica inferior. Diese Arterie ist für den unteren Teil des Darmes bestimmt. Derselbe bedarf ebenso wie der obere einer sorgfältigen Versorgung mit Nerven, welche sich der Arterie anschließen. An dem unteren Umfang ihres Ursprunges aus der Aorta ist in den Plexus aorticus ein größeres Ganglion, das Ganglion mesentericum inferius, eingeschaltet, welches vom Aortengeflecht und von Asten des zweiten Lumbalganglions gespeist wird (76). Aus ihm und dem Aortengeflecht direkt entspringt

der Plexus mesentericus inferior, welcher die gleichnamige Arterie und ihre Zweige begleitet, um zum Colon descendens, Colon sigmoideum und Rectum[6]) zu gelangen, wo sich die Nerven in gleicher Weise ausbreiten, wie es oben von den höheren Darmteilen geschildert wurde.

Der unterste Teil des Aortengeflechtes hat engere Maschen und besteht aus stärkeren Nerven, wie der mittlere.

Plexus iliacus. Vom untersten Teil des Plexus aorticus und seiner Fortsetzung bis zum Promontorium[7]) ausgehend, umspinnt er die A. iliaca communis

---

[1]) Plexus coronarius ventriculi superior.
[2]) Plexus coronarius ventriculi inferior.
[3]) Plexus splenicus.
[4]) Auerbachscher Plexus.
[5]) Meißnerscher Plexus.
[6]) Letzterer Teil auch Plexus haemorrhoidalis superior genannt.
[7]) Plexus hypogastricus superior.

und setzt sich auf deren beide Äste, die A. iliaca externa und hypogastrica fort. Das die A. iliaca externa umgebende Geflecht begleitet auch deren Verzweigungen, folgt also allen Arterien der unteren Extremität.

3. Beckenteil.

Plexus hypogastricus[1]). Er zieht anfänglich dicht unter dem Bauchfell zu beiden Seiten des Enddarmes herab, nimmt ansehnliche Äste zuweilen vom zweiten, regelmäßig vom dritten und vierten Ganglion auf, feinere von den Sakralganglien des Grenzstranges und liefert die Nerven zu den Beckeneingeweiden und den kavernösen Körpern der Genitalien. Nach den Organen, zu welchen sie, teilweise in Begleitung der Gefäße, verlaufen, werden einigermaßen künstlich folgende Einzelplexus unterschieden (77):

Plexus haemorrhoidalis.[2]). Geht aus dem oberen Teile des Plexus hypogastricus und aus den zu den Genitalien und zur Blase ziehenden Nerven hervor und versorgt das Rectum.

Plexus vesicalis. Ein weitläufiges Geflecht feiner Nerven, zum größten Teil Ausstrahlungen der Geflechte an den Genitalien. Begleiten die Arterien zur Wand der Blase.

Plexus deferentialis und prostaticus. Zarte Geflechte, welche die Samenblasen umspinnen [3]), setzen sich aufwärts auf den Ductus deferens und abwärts auf die Prostata fort. Der Plexus prostaticus liegt zwischen Prostata und Rectum und schließt einige Ganglia prostatica ein. Er anastomosiert mit Ästen der Sakralnerven, welche von ihm aus zum Plexus cavernosus penis gelangen.

Plexus cavernosus penis (clitoridis). Fortsetzung des Plexus prostaticus. Die Nerven liegen am Diaphragma urogenitale, zum Teil in der Substanz des M. transversus perinei profundus, nehmen Zweige des Nervus profundus auf und gehen, ein Nervus cavernosus major und mehrere Nervi cavernosi minores, auf den Penis über; die letzteren durchbohren das Corpus cavernosum penis an seiner Wurzel. Der Nervus cavernosus major geht auf dem Rücken des Penis nach vorn, anastomosiert mit Ästen des Nervus dorsalis penis und verästelt sich in den kavernösen Körpern des Penis und der Urethra.

Die Nerven der Clitoris verhalten sich ganz ebenso, wie die des Penis.

Plexus uterovaginalis[4]) (77). Derselbe ist mächtiger und ganglienreicher, wie der ihm entsprechende Plexus deferentialis des Mannes. Er erhält zahlreiche Fasern aus den Spinalnerven. Die vielen in den Verzweigungen des Geflechtes eingelagerten Ganglien liegen am Cervicalteil des Uterus und an der oberen Hälfte der Scheide, und zwar besonders zu beiden Seiten. Ein größeres Ganglion, Frankenhäusers Cervicalganglion, liegt am hinteren Teil des Scheidengewölbes. Von ihm entspringt der größte Teil der Uterusnerven, ein kleinerer Teil wird vom Plexus hypogastricus vor dessen Verbindung mit dem Ganglion abgegeben.

Während der Schwangerschaft nimmt der Plexus an Stärke und Ausdehnung zu.

Varietäten der Äste und Geflechte des Sympathicus sind überaus zahlreich. Ältere Angaben über Ganglien, welche an ungewöhnlichen Stellen der peripherischen Ausbreitung vor-

---

[1]) Plexus hypogastricus inferior.
[2]) Plexus haemorrhoidalis inferior.
[3]) Plexus seminalis.
[4]) Plexus uterinus anterior und posterior.

handen sein sollen, bedürfen mikroskopischer Nachuntersuchung. Dasselbe gilt von einer Anzahl von Anastomosen sympathischer mit cerebrospinalen Nerven, obgleich keineswegs geleugnet werden soll, daß viele Varietäten in den Verbindungen der sympathischen Nerven vorkommen. — Die Radix sympathica des Ganglion ciliare besteht nicht selten aus einer größeren Anzahl äußerst feiner Fäden. — Der Nervus cardiacus kann in die Scheide des Nervus vagus eintreten, um sie weiter unten wieder zu verlassen. — Aus den Varietäten der Nervi splanchnici sei hervorgehoben, daß der Nervus renalis direkt aus dem Grenzstrang hervorgehen kann, er heißt dann Nervus splanchnicus imus. — Daß die Ganglien des Plexus coeliacus sehr vielgestaltig sein können, wurde bereits oben hervorgehoben.

4. Sympathische Bahnen.

Die physiologische Funktion des sympathischen Systems besteht darin, die Eingeweide zu innervieren, der Haut, den Schleimhäuten, den Gefäßen, den Drüsen, den Geweben im allgemeinen Nerven zuzuführen, welche in der Hauptsache der Bewegung der glatten Muskulatur dienen. Von all diesen Stellen verlaufen auch Nerven zentralwärts. Es muß also der Sympathicus sowohl zentrifugale, wie zentripetale Fasern besitzen.

Wie es bekannt ist, verbinden die Rami communicantes die Spinalnerven, kurz nachdem dieselben die Spinalganglien passiert haben, mit je einem Ganglion des Grenzstranges. Diese letzteren stehen untereinander durch die Rami intergangliares in Zusammenhang. Es ist nun die Bedeutung dieser Teile zu untersuchen.

Die Rami communicantes albi bringen efferente Fasern aus dem Rückenmark. Zellen des Seitenhornes (5. Abt. S. 115) senden markhaltige Fasern aus, welche sich den motorischen, teilweise auch den sensiblen Wurzeln anschließen. Von ihnen zweigen sie sich sofort ab und gelangen in den weißen Rami communicantes in den Grenzstrang. In ihm treten sie entweder in das sympathische Ganglion ein, mit welchem der Ramus communicans unmittelbar verbunden ist, oder sie verlaufen entweder aufwärts oder abwärts in den Rami intergangliares zu benachbarten Ganglien, oder endlich sie verbinden sich gar nicht mit einem Ganglion des Grenzstranges, sondern durchsetzen es nur, um in ein peripherisches Ganglion einzutreten. Immer aber endet jede Faser mit ihrer Arborisation um eine sympathische Ganglienzelle. Man bezeichnet sie als Rami praeganglionares. Mit dieser Ganglienzelle beginnt ein neues Neuron, dessen Achsenzylinder erst die Endstelle aufsucht, sei es an den glatten Muskeln von Eingeweiden oder Gefäßen, sei es an Drüsenzellen als deren sekretorische Fasern (Rami postganglionares). Der schwerwiegende Unterschied gegen die motorischen Fasern der Spinalnerven ist der, daß diese letzteren ohne Unterbrechung von der motorischen Zelle des Vorderhornes bis zu ihrer Endigung verlaufen, während die motorischen sympathischen Fasern mindestens aus zwei hintereinander geschalteten Neuronen bestehen. In vielen Fällen handelt es sich sogar um mehr oder weniger lange Ketten von solchen (z. B. Rückenmark Nervus splanchnicus — Ganglion coeliacum — Ganglion des Plexus myentericus — Darmmuskulatur).

Daß die erwähnten efferenten Fasern des Sympathicus in der Tat vom Rückenmark ausgehen, wird auch durch das physiologische Experiment dargelegt, welches Zentren für gewisse Leistungen des sympathischen Systems nachweisen konnte. So wurde im unteren an der Grenze zwischen Hals- und Brustteil des Rückenmarkes ein solches für die Pupillenerweiterung gefunden, im Lendenteil Zentren für die Harn- und Kotentleerung, für Erektion und Ejakulation. Die Zentralstellen für die Gefäßbewegung und Schweißsekretion scheinen sich über das ganze Rückenmark hinzuziehen.

Rami communicantes grisei. Auch sie führen efferente Fasern, welche jedoch nicht vom Rückenmark, sondern von den Zellen der Ganglien des Grenzstranges ausgehen. Sie sind die Neuriten von Zellen derselben und biegen sogleich in den Verlauf der spinalen Nerven ein, von welchen sie zu den Muskeln der Gefäße und der Haut, sowie zu den Zellen der Drüsen geleitet werden. Auch diese Fasern suchen nicht immer den nächstliegenden Spinalnerven auf, sondern gehen zum Teil durch Vermittelung der Rami intergangliares zu höher oder tiefer gelegenen.

Die afferenten Fasern des Sympathicus sind größtenteils marklos. Sie kommen aus der Peripherie und sind aller Wahrscheinlichkeit nach die Neuriten von Zellen am weitesten peripherisch gelegener Ganglien. Man wird sich vorstellen müssen, daß ihre Neuriten in die Organe eindringen und von dort her die Erregung zu den Zellkörpern bringen. Die Fortsätze derselben müssen sich mit Fortsätzen anderer Zellen verschränken, deren Neuriten zentralwärts verlaufen. Dieselben gelangen schließlich in die Spinalganglien, wo sie sich um die Spinalganglienzellen aufsplittern. Für gewöhnlich wird jedoch bei ihrer Funktion nicht der ganze vorhandene Weg benutzt, sondern es gehen durch Vermittelung von Kollateralen Reflexbogen von ihnen zu Zellen des afferenten Systems, von welchem aus die Muskelbewegung oder die Drüsensekretion angeregt wird. Es bedarf stärkerer Reize, um die Fortleitung im Zentralorgan auszulösen und dadurch zum Bewußtsein zu bringen (z. B. einerseits gewöhnliche unfühlbare Peristaltik, andererseits Kolikschmerzen). Der Verlauf der afferenten Fasern bedarf noch weiterer Untersuchung, um so mehr, als ihnen vielerorts spinale sensible Fasern beigemischt sind, deren Wirkung nicht immer zweifelsfrei von den sympathischen zu trennen ist.

So wie es bis jetzt geschildert wurde, verhalten sich die Bahnen des Sympathicus soweit sie im Rückenmark vom achten Halsnerven bis zum dritten Lendennerven hinabwurzeln (eigentliches sympathisches System). Die von ihm ausgehenden Fasern steigen auch in das Gebiet des Kopfes auf, um sich dort allenthalben auszubreiten, ebenso gelangen sie in das Becken zu den dort liegenden Organen. Man weiß, daß die für die Haut, ihre Drüsen und Haare bestimmten Fasern in den Bahnen der somatischen Nerven verlaufen, während die in die Eingeweide eintretenden sich den Arterien anschließen.

Außer diesem Teil des sympathischen Systems gibt es noch einen anderen Teil, welcher seine Zentralstellen einerseits im Mittelhirn und dem verlängerten Mark, andererseits in dem Gebiet des zweiten bis vierten Sakralnerven hat (parasympathisches System) [1]. Die Nerven dieses Teiles sind zwar in ihrer ganzen Verlaufsweise von denen des eigentlichen Sympathicus nicht verschieden, wohl aber in ihrer Ausbreitung und in ihrer Funktion. Der Kopfteil des parasympathischen Systems zerfällt in einen aus dem Mittelhirn entspringenden (5. Abt. S. 145, 156) und einen zweiten, welcher im verlängerten Mark seinen Ursprung hat. Die Fasern des ersteren Teiles gelangen mit dem Nervus oculomotorius zum Ganglion ciliare und dann zum Bulbus. Dort treffen sie zusammen mit Fasern des eigentlichen Sympathicus. Die Fasern des letzteren Teiles schließen sich den Nervi intermedius, glossopharyngeus und vagus an, gehen zum Ganglion sphenopalatinum, oticum, submandibulare, von welchen aus ein neues Neuron zur Nase, zum Mund mit seinen Drüsen, zu den Eingeweiden des Halses, der Brust und bis hinab zum Darm und seinen großen Drüsen gelangt. Überall treffen sie ebenfalls mit Ausbreitungen des eigentlichen

---

[1] Autonomes System, Langley.

Sympathicus zusammen. Die parasympathischen Nerven des Sakralteiles werden vom zweiten bis vierten Sakralsegment abgegeben und treten durch Vermittelung des Plexus hypogastricus zum Mastdarm, zur Blase und zu den Genitalien.

Die Funktion des parasympathischen Systems ist eine der des sympathischen Systems entgegengesetzte, so findet man, daß die dem eigentlichen Sympathicus angehörenden Fasern die Pupille erweitern, die mit dem Nervus oculomotorius verlaufenden sie antagonistisch verengern. Die sympathischen Fasern beschleunigen die Schlagfolge des Herzens, die aus dem verlängerten Mark kommenden verlangsamen sie. Die sympathischen Fasern hemmen, die dem Nervus vagus beigemischten parasympathischen Fasern beschleunigen die Darmbewegung. Die sympathischen Fasern der Genitalien bedingen Kontraktion der dortigen Muskeln, die von den Sakralnerven stammenden erzeugen Erschlaffung.

Praktische Bemerkungen. Erkrankungen des Sympathicus äußern sich vielfach in einer Beeinflussung der Funktion der glatten Muskulatur. In erster Linie sind vasomotorische Störungen zu nennen: einerseits Blutwallungen, Hitzegefühl, andererseits Gefühl des Einschlafens, Kälte, Anämie, selbst Gangrän. Auch trophische Störungen werden beobachtet: Atrophie des Fettkörpers, einseitige Gesichtsatrophie, Herpes zoster u. a. Bei ihnen spielen ebenfalls Affektionen der glatten Muskulatur eine wesentliche Rolle. Störungen der Schweißsekretion äußern sich in vermehrtem Schwitzen (Hyperhydrosis) oder in Unterdrückung desselben (Anhydrosis). Lähmungen im Bereich des Halssympathicus bewirken Verengerung der Pupille und andere Störungen im Bereich des Sehapparates.

Gefäßlehre.

Der lebende Körper ist dem Stoffwechsel unterworfen, das heißt, er nimmt von außen her Substanzen zum Aufbau seiner Gewebe und zu deren dauernder Erhaltung auf und scheidet Verbrauchtes aus denselben aus. Die Nahrungsstoffe müssen den einzelnen Zellen, aus welchen sich der Tierkörper zusammensetzt, auf irgend eine Art entgegengebracht werden. Niederste Tierformen bedürfen dazu besonderer Organe nicht, bei ihnen durchtränkt die Ernährungsflüssigkeit den kleinen Körper gleichmäßig. Nimmt dieser letztere die Gestalt eines zweischichtigen Sackes an, bildet er dadurch die Form eines sehr primitiven Darmes, dann werden der dünnen Körperwand die Ernährungsstoffe von dem Inneren des Darmes aus zugeführt. Verdickt sich die Körperwand durch Entstehen eines Mesoderms, dann verästelt sich der Darm, um mit seinen Verzweigungen alle Teile aufsuchen zu können (das Gastrovaskularsystem der Cölenteraten) oder es dient die Leibeshöhle, das Coelom, zur Verteilung der Nährstoffe an die Gewebe.

Die höchste Stufe, auf welcher auch die Wirbeltiere und der Mensch stehen, ist die eines Gefäßsystems, das heißt, von Röhren, in welchen das Blut kreist, dazu bestimmt, an die Gewebe die Nährstoffe flüssiger und gasförmiger Art heranzubringen und die in denselben entstehenden Abfallstoffe abzuführen. Das Gefäßsystem ist allseitig geschlossen und es erfolgt der Stoffaustausch, abgesehen von geringfügigen Ausnahmen, durch Diffusion.

Die Nahrungsstoffe sind, wie gesagt, flüssig oder gasförmig. Die ersteren werden vom Darm her aufgenommen, während der gasförmige Sauerstoff durch die Respiration dem Blute zugeführt wird. Es gewinnt dadurch die Art der Atmung (Tracheen, Kiemen, Lungen) einen wichtigen Einfluß auf den Verlauf und die Verteilung der Blutgefäße.

Beim Menschen und den ihm zunächst verwandten Geschöpfen wird das Blut in einer doppelt kreisförmigen Bahn umhergetrieben. Um die Strömung aufrecht zu erhalten, ist in die Blutbahn ein kräftiger muskulöser Behälter, das Herz, eingeschaltet, welcher durch seine rhythmischen Kontraktionen die Flüssigkeit in Bewegung versetzt und durch Klappenvorrichtungen der Strömung ihre Richtung anweist. Von ihm aus wird das Blut durch den großen Kreislauf[1]) dem ganzen Körper zugeführt. Es gelangt in die Körperarterie, Aorta, welche sich baumförmig verzweigt. Ihre Verzweigungen werden immer zahlreicher und feiner und bringen das Blut schließlich in mikroskopisch feine Röhrchen, die Haargefäße, Kapillaren, aus welchen ein Teil der Blutflüssigkeit durch osmotischen Austausch austritt, um die Gewebe zu tränken und zu ernähren. Die Rückkehr zum Herzen erfolgt in zweierlei Kanälen. Der in den Kapillargefäßen verbleibende Teil des Blutes gelangt in die Körpervenen, welche durch Zusammenmünden fortwährend an Zahl ab- und an Weite zunehmen, bis sie endlich zu zwei großen Stämmen zusammenfließen, den Hohlvenen, Venae cavae, welche in das Herz einmünden. Den ausgetretenen Teil der Blutflüssigkeit, soweit er nicht durch die Tätigkeit der Körperzellen zu Sekreten oder Exkreten umgewandelt wird, nehmen Gefäße auf, welche neben den Blutgefäßkapillaren in den Geweben beginnen und meist in Begleitung der Venen, jedoch von geringerem Kaliber als diese, nach dem Herzen zu verlaufen. Der helle, farblose Inhalt dieser Gefäße ist die Lymphe, die Gefäße sind die Lymphgefäße. Sie entleeren sich in die Venenstämme, nahe vor deren Eintritt in das Herz. Die aus dem Darm kommenden Lymphgefäße führen zur Zeit der Verdauung die frisch in den Körper gelangte, durch Verarbeitung der genossenen Speisen entstandene Nährlösung, welche durch feinste Fettkörnchen milchig getrübt ist, Chylus. Man belegt deshalb diese Gefäße auch mit dem besonderen Namen Chylusgefäße.

Damit ist der große Kreislauf geschlossen. Durch Lymphe und Chylus ist dem Blut der Abgang an flüssigen Nährstoffen bereits wieder ersetzt worden, ehe es zum Herzen zurückgekehrt ist, es ist jedoch noch beladen mit der aus den Geweben stammenden Kohlensäure, welche es für den dem Körper zugeführten Sauerstoff eingetauscht hat. Dies verrät sich durch die dunkelrote Farbe des in den Körpervenen enthaltenen Blutes gegenüber der hellroten des arteriellen. Auch nach dieser Seite das Blut aufzufrischen und wiederherzustellen, dazu dient der kleine Kreislauf[2]). Durch ihn wird das Blut der Lunge zugeführt und dort der Einwirkung der atmosphärischen Luft ausgesetzt, aus welcher der Sauerstoff aufgenommen, an welche zugleich die Kohlensäure abgegeben wird.

Die Lungenarterie, Arteria pulmonalis, leitet das aus dem Körper zurückgekehrte Blut zu den Kapillargefäßen der Lunge; die Lungenvenen, Venae pulmonales, bringen es dann in das Herz zurück. (M. H.)

Zu beachten ist, daß nach Vorstehendem bei der Einteilung der Gefäße nicht die Qualität ihres Inhaltes, sondern nur die Stromrichtung maßgebend ist, daß also die Lungenarterien venöses, die Lungenvenen arterielles Blut enthalten.

---

[1]) Körperkreislauf.
[2]) Lungenkreislauf.

A. Herz, Cor (*10—23*).

Das Herz der Wirbeltiere bildet sich im Laufe der phylogenetischen Entwickelung immer vollständiger aus. Bei den Fischen ist es ein einfacher venöser Schlauch, bei Amphibien und Reptilien erscheint dann eine Scheidewand, welche sich immer weiter vervollkommnet und das arterielle von dem venösen Blut mehr oder weniger vollständig sondert. Bei Vögeln und Säugetieren ist die Scheidewand eine ganz durchgehende geworden, so daß nun der arterielle Teil des Herzens von dem venösen vollständig getrennt ist. In der ontogenetischen Entwickelung des Herzens der höchststehenden Tiere und des Menschen wiederholt sich der Vorgang und wie es in der ersten Abteilung (S. 157, 170, 177, 189, 211) geschildert worden ist, treten in dem erst einfachen Schlauch Scheidewandbildungen auf, welche schließlich zur gänzlichen Trennung in eine arterielle und eine venöse Herzhälfte führen. In jeder der beiden Herzhälften entsteht ferner ein Klappenapparat (1. Abt. S. 190, 212), durch welchen sie unvollständig in zwei hintereinander liegende Abteilungen zerlegt wird. Es haben sich danach also im ganzen vier Herzräume gebildet.

Im ausgebildeten Zustand nennt man nach den Arterien, welche aus ihnen entspringen, die rechte Herzhälfte Lungenherz, die linke Körperherz, nach dem Blut, welches sie erfüllt, heißt die rechte Herzhälfte die venöse, die linke die arterielle. Durch die aus beweglichen Klappen bestehende Scheidewand, welche jede der beiden Herzhälften in zwei Teile trennt, entsteht ein Vorhof, Atrium, und eine Herzkammer, Ventriculus. Der Vorhof nimmt die vom Körper bzw. von der Lunge herkommenden Venen auf und gibt ihr Blut durch die Atrioventrikularöffnung, Ostium venosum, in den Ventrikel ab. Aus diesem wird es durch je eine große Arterie in die Peripherie geleitet.

Beim Herzschlag ziehen sich abwechselnd erst die beiden Ventrikel und dann die beiden Atrien zusammen. Die Zusammenziehung (Systole) der Ventrikel treibt das Blut in die Arterien, während sich zugleich die in Erweiterung (Diastole) befindlichen Atrien mit Blut füllen. Ziehen sich die Vorhöfe zusammen, dann wird das Blut durch das Ostium venosum in die nun erweiterten Kammern getrieben. Den Rückfluß des Blutes bei der Systole der Ventrikel in die Atrien verhindern die Atrioventrikularklappen, bei der Diastole der Ventrikel wird der Rückfluß in diese durch Klappen verhindert, welche an den Anfängen der großen Arterienstämme stehen.

Form des Herzens (*10, 11*). Das Herz ist in ausgebildetem Zustand ein dickwandiger, kegelförmiger Sack mit einer nach oben und rechts gewandten Basis und einer nach unten und links sehenden Spitze. Die Kegelform wird dadurch einigermaßen alteriert, daß sich die dem Zwerchfell aufruhende Fläche, wenigstens an der Leiche, abplattet, wodurch rechts die vordere in die diaphragmale Seite mit einem ziemlich scharfen Rand, Margo acutus, übergeht. Links ist dies nicht der Fall, dort ist der Übergang ein gerundeter, so daß man kaum von einem Margo obtusus, wie es öfter geschieht, sprechen kann.

Im einzelnen schwankt die Form etwas, je nachdem sich die Vorhöfe oder die Kammern in Systole befinden. Nimmt man einen mittleren Zustand an, dann erscheinen die Vorhöfe als länglich sackförmige Behälter mit gerundeter Wand, der rechte mit dem größten Durchmesser mehr vertikal, der linke mehr transversal gestellt. Jeder Vorhof besitzt eine Ausbuchtung in den Herzohren, welche sich von beiden Seiten her um die aus den Ventrikeln austretenden Arterien herumlegen (vgl. 1. Abt. S. 171; Fig. 189). Beide Ventrikel stellen spitze Halbkegel dar. Da der linke Ventrikel wegen der größeren Arbeit, welche er für den großen Kreislauf zu leisten hat, den rechten an Masse überwiegt, bildet er allein die Herzspitze. Die aus den Ventrikeln hervorgehenden Arterien verlassen sie an ihrer den Atrien zugekehrten Basis und kreuzen sich bei ihrem Austritt, so daß also die Arterie des linken Herzens rechts, die des rechten Herzens links zu liegen kommt.

Auf der äußeren Oberfläche des Herzens sind die vier Abteilungen durch Furchen gegeneinander abgegrenzt, welche teilweise von den in Fett eingehüllten Stämmen seiner Ernährungsgefäße eingenommen werden. Die Grenze zwischen Vorhöfen und Kammern wird durch den Sulcus coronarius[1]) gebildet. Er liegt der Basis des Herzens näher als der Spitze, so daß der Vorhofsteil ein Drittel, der Kammerteil zwei Drittel der Gesamtlänge einnimmt. Nur an der Hinterfläche läßt sich die Coronarfurche gut verfolgen, an der Vorderfläche ist sie nur schwach angedeutet und wird durch den Austritt der großen Arterienstämme unterbrochen. Die Grenze zwischen rechter und linker Herzhälfte wird durch den Sulcus longitudinalis anterior und posterior gebildet. Die vordere Längsfurche wird im Bereich der Vorhöfe von dem Conus arteriosus des rechten Ventrikels überlagert, sie erscheint zwischen Lungenarterie und linkem Herzohr und zieht dann über die Vorderfläche des Kammeranteiles abwärts. Die hintere Längsfurche läuft auf der Rückseite des Herzens herab, ihr Kreuzungspunkt mit der Coronarfurche wird durch die Einmündung der Vena coronaria cordis verdeckt (*13*). An der Herzspitze gehen die vordere und hintere Längsfurche in der Incisura apicis cordis ineinander über. Zuweilen wird dieselbe so tief, daß die Herzspitze geteilt erscheint.

Gewicht des Herzens. Das Herz wiegt im Durchschnitt 300 g und man kann sagen, daß das Herzgewicht ein halbes Prozent des Körpergewichtes im ganzen beträgt. Da das weibliche Geschlecht im allgemeinen kleiner, leichter und muskelschwächer ist wie das männliche, wird also bei ihm auch das Herzgewicht durchschnittlich ein geringeres sein.

Lage des Herzens. Nimmt man an einer Leiche das Brustbein und die Rippenknorpel fort, dann stößt man auf den Herzbeutel. Dieser wird eröffnet und zurückgeschlagen. Nun überblickt man die für die ärztliche Untersuchung allein zugängliche Vorderfläche des Herzens, Facies sternocostalis (*10*). Man sieht den rechten Vorhof zum großen Teil und sieht ferner, wie sich sein Herzohr auf die Arterienwurzel herüberlegt. Auch der rechte Ventrikel ist in großer Ausdehnung sichtbar. Der Conus arteriosus. von welchem die Arteria pulmonalis ausgeht, liegt vollständig vor. Vom linken Vorhof ist nur das Herzohr zu sehen, der linke Ventrikel ist mit einem schmalen, etwa daumenbreiten Streifen an der Bildung der Vorderfläche des Herzens beteiligt, doch bildet er den ganzen linken Rand derselben vom Herzohr bis zur Spitze hinab. Diese letztere ist soweit nach links hin verlagert, daß beim Lebenden der Spitzenstoß in der Gegend der Vereinigung vom Knochen mit dem Knorpel der fünften Rippe, und zwar unter ihr, fühlbar ist. Von den großen Gefäßen steigt die Aorta nahezu in der Mittellinie auf die Arteria pulmonalis liegt an ihrer linken Seite.

Die Rückseite des Herzens wendet sich der Bronchialteilung der Luftröhre, der Speiseröhre, der Aorta descendens und hinter diesen Teilen der Wirbelsäule zu. Auf ihr münden die Lungenvenen in das Herz, während die Mündungen der beiden Körpervenen zwar auch an der Rückseite, aber mehr nach dem rechten Rand der Herzbasis hin gerückt sind (*11*).

---

[1]) Sulcus circularis. Sulcus atrioventricularis.

Mit seiner Unterseite, Facies diaphragmatica, ruht es auf dem Zwerchfell, und zwar fast ganz auf dem Centrum tendineum desselben, nur zu einem kleinen Teil auf der Muskulatur.

Zu beiden Seiten grenzt es an die Lungen und ist gewissermaßen in sie eingebettet. Die Lungen zeigen an ihren mediastinalen Oberflächen Aushöhlungen, welche das Herz aufnehmen, rechts flacher, links tiefer.

Von vorne her wird ein Teil des Herzens durch das Brustbein geschützt. Rechts wird dieses von einem Teil des rechten Vorhofes überragt, links von ihm liegt ein Teil des rechten und der ganze linke Ventrikel. Die von beiden Seiten herkommenden Lungen decken die Vorderfläche des Herzens, nur in der Gegend der Incisura cardiaca der linken Lunge grenzt es unmittelbar an die Brustwand, was auch am Lebenden durch eine Dämpfung des Perkussionsschalles nachgewiesen werden kann (absolute Herzdämpfung). Nach unten schneidet das Herz mit dem Ende des Brustbeinkörpers, den Ansätzen des sechsten und siebenten Rippenknorpels und dem fünften Interkostalraum ab, nach oben erreicht es den zweiten Interkostalraum, von dem aus sich die beiden großen Arterien erheben, die Aorta hinter dem Brustbein, die Arteria pulmonalis links von demselben.

Die Neigung der Längsachse des Herzens schwankt etwas mit dem Stand des Zwerchfells. Steht dasselbe hoch, dann ist sie mehr quergelagert, steht es tief, dann stellt sie sich steiler und bildet mit der Medianebene einen spitzen Winkel.

Kapazität. Die Kapazität der beiden Herzhälften muß die gleiche sein, wenn ein geordneter Kreislauf in Gang gehalten werden soll, das gleiche gilt wohl auch für die beiden Abteilungen jeder Herzhälfte. Die Untersuchung des toten Herzens durch Injektion mit erstarrenden Massen hat allerdings nicht unerhebliche Unterschiede ergeben. Solche Injektionen geben jedoch nur über die Dehnbarkeit der verschiedenen Abteilungen des Leichenorgans Aufschluß. Hiffelsheim und Robin (1864) machen die Angabe, daß die Kapazität des Vorhofes $^1/_5$—$^1/_3$ kleiner sei, wie die der Kammer. Im einzelnen sind die oft zitierten Zahlen: Rechter Vorhof 110—185 ccm, rechte Kammer 160—230 ccm, linker Vorhof 100—130 ccm, linke Kammer 143—210 ccm.

Vorhöfe[1]), Atria.

In den rechten Vorhof mündet die Vena cava superior, welche das Blut aus der oberen Körperhälfte bringt, und die Vena cava inferior, welche die untere Körperhälfte entleert, sowie der Sinus coronarius, in den linken Vorhof die vier Lungenvenen. Die Wand der beiden Vorhöfe ist gleich dünn, da beide die gleiche nur wenig Muskelkraft erfordernde Arbeit zu leisten haben, das aufgenommene Blut in den Ventrikel zu treiben.

Rechter Vorhof. Um die Verhältnisse desselben zu verstehen, hat man sich an seine Entwickelung zu erinnern. Er bildet sich aus zwei verschiedenen Teilen, dem eigentlichen Vorhof und dem Sinus venosus, einem Sammelbehälter, in welchen sich die dem Herzen zustrebenden Venen ergießen (1. Abt. S. 171). Von diesen letzteren bleiben im ausgebildeten Zustand nur die beiden Venae cavae und der Sinus coronarius übrig. An der Grenze der beiden Teile findet man beim Fetus zwei Klappen, welche den Rückstrom aus dem eigentlichen Vorhof in den Sinus venosus verhindern. Beim Fortschreiten der Entwickelung fließen die beiden Teile zu einem gemeinsamen Raum zusammen und es liegen nun die Klappen, soweit sie sich erhalten, in dem-

---

[1]) Vorkammern.

selben (1. Abt. S. 271). Ferner hat man bei der Betrachtung des Vorhofes daran zu denken, daß die Scheidewand, welche ihn vom linken Vorhof trennt, in der Fetalzeit vom Foramen ovale durchbrochen war (1. Abt. S. 189 f.).

Untersucht man den rechten Vorhof des Erwachsenen, dann sieht man, daß sein Herzohr, Auricula dextra, eine einfache, allmählich verjüngte Verlängerung des Innenraumes darstellt, welche sich mit ihrem Ende auf den Anfang der Aorta herüberlegt (*10*). Gegen den übrigen Vorhof ist sie durch den Sulcus terminalis abgegrenzt, eine meist nur ganz schwach angedeutete Einbiegung, welche dem Sulcus longitudinalis posterior parallel vom vorderen Umfang der Vena cava superior nach der Gegend der Mündung des Sinus coronarius cordis herabläuft. Sie ist der letzte Rest der Abgrenzung des Sinus venosus gegen den eigentlichen Vorhof. Unter der Mündung der unteren Hohlvene begegnet man in einer Reihe von Fällen einer divertikelartigen Ausbuchtung, Appendix auricularis posterior (His 1886).

Eröffnet man den Vorhof, dann fällt sogleich auf, daß in dem Teil, welcher aus dem fetalen Vorhof entstanden ist, also im Gebiet des Herzohres, mehr oder minder regelmäßig gerippte, nach innen vorspringende Muskelbälkchen vorhanden sind, die Mm. pectinati (*14*), während der aus dem Sinus venosus entstandene Teil der Wand ebenso wie die Scheidewand glatt ist.

Die Grenze zwischen beiden Teilen wird durch eine wulstartige Leiste, Crista terminalis (*14*), gebildet, von welcher die Mm. pectinati entspringen. Die Crista terminalis entspricht dem an der Außenseite des Vorhofes sichtbaren Sulcus terminalis.

Derjenige Teil des Vorhofes, welcher eine glatte Wand hat und dem ehemaligen Sinus entspricht, nimmt, wie schon bekannt, die beiden Hohlvenen auf, man nennt ihn auch beim Erwachsenen noch Sinus venarum (cavarum). Die beiden Hohlvenen münden dicht neben der Scheidewand, die obere neben ihrem vorderen Rand, die untere neben dem hinteren. Die Blutströme aus beiden Gefäßen müßten demnach im Vorhof aufeinander prallen, wenn nicht zwischen den Mündungen eine leistenartige Vorbuchtung der Wand vorhanden wäre, das Tuberculum intervenosum (Loweri[1])), hervorgerufen durch ein Fettpolster zwischen den Muskeln der Vorhofswand (*15*).

Um das Blut der unteren Hohlvene nach dem Foramen ovale der Scheidewand hin zu lenken, besteht an der dem Ostium venosum zugekehrten Seite derselben eine rinnenförmige Falte, die Valvula venae cavae inferioris (Eustachii) (*14, 15*), welche breit aus der Venenmündung hervorgeht und spitz am unteren Ende des Limbus fossae ovalis endigt. Sie ist nichts anderes, als der Rest der fetalen rechten Sinusklappe. Auch die Mündung des Sinus coronarius wird durch eine halbmondförmige Klappe, Valvula sinus coronarii (Thebesii) (*15*) geschützt, welche wie die Eustachische Klappe, auf die rechte Sinusklappe zurückzuführen ist. Beide Klappen sind beim geborenen Menschen von geringer Bedeutung und zeigen daher in ihrer Ausbildung zahlreiche Variationen, bald sind sie breiter, bald schmaler, bald vollständige Platten, bald durchlöchert, selbst zu einem Netzwerk von Fäden aufgelöst (*19*).

Bei einer Betrachtung der Scheidewand der beiden Vorhöfe vom rechten Atrium aus ist nochmals daran zu erinnern, daß zuerst eine weite Kommunikation der beiden Räume miteinander vorhanden ist (1. Abt. S. 189 f.). Die Öffnung ist eine von rechts und unten her zugängliche, anfangs weite Spalte, zwischen der wulstförmigen Umgrenzung des Foramen ovale oben und rechts, und der Valvula foraminis ovalis unten

---

[1]) Torus Loweri (Tandler 1913).

und links. Je näher der Geburt, um so länger und enger wird die Spalte. Der erste Atemzug hat den Erfolg, daß die Brusthöhle erweitert, die Lunge entfaltet und zur Aufnahme einer größeren Blutmenge disponiert wird. Mit der Vermehrung des Zuflusses des Blutes zu den Lungen steigert sich die Quantität des durch die Pulmonalvenen zurückkehrenden Blutes, so daß der Druck, den es von links her gegen die Valvula foraminis ovalis ausübt, genügt, um dieselbe gegenüber dem Andrang aus dem rechten Vorhof geschlossen zu erhalten. Dem Verschluß folgt bald die Verwachsung der Klappe mit dem eigentlichen Septum; sie bleibt allerdings nicht selten unvollständig, was jedoch einen Nachteil nicht mit sich bringt. Wenn die Verwachsung vollendet ist, stellt die Klappe, vom rechten Atrium aus betrachtet, eine seicht vertiefte Fläche, Fossa ovalis (*15*), dar, umgeben von einem ringförmigen Wulst, Limbus fossae ovalis. Die Fossa ovalis entbehrt der Muskelfasern (Pars membranacea septi atriorum) und ist gegen das Licht gehalten durchscheinend.

An dem äußeren Umfang des Vorhofes und am Septum findet man eine Anzahl kleiner Lakunen, welche zum Teil Mündungen kleinster Herzvenen darstellen (Foramina venarum minimarum Thebesii).

Linker Vorhof. An seinen beiden Ecken, an der Grenze der hinteren gegen die obere Wand münden je zwei Lungenvenen, Venae pulmonales dextrae und sinistrae. Die Arteriae aorta und pulmonalis, sowie der an dem Vorhof vorbeistreichende Ösophagus bewirken leichte Einbuchtungen der Wand. Das linke Herzohr, Auricula sinistra, ist gegen den übrigen Vorhof durch eine besonders oben und unten einschneidende Furche abgesetzt. Es ist mehr platt, zungenförmig und in seiner Achse gewöhnlich abgeknickt. Sein zugeschärfter Rand zeigt sich ausgezackt. Es legt sich an die linke Wand der Arteria pulmonalis an (*10, 12*).

Im Inneren sieht man, daß die rechten und linken Lungenvenen in seitliche Ausbuchtungen des Vorhofsraumes einmünden (*14*). Der Eingang in das Herzohr ist kreisrund; er wird von der Mündung der linken Lungenvenen durch einen schwachen Wulst abgegrenzt, welcher sich nur selten zu einem halbmondförmigen Vorsprung erhebt. Er entspricht an der Außenfläche der Vorhofswand der erwähnten Furche, welche das Herzohr abgrenzt. Ein noch schwächerer Wulst zieht zur Linken der rechten Lungenvenen an der Decke des Vorhofes hin. Beide sind die Grenzen des im ganzen nicht sehr deutlichen Venensinus. Die Innenseite der Vorhofswand ist glatt, nur die Wand des Herzohres ist mit Kammmuskeln versehen und netzförmig gebaut. Auch die Scheidewand ist glatt; zuweilen erkennt man an ihr den freien Rand der ehemaligen Valvula foraminis ovalis als sichelförmigen Saum.

Kammern. Ventriculi.

Dem, was schon über die äußeren Oberflächen der beiden Ventrikel gesagt worden ist, ist nur noch wenig hinzuzufügen. Der rechte zieht sich oben links in den Conus arteriosus aus, von welchem die Lungenarterie, Arteria pulmonalis, abgeht; ihm gehört der Margo acutus an. Der linke Ventrikel besitzt eine gerundete Wand, er bildet, wie bekannt, die Herzspitze. Der Abgang seiner Arterie, Arteria aorta, liegt zwischen der Lungenarterie vorne und links, der oberen Hohlvene hinten und rechts gewissermaßen eingeklemmt (*16*). Von rechts vorne wird er noch von dem rechten Herzohr, von hinten her vom linken Vorhof gedeckt. Ein Conus arteriosus ist nur angedeutet. Die Dicke der Wand ist nach Maßgabe der verschiedenen Leistung beider Ventrikel verschieden. Der rechte, welcher den kleinen Lungenkreislauf zu versorgen hat, besitzt eine erheblich dünnere Wand, als der linke, welcher dem großen Körperkreislauf dient.

Im Inneren fällt zuerst auf, daß die Scheidewand, Septum ventriculorum, wegen der stärkeren Ausbildung der linken Kammer nach rechts gewölbt ist, so daß an Querschnitten des Herzens der linke Ventrikel ein kreisförmiges, der rechte ein halbmondförmiges Lumen zeigt (17). An ihrem oberen Ende verdünnt sich die starke muskulöse Scheidewand, Septum musculare ventriculorum, rasch und es schließt sich an sie eine dünne, häutige, transparente Stelle an, Septum membranaceum ventriculorum (14). Es liegt an der Grenze der beiden fetalen Scheidewandbildungen, von welchen die eine von der Herzspitze ausgeht, die andere den Truncus arteriosus in die Lungen- und Körperarterie trennt (1. Abt. S. 190). Das häutige Septum gehört der letzteren Bildung an. Im ausgebildeten Herzen entspricht es einer Lücke in der Muskulatur desjenigen Teiles der medialen Wand des rechten Herzens, welcher sich an die Wurzel der Aorta lehnt; es gehört nur teilweise dem Ventrikel an, weil der Ursprung der rechten Atrioventrikularklappe quer über die Muskellücke hinweggeht.

Die schwammige Beschaffenheit der Muskulatur der Herzwand, wie sie beim Embryo vorhanden ist (1. Abt. S. 178), wie man sie bei Fischen und Amphibien während des ganzen Lebens findet, erhält sich im ausgebildeten Zustand des menschlichen Herzens nur teilweise. Von den Musculi pectinati der Vorhöfe war schon die Rede, in den Ventrikeln bleibt ein Netzwerk von Muskelbälkchen bei Bestand, Trabeculae carneae (14), welches, zum Teil in mehreren Schichten, deren innere Oberflächen überzieht. Aus dem Netzwerk erheben sich von dem unteren Teil der Ventrikelwände aus die zapfen- oder kegelförmigen Musculi papillares, welche mehr oder weniger zerklüftet und in eine größere oder geringere Zahl von Spitzen auslaufend, in die Ventrikelhöhle hineinragen. Aus den Spitzen und den Seitenflächen der Papillarmuskeln entspringen Sehnenfäden, Chordae tendineae, welche sich vielfach gespalten und bis zu sehr feinen Fäden verästelt an den Rand und die untere Fläche der Atrioventrikularklappen anheften (14).

Rechter Ventrikel. Der Binnenraum des rechten Ventrikels ist konvex-konkav gestaltet, wie dies schon der Querschnitt der Kammern dartut. Er zieht sich nach oben in den mehrerwähnten Conus arteriosus aus, welcher gegen den übrigen Ventrikelraum nach Art eines leicht gekrümmten Hornes abgebogen ist. Die Trabeculae carneae bedecken die Wände nicht ganz gleichmäßig; an der lateralen Wand ziehen sie sich in hauptsächlich länglichen Maschen, immer niedriger werdend, nach der Basis zu. An der medialen Wand werden sie rasch niedriger, in ihrem oberen Teil ist diese Wand fast ganz glatt. In dem Trabekelsystem zeichnen sich zwei quergestellte Züge aus, die Crista supraventricularis, eine Art Firste zwischen dem Ostium venosum und der Wurzel der Arteria pulmonalis und eine Trabecula septomarginalis (Tandler 1913), welche quer von der Scheidewand zur Gegend des Margo acutus herübergelegt ist. Die beiden umfassen eine weite rundliche Öffnung, welche die Verbindung zwischen dem Einströmungsgebiet unter der Atrioventrikularklappe und dem Ausströmungsgebiet unter der Lungenarterie darstellt. Während der Systole verengert sich die Öffnung.

Von den Papillarmuskeln beider Kammern wird unten bei Betrachtung der Klappen die Rede sein.

Linker Ventrikel. Sein Binnenraum ist von konischer Gestalt. Seine laterale Wand ist von einem dichten Netz von Trabekeln überzogen, welche rundliche Maschen bilden; im vorderen Abschnitt dieser Wand enden die Bälkchen 1,5—2 cm unter der

Basis des Ventrikels. An der medialen Wand sind Trabekeln nur im unteren Drittel ausgebildet. Ein bogenförmig von hinten nach vorne verlaufender Wulst, Limbus marginalis, grenzt das Septum musculare gegen das Septum membranaceum ab.

Klappenapparat des Herzens.

a) Atrioventrikularklappen, Valvulae atrioventriculares.

Zu ihnen gehören außer den Klappen selbst die Faserringe, von welchen sie entspringen, und die Papillarmuskeln mit ihren Sehnenfäden.

Zwischen Vorhöfen und Kammern ist eine Bindegewebseinrichtung eingeschaltet, welche die Muskulatur der beiden Räume (abgesehen von dem Leitungsbündel, s. unten) voneinander trennt, und welche zugleich als Ausgangspunkt für die Atrioventrikularklappen dient. Das Gerüst geht von zwei Stellen aus, welche zu beiden Seiten des hinteren Umfanges des Aortenursprunges liegen, vierseitige Platten, welche auf dem Durchschnitt dreieckig erscheinen, weshalb man sie als Trigonum fibrosum dextrum und sinistrum.[1] beschreibt (16). Sie bestehen aus Bindegewebsmassen von knorpelartiger Konsistenz, bei gewissen Tieren enthalten sie sogar Knochensubstanz. Zwischen ihnen, an der Wand der Aorta, ist eine dünne Schichte weicheren Bindegewebes eingeschaltet. Von den beiden Dreiecken gehen, allerdings nicht ganz beständig, grätenartige Züge aus, welche sich um die Ostia venosa herumziehen, Fila coronaria. Durch weicheres Bindegewebe, welches sich an sie anschließt, werden sie zu einem Ring geschlossen, welcher jedes der beiden Ostien völlig umfaßt, Annulus fibrosus atrioventricularis dexter und sinister. Die Fila coronaria des linken Ostium sind meist länger und stärker, die des rechten nur kurz, sie gehen rasch in den weicheren Annulus fibrosus dexter über.

Vom rechten Trigonum geht noch ein sehniger Faden aus, welcher jedoch mit dem Klappenapparat nichts zu tun hat, sondern sich, bedeckt vom Endocard, zum Ende der Valvula venae cavae Eustachii hinzieht (Tendo Todaro). Ein weiterer Streifen mag sogleich erwähnt werden, die Conussehne, welche an der Vorderwand der Aorta entlang zum hinteren Umfang der Lungenarterie verläuft.

Die Klappen selbst (14, 15) bestehen aus tief eingeschnittenen häutigen Lappen, welche von den Faserringen abgehen. Während der Diastole der Ventrikel liegen sie deren Wand an, während der Systole bauschen sie sich auf, legen sich mit ihren Rändern aneinander und verhindern dadurch den Rückfluß des Blutes in die Vorhöfe. Sie bilden dabei einen tief in den Ventrikel hinabragenden geschlossenen Trichter, der innen vom Blut der Atrien, außen vom Blut der Ventrikel bespült wird.

Die dem Vorhof zugekehrte Seite der Klappenzipfel ist glatt und sehnenglänzend und es geht der Anheftungsrand ohne Grenze in die Vorhofswand über. An die dem Ventrikel zugekehrte Seite und an den freien Rand setzen sich die Sehnenfäden, Chordae tendineae, an (14, 15). Dieselben sind rundliche Fäden, welche von den Spitzen der Papillarmuskeln entspringen, gegen ihr Ende hin aufspalten und sich mit dreiseitigen Verbreiterungen an die Klappen ansetzen. Ihre Anheftun en stehen in drei, allerdings nicht streng geschiedenen, Reihen hintereinander; die erste Reihe setzt sich an den freien Rand der Klappenzipfel an, wodurch derselbe ein ausgezacktes Ansehen gewinnt. Eine Verdickung erfährt er aber dabei nicht, was sich dem zufühlenden Finger deutlich kundgibt; ist eine solche vorhanden, dann ist dies immer

---

[1] Nodus valvulae atrioventricularis dexter und sinister (Henle).

pathologisch. Die zweite Reihe heftet sich an die untere Fläche der Zipfel und die dritte gelangt in die Nähe des Anheftungsrandes (22).

Ihrer Struktur nach bestehen die Klappen aus einer vom Annulus fibrosus abstammenden Grundmembran welche vom Endocard überzogen ist. Von der Vorhofsmuskulatur aus gelangen Muskelzüge in sie hinein, auch vom Ventrikel her steigen solche in dieselben auf. Gefäße enthalten die Klappen nur, soweit sie von den Muskelzügen mitgebracht werden, im übrigen sind sie gefäßlos.

Rechte Atrioventrikularklappe. Dieselbe ist dreimal tief eingeschnitten, besteht also aus drei Zipfeln und heißt demnach Valvula tricuspidalis. Man unterscheidet einen vorderen Zipfel, Cuspis anterior, einen hinteren, Cuspis posterior, und einen medialen, Cuspis medialis. Der vordere entspringt am vorderen Umfang des Faserringes, er ist der größte. Der hintere kommt vom hinteren Umfang bis zur Scheidewand hin. Er ist oft gespalten oder es ist neben ihm ein akzessorischer Zipfel vorhanden. Der mediale entspringt vom Septum membranaceum, der Scheidenwand und vom hinteren Filum coronarium.

Die Papillarmuskeln des rechten Ventrikels sind in ihrer Ausbildung zwar sehr variabel, doch kann man immerhin die folgenden unterscheiden. Einer derselben, der konstanteste, entspringt von der Mitte der Länge der lateralen Wand. Er sendet seine Sehnenfäden an den vorderen und hinteren Zipfel. Ein hinterer Papillarmuskel ist relativ kurz, er kommt aus dem Winkel zwischen der hinteren Wand der Kammer und der Scheidewand, seine Sehnenfäden gelangen an den hinteren und Scheidewandlappen. Der Rest des letzteren wird von Sehnenfäden versorgt, welche oft nicht von einem Papillarmuskel, sondern von einem Sehnenfleck der Scheidewand entspringen. Zum medialen Teil des vorderen Zipfels gehen Fäden, welche aus einem kleinen, aus dem Boden des Conus arteriosus hervorragenden medialen Papillarmuskel entspringen. Oft sendet noch ein akzessorischer Papillarmuskel Sehnenfäden an den vorderen Zipfel.

Der vordere Lappen trennt das Einströmungsgebiet von dem Ausströmungsgebiet, dem Conus arteriosus, welcher sich in die Arteria pulmonalis fortsetzt.

Linke Atrioventrikularklappe. Sie ist in zwei Zipfel geteilt, daher der Name Valvula bicuspidalis. Man hat sie (Vesal) mit einer umgekehrten Bischofsmütze verglichen und sie danach Valvula mitralis genannt. Der eine, Cuspis anterior, ist zwischen den beiden Trigona fibrosa an den hinteren Rand der Aortenwurzel festgeheftet, der andere, Cuspis posterior, hängt von dem hinteren, seitlichen Umfang des Annulus fibrosus herab. Die Papillarmuskeln sind zwei an Zahl und weit kräftiger als die der rechten Kammer. Der eine entspringt an der vorderen lateralen Ventrikelwand, oberhalb der Mitte ihrer Höhe, der andere steht ihm gegenüber. Ihr Ende ist meist in zwei Spitzen geteilt. Bei der Systole der Kammer legen sie sich aneinander, und da in dieser Phase auch Längswulste der Wand auftreten, wird der untere Teil des Raumes sehr vollständig entleert, während der obere, der Ausströmungsteil, ein Lumen behält. Jeder der beiden Papillarmuskeln schickt Chordae tendineae zu der ihm nächsten Hälfte des vorderen und hinteren Zipfels der Klappe.

Die physiologische Tätigkeit der Sehnenfäden und Papillarmuskeln ist eine sehr wichtige. Die Chordae tendineae halten, dem bei der Systole der Ventrikel von unten her andrängenden Blut entgegen, die Zipfel der Atrioventrikularklappen abwärts fest; sie müssen mit Muskeln in Verbindung stehen, welche sich verkürzen, weil während der Systole die Entfernung der beiderseitigen Befestigungspunkte der Fäden abnimmt. Weil das Spiel der Atrioventrikularklappen von der Tätigkeit der Papillarmuskeln abhängt, werden sie im Tode insuffizient und können während des Lebens auch durch vorübergehende Einflüsse vom Nervensystem insuffizient werden.

Die Muskelzüge, welche von der Vorhofswand in die Atrioventrikularklappen ausstrahlen, sind im Kindesalter stärker. — Bei Säuglingen findet man an der Vorhofsfläche der Klappen nahe dem freien Rand nicht selten hyaline knötchenartige Verdickungen: Noduli Albini.

b) Halbmondförmige Klappen, Valvulae semilunares.

Dieselben stehen an den Ausgängen der Arterien aus den Ventrikeln. Sie sind in Bau und Wirkung von den Atrioventrikularklappen durchaus verschieden, sie sind Taschenventile.

An das Ende der Muskulatur der arteriellen Ostien beider Ventrikel schließt sich ein kurzer röhrenförmiger Bindegewebsring an, die Arterienwurzel, welcher sich in die eigentliche Arterienwand fortsetzt. Die Valvulae semilunares sind mit einem bogenförmigen Rand, die Konkavität nach oben, an der Wand dieses Rohres befestigt, während der freie Rand der segelförmigen Klappe frei in das Lumen der Arterie vorspringt. Die Anheftung ist ihres bogenförmigen Verlaufes wegen nicht auf die Arterienwurzel beschränkt, sie greift vielmehr an ihrem tiefsten Punkt teilweise bis auf die Ventrikelmuskulatur über, während ihre höchstgelegenen Punkte die typische Gefäßwand erreichen (23).

An ihrem freien Rand sind die Klappen verdünnt, Lunula valvulae semilunaris, und es springt über seine Mitte ein plattes Knötchen, Nodulus (Arantii) (22), vor. Die Zahl der Klappen beträgt an jeder der beiden Arterien drei, in jeder steht eine Klappe in frontaler Ebene, in der Aorta am hinteren Rand, in der Arteria pulmonalis am vorderen Rand des Gefäßes (18). Diese Stellung erklärt sich aus der Entwickelung (1. Abt. S. 191, 212).

Die Semilunarklappen werden durch den Blutdruck, welcher während der Diastole der Ventrikel in den abgehenden Arterien herrscht, gebläht, sie legen sich aneinander und hindern dadurch den Rückfluß des Blutes in die Kammern. An der Stelle, an welcher die drei Klappen in der Mitte des Arterienrohres zusammentreffen, würde beim Klappenschluß eine kleine Öffnung übrig bleiben, wenn nicht die Noduli vorhanden wären, welche den vollständigen Verschluß bewirken. Daß die Tätigkeit der Semilunarklappen ohne Muskelwirkung zustande kommt, wird dadurch bewiesen, daß der Druck einer in den Arterien enthaltenen Flüssigkeitssäule auch am toten Herzen die Klappe entfaltet und den Zugang hermetisch abschließt.

Zwischen den Befestigungen der Klappen an der Arterienwand wird die letztere durch die Stauung des Blutes in den Taschen bauchig hervorgetrieben. Die Erweiterungen werden Sinus (Valsalvae) genannt und an jeder Arterie ein rechter und ein linker, an der Aorta noch ein hinterer, an der Arteria pulmonalis ein vorderer unterschieden (58).

Ihrer Struktur nach bestehen die Semilunarklappen aus Bindegewebe mit elastischen Fasern, welches man in eine Anzahl von Schichten zerlegen kann. Sie setzen sich aus dem Bindegewebe der Ventrikel- und Arterienwand fort. Verdickungen, welche an den Ansatzstellen der Klappen in höherem Alter vorkommen, bestehen im wesentlichen aus Fett.

Varietäten. Unregelmäßigkeiten in der Ausbildung der einzelnen Zipfel der Atrioventrikularklappen sind etwas häufig Vorkommendes. Auch an den Semilunarklappen der Arterien wird manchmal eine Vermehrung oder Verminderung beobachtet, öfter an den Klappen der Arteria pulmonalis, wie an denen der Aorta.

Die Struktur der Herzwand.

Seiner Struktur nach besteht das Herz aus Endocardium, Myocardium und Epicardium.

1. Endocardium. Dasselbe ist die Membran, welche die Binnenräume des Herzens auskleidet. Es besitzt eine glatte und glänzende Oberfläche und wechselt in seiner Dicke. Wo es dünn ist, schimmert die Muskulatur durch, wo es dicker wird, erscheint es opak und von weißlicher Farbe. Besonders dick ist es im linken Vorhof, in den Ventrikeln ist es im Ausströmungsteil stärker als im Einströmungsteil. Das Endocardium ist mit der Unterlage fest verbunden, seinem Bau nach besteht es aus dem niedersten Plattenepithel, welches das gesamte Gefäßsystem auskleidet, ferner einer Membrana propria und einer subendocardialen Schichte. In der Propria findet man zahlreiche elastische Fasern und gefensterte Häute, wie in der Intima der Gefäße (1. Abt. S. 105), auch glatte Muskeln sind in sie eingelagert, besonders zahlreich im Ausströmungsteil der linken Kammer. Die subendocardiale Schicht ist kollagen und enthält Gefäße, welche der Propria fehlen.

Man hat, was sehr naheliegend ist, das Endocardium mit der Wand der Blutgefäße zusammengestellt, doch ist noch nicht vollständig klar, mit welchen Schichten derselben es homolog ist (Tandler 1913).

2. Myocardium. Die feinere Struktur des Herzmuskels ist aus der ersten Abteilung S. 73 f. bekannt.

Von besonderer physiologischer Bedeutung ist es, daß die Muskulatur der Vorhöfe und der Kammern mit Ausnahme des Reizleitungssystemes (s. unten) völlig voneinander getrennt sind. Die Muskulatur der Vorhöfe (18) besteht aus zwei Schichten, einer oberflächlichen, welche den beiden gemeinsam ist, und einer tieferen, welche jedem derselben allein angehört. In der ersteren erstreckt sich ein kräftiger Zug in horizontaler Richtung von einem Herzohr zum anderen, Fasciculus interauricularis horizontalis (18), indem er zwischen den Mündungen der Vena cava superior und der Lungenvenen einerseits und der Aorta andererseits verläuft. Ein zweiter Zug steigt steiler auf, verläuft über die Vorderfläche des linken Vorhofes und gelangt zwischen den Lungenvenen beider Seiten auf dessen Rückfläche und von da bis zum Septum, zum Teil auch zum rechten Vorhof.

Kürzere Fasern, welche auf die Wände jedes der beiden Vorhöfe beschränkt sind, entspringen größtenteils von den Faserringen und verlaufen in verschiedenen Richtungen, wobei sie zum Teil schleifenförmig aus einem vertikalen in einen mehr horizontalen Verlauf umbiegen. Im rechten Vorhof sind im Zusammenhang mit den ihm eigentümlichen Einrichtungen einige besonders vortretende Züge vorhanden. Sie entspringen im wesentlichen am Trigonum fibrosum dextrum und von seiner nächsten Nachbarschaft. Ein Zug läuft aufwärts und sammelt sich schließlich in der Crista terminalis, in welcher man ihn bis zur Valvula venae cavae inferioris (Eustachii) verfolgen kann. Ein zweiter umgreift den Limbus fossae ovalis von vorne und oben her und sendet einen Zweig in das Tuberculum Loweri. Ein dritter umfaßt die Fossa ovalis von unten und strahlt in die Wand der Vena cava inferior aus (19).

Die beiden Herzohren besitzen außen Längsfasern, innen Ringfasern. Die Lungenvenen sind von zirkulären Fasern sphincterartig umgeben, die beiden Hohlvenen nicht.

Die Muskulatur der Ventrikel ist von verwickeltem Bau, doch kann man sagen, daß die an der äußeren Oberfläche liegenden Züge sich mit den weiter innen liegenden in ungefähr rechten Winkeln kreuzen, wobei es jedoch an Übergängen zwischen beiden nicht fehlt. Die Züge bilden aus Lamellen bestehende platte Ringe, welche Spalten zwischeneinander zeigen. Diese sind von plattem Epithel ausgekleidet und stehen mit den Lymphgefäßen der Oberfläche des Herzens in Zusammenhang.

Die oberflächlichste Schichte von Muskelfasern ist nur wenige Millimeter dick. Sie entspringt ringsum am Sulcus coronarius und verläuft in spiraligem Verlauf gegen die Herzspitze, an welcher sich die Fasern zum Herzwirbel, Vortex cordis, zusammenschieben (20). Dort biegen sie um und gelangen an die Innenfläche des linken Ventrikels, wo sie sich in dem Trabekelsystem an der Oberfläche der Scheidewand, zum Teil auch in den Papillarmuskeln verlieren.

Die Züge der darunter liegenden Schichten entspringen am Faserring, und zwar die der Wand der rechten Kammer angehörigen am hinteren Umfang. Sie biegen stumpfwinkelig gegen die Herzspitze ab, gelangen an die Innenseite des Ventrikels und enden im Trabekelsystem und in den Papillarmuskeln. Sie umgreifen den Conus arteriosus und bilden seine Wand. Die dem linken Ventrikel angehörigen Züge sind die stärksten von allen. Sie entspringen am vorderen Umfang des Faserringes, besonders am Trigonum sinistrum. Sie verlaufen an der Vorderseite der linken Kammer mehr oder minder steil abwärts und gelangen auf deren Rückseite; dort erreichen sie die Scheidewand und ziehen in ihr nach vorn. Nun teilen sie sich, um einerseits nach innen umzubiegen und in den vorderen Papillarmuskel aufzusteigen, andererseits gegen die hintere Wand der linken Kammer zu verlaufen und im hinteren Papillarmuskel zu endigen. Eine Anzahl von Fasern gelangt aufwärts ziehend zum Trigonum dextrum.

Die innersten Fasern beider Kammern besitzen einen steilabwärts gerichteten Verlauf (21).

Reizleitungssystem (22, 23). Die Muskulatur der Vorhöfe und Kammern ist, wie mehrfach erwähnt wurde, vollständig voneinander getrennt, mit Ausnahme des Atrioventrikularbündels[1]), welches zuerst von His jr. (1893) beschrieben wurde. Es dient der Überleitung des Kontraktionsreizes von den Atrien auf die Ventrikel. Es beginnt in der Vorhofsscheidewand als ein längsovaler Knoten[2]), Nodus atrioventricularis (Tawara 1906) von 0,6 mm größter Länge. Man findet ihn am leichtesten neben und unter der Mündung des Sinus coronarius am rechten Abhang des Trigonum fibrosum dextrum. Es geht einerseits allmählich in die Vorhofsmuskulatur über, andererseits geht von ihm ein geschlossener Faserzug aus, welcher nach dem Septum membranaceum hinläuft. Dort teilt er sich in zwei Schenkel, welche nach dem linken und rechten Ventrikel in der Art auseinander weichen, daß die Teilungsstelle auf dem oberen Rand der fleischigen Scheidewand gewissermaßen reitet. Der Schenkel des rechten Ventrikels ist ein rundliches Bündel, welches, bedeckt von einer oberflächlichen Lage von Muskelfasern, an der Scheidewand herabläuft, der Schenkel des linken Ventrikels ist ein ziemlich breites und dünnes Band, welches sich wieder in zwei Züge teilt. Sie liegen dicht unter dem Endocardium und verlieren sich im Trabekelsystem.

Seiner Struktur nach besteht der Knoten aus wirr durcheinander verlaufenden Muskelfasern. Das Bündel selbst besteht aus Fasern, welche sich an ihren Enden in eigentümliche graue gallertartige Fasern, die sogenannten Purkinjeschen Fäden, fortsetzen. Sie bestehen aus sehr viel Sarkoplasma und einer dünnen Rinde quer-

---

[1]) Hissches Bündel.
[2]) Tawarascher Knoten.

gestreifter Substanz. Die Bündel werden von Nervenfasern und Ganglienzellen
begleitet.

Ein zweiter Knoten von Muskelsubstanz, welchen man auch zum Reizleitungssystem zu
rechnen geneigt ist, wird von Keith und Flack beschrieben. Er liegt an der Grenze zwischen
dem ehemaligen Sinus und dem Vorhof und bedarf noch weiterer Untersuchung.

3. Epicardium. Dasselbe ist das viscerale Blatt des Herzbeutels. Es bedeckt
die äußere Oberfläche des ganzen Herzens und den Anfangsteil der großen Gefäße.
Das Epicard ist eine dünne, durchsichtige Bindegewebshaut, welche von dem niederen
Plattenepithel der serösen Höhlen bedeckt ist. Es ist der Muskeloberfläche fest aufgeheftet und es geht die subepicardiale Bindegewebsschichte direkt in das Bindegewebe zwischen den Muskellamellen über, so daß es nicht möglich ist, die Haut reinlich
von dem Myocard abzulösen. Das subepicardiale Gewebe enthält Fett, welches schon
beim Neugeborenen in Spuren vorhanden ist. Bei jüngeren Individuen folgt es hauptsächlich dem Verlauf der Gefäße, bei älteren breitet es sich weiter aus, zieht sich selbst
an den großen Gefäßen hinauf. Es kann sich zu großen vorragenden Massen an-
häufen.

Die Gefäße des Herzens werden weiter unten besprochen werden, die Nerven
sind bereits oben (S. 60) geschildert worden.

Herzbeutel, Pericardium.

Der Pericardialraum ist ein Teil der Auskleidung der im Anfang der Entwickelung
bestehenden großen Leibeshöhle. Er schließt sich in der Folge ab, wie dies in der
ersten Abteilung (S. 217) beschrieben wurde, und es ist dann das Epicardium das
viscerale, das Pericardium das parietale Blatt der Herzbeutelhöhle. Beide gehen an
gewissen Stellen durch Umschlagsfalten ineinander über.

Unter dem Namen Herzbeutel, Pericardium (57), wird nur das parietale Blatt
der serösen Membran verstanden; dasselbe besitzt eine kräftige Bindegewebsschichte
als Grundlage und umschließt das Herz, sowie ein mehr oder weniger großes Stück
der in dasselbe eintretenden oder es verlassenden Gefäße. Seine Flächen decken sich
mit denen des Herzens nicht genau, sondern es bleiben zwischen beiden an mehreren
Stellen, besonders an der Zwerchfellfläche und in der Umgebung der großen Gefäße
der Herzbasis, kleine Räume, welche von einer geringen Menge seröser Flüssigkeit,
Liquor pericardii, ausgefüllt werden.

Die äußere Form des Herzbeutels ist die eines schiefen Kegels mit einer rechten
steilen und einer linken geneigten Seitenfläche. Mit der Basis ruht er auf dem Centrum
tendineum und einem schmalen Saum der links angrenzenden Muskulatur des Zwerchfelles, mit welchem er durch lockeres Bindegewebe verbunden ist. Die Spitze befestigt sich an der Aorta ascendens und es geht dort seine Membran in die Adventitia
der Arterie über. Zu beiden Seiten grenzt der Herzbeutel an die mediastinale Fläche
der Pleura und ist mit ihr durch eingeschobenes lockeres Bindegewebe verbunden.
Nach hinten liegt er auf dem Mediastinum und ist dort mit dem Ösophagus und der
Aorta descendens durch lockeres Bindegewebe verbunden. Vorne wird er von den
Lungen und der Pleura gedeckt, nur mit einer wenig ausgedehnten Fläche liegt er dem
unteren Teil des Körpers des Brustbeines und den Ansätzen der Knorpel der fünften
und sechsten Rippe an.

Die Umschlagsstellen des Pericardiums in das Endocardium, also des parietalen Blattes in das viscerale der Serosa, befinden sich in der Umgebung der Mündungen

der großen Gefäße. In der ersten Zeit der Entwickelung waren einerseits die einmündenden Venen, andererseits die austretenden Arterien von je einer besonderen Scheide der Serosa überzogen. Auch im ausgebildeten Zustand werden noch immer Aorta und Arteria pulmonalis von einer gemeinsamen Hülle umgeben, und das gleiche ist der Fall bei den sämtlichen Venen. Beide Abteilungen sind durch eine quere Spalte, durch welche man den Finger stecken kann, Sinus transversus pericardii, voneinander getrennt.

Was zuerst die Arterienabteilung betrifft, so findet sich der Umschlag am vorderen Umfang der Aorta ascendens ziemlich hoch oben, nicht sehr weit vom Abgang der Arteria anonyma entfernt. Der Umschlag springt von ihr beiderseits auf die Arteria pulmonalis über, wo er sich dort befindet, wo sie in ihre Äste zerfallen will. Der Raum zwischen den beiden großen Arterien ist ohne Pericardialüberzug, nur von lockerem Bindegewebe erfüllt. Das Ligamentum arteriosum (Botalli) wird das eine Mal noch in den Pericardialsack einbezogen, das andere Mal nicht. Von der Rückseite der Arterien geht am Boden und an der Decke des Sinus transversus pericardii der Umschlag auf die Venen über, links auf die Vena pulmonalis sinistra superior, rechts auf die Vena cava superior (*10, 11*).

Die Venenabteilung zeigt den Umschlag an den einzelnen Venen teils nahe an ihrer Mündung, teils weiter auf das Gefäß hinaufgerückt. Die Vena cava inferior ist nur mit einem ganz geringen Teil ihrer Wand in den Pericardialsack einbezogen, die Vena cava superior mit einem größeren, ebenso die rechten Lungenvenen, während sich die Umschlagsstelle an den linken dicht an ihrem Eintritt in den Vorhof befindet. Von der Vena cava superior aus teilt sich die Ansatzstelle des Pericards an das Herz in zwei Teile. Die eine Linie geht hinter der Arteria pulmonalis in der Hinterwand des Sinus transversus pericardii über die Vorhofswand zu den beiden linken Lungenvenen, welche, jede für sich, umschlossen werden, die andere steigt vertikalabwärts und umfaßt die rechten Lungenvenen und die Vena cava inferior.

Fibröse Züge von bald größerer, bald geringerer Festigkeit verlaufen innerhalb des lockeren Bindegewebes des vorderen und hinteren Mediastinums; es strahlen solche von der Fascia praevertebralis aus in das Pericard ein, auch ist dasselbe mit dem Brustbein durch stärkere oder schwächere Bindegewebsbündel, Ligamenta sternopericardiaca, verbunden.

Praktische Bemerkungen. Entzündliche Veränderungen, welche das Endocard während der Fetalzeit erleidet, können Störungen verschiedener Art in der Ausbildung des Herzens selbst und der von ihm abgehenden großen Gefäße hervorrufen. Als Entwickelungshemmungen sind Defekte in der Ausbildung der Scheidewände anzusehen.

Alle Bauelemente des Herzens können gesondert oder kombiniert erkranken: das Endocard, das Myocard, das Pericard, die Gefäße, die Nerven. Bei der innigen Verbindung aller Teile ist es leicht zu verstehen, daß Affektionen von dem einen derselben auf den oder die anderen übergreifen. Was das Endocard anlangt, so sind bei ihm die in das Innere der Herzräume vorspringenden Klappen gefährdet, sowohl die Atrioventrikularklappen, wie die Semilunarklappen. An sie können sich im Blut kreisende Mikroorganismen ansetzen und eine Entzündung hervorrufen, auch andere im Blut befindliche Schädlichkeiten können sich in gleicher Weise betätigen. Die Klappen verdicken sich, besonders an ihren freien Rändern, sie werden sklerotisch, verkalken vielleicht. Dadurch wird ihr regelmäßiger Schluß beeinträchtigt und es entstehen Kreislaufsstörungen, welche sich bei der Auskultation durch abnorme Geräusche kundgeben (Klappenfehler). Der Herzmuskel kann wie jeder andere Muskel übermüdet und geschwächt werden, wie dies bei Überanstrengung infolge von übertriebenen Marsch- und Sportleistungen oft der Fall ist. Er genügt dann nicht mehr den an ihn gestellten Anforderungen, es entsteht Insuffizienz. Auch starke Durchwachsung mit Fett (Fettherz) schädigt seine Tätigkeit. Bei habituellem Genuß von großen Quantitäten alkoholischer Flüssigkeiten, sieht man durch die starken Anforderungen, welche an die Herzkraft gestellt werden, einerseits eine Dilatation, andererseits eine Hypertrophie eintreten (Bierherz). Hypertrophie besteht bei starker Inanspruchnahme des Organs, ebenso wie sich andere Muskeln durch gesteigerte Tätigkeit kräftigen; so findet man sie z. B. an der einen oder anderen Abteilung bei Klappenfehlern, weil der Herzmuskel durch erhöhte Anstrengung die gestörte Zirkulation wieder herzustellen sucht.

Pericarditis, eine Entzündung der Wände des serösen Pericardialraumes, bewirkt eine mehr oder weniger starke Vermehrung des Liquor pericardii. Es kann im Verlauf der Erkrankung zu Verwachsungen zwischen parietaler und visceraler Oberfläche der Serosa kommen.

Eine schwere Erkrankung stellt die Sklerose, eventuell Verkalkung der Arterien des Herzens dar, da sie auf die Ernährung des Myocards schädigend einwirkt.

Störungen im Rhythmus der Herzbewegung können durch Muskelerkrankung hervorgerufen werden, sie können aber auch auf nervöser Ursache beruhen.

Bei der Diagnose der Herzkrankheiten spielt die Auskultation der Herztöne, das heißt also der Tätigkeit des Klappenapparates, eine große Rolle. Nur die Klappen des rechten Herzens können an der Stelle auskultiert werden, wo sie wirklich liegen, die Tricuspidalis in der Medianlinie in der Höhe des fünften Rippenknorpels, die Klappen der Arteria pulmonalis im zweiten linken Interkostalraum dicht neben dem linken Sternalrand. Die Klappen des linken Herzens sind zu sehr in die Tiefe gerückt, um direkt untersucht zu werden. Man bedient sich zu ihrer Auskultation des fortgeleiteten Schalles mit bestem Erfolg und auskultiert die Mitralklappe am Ort des Spitzenstoßes, die Aortenklappen über der Arterie selbst im zweiten rechten Interkostalraum dicht neben dem Brustbein.

B. Blutgefäße.   Allgemeines.

Man teilt die Blutgefäße in Schlagadern, Arteriae[1]), Haargefäße, Vasa capillaria[2]) und Blutadern, Venae[3]) ein. Von ihnen sind die Kapillaren diejenigen Gefäße, welche durch Säfte- und Gasumtausch den Stoffwechsel der versorgten Teile direkt vermitteln; sie wurden daher bereits bei der Betrachtung der einzelnen Organe besprochen. Die Arterien und Venen sind dagegen lediglich Zu- und Abflußröhren, mit dem Röhrennetz einerseits der Wasserleitung, andererseits der Kanalisation einer Stadt vergleichbar. Sie allein stellen den Gegenstand der Gefäßlehre dar.

Die Teile des Körpers werden mit wenigen Ausnahmen direkt vom Blut ernährt, weshalb die Blutgefäße auch überall hingelangen. Dabei hängen diese in ihrer Ausbildung gänzlich von der Ausbildung der von ihnen versorgten Organe und Systeme ab. Verändert sich ein Organ im Laufe der phylogenetischen oder ontogenetischen Entwickelung in seiner Masse, dann spiegelt sich dies in dem Verhalten seiner Blutgefäße, welche einerseits verkümmern, andererseits sich mächtig entwickeln können. Auch wenn ein Organ einen Funktionswechsel erleidet, passen sich die Gefäße den neuen Verhältnissen sogleich an. Selbst pathologischen Veränderungen der Organe folgen sie, wenigstens in ihren feineren Verzweigungen, indem sie einmal zurückgehen, ein andermal sich ausdehnen und vermehren.

Naheliegend ist das Beispiel von den drei bei der Entwickelung aufeinander folgenden Kreisläufen (1. Abt. S. 157, 160, 211, 243). Der Dotterkreislauf ist in der Hauptsache dazu bestimmt, die anfangs relativ sehr große Nabelblase zu versorgen. Mit deren Rückgang und dem Heranwachsen der Allantois wird der zweite, der Placentarkreislauf, welcher bis dahin nur in seinen Anfängen vorhanden war, immer ausgedehnter, während die Gefäße des Dotterkreislaufes zurücktreten; und erscheint

---

[1]) Von ἀήρ Luft und τηρέω enthalten, weil man vor dem Bekanntwerden des Kreislaufes meinte, die Arterien, welche nach dem Tod meist leer sind, enthielten Luft.

[2]) Von Capilli, Haare.

[3]) Die Abstammung des Namens ist unsicher.

dann mit der Geburt der definitive Kreislauf, dann veröden die Hauptgefäße des Placentarkreislaufes oder werden anderen Zwecken nutzbar gemacht.

Im ausgebildeten Organismus wird sich nach dem Gesagten die Gefäßverteilung dem Gesamtbauplan eng anschließen müssen. Eine große Arterie und zwei Venen findet man für den Stamm und je eine Arterie und Vene für jede der vier Extremitäten bestimmt. Am Stamm besteht eine scharfe Trennung der Gefäßgebiete für den Inhalt seiner Höhlen und für deren Wand. Von den in den Höhlen liegenden Organen stellt jedes einen in sich geschlossenen Bezirk dar, nur der lange Darmtractus weist ihrer mehrere auf. Die Körperwand bekommt ihrem Bau entsprechend segmentale Gefäße, welche besonders an Brust, Bauch und Becken, ganz ebenso wie beim Skelet und den Nerven ihre Anordnung sehr deutlich zeigen. Sie senden ihre Äste, ebenfalls in segmentaler Folge, an den Rücken und den Wirbelkanal, sowie an die Seite und die Vorderfläche des Rumpfes. An Hals und Kopf spielen die beim Fetus vorhandenen Kiemenbogen eine ausschlaggebende Rolle, indem ihre Arterien mit geringen Ausnahmen alles versorgen.

Die Ernährungsgebiete sind in der Frühzeit der Entwickelung einfacher und umfassender, im Laufe der Ausbildung werden sie komplizierter und lösen sich oft in eine mehr oder weniger große Zahl kleinerer Gefäßbezirke auf, von welchen nun jeder eine Arterie erhält und eine oder zwei Venen abgibt.

Verlauf. Als Regel kann man betrachten, daß die Blutgefäße den kürzesten Weg zu ihrem Endbezirk hin und von ihm zurück einschlagen. Zahlreiche Ausnahmen werden dadurch hervorgerufen, daß beim Wachstum des ganzen Körpers manche seiner einzelnen Teile ihre gegenseitige Lage ändern, daß manche auch in sich selbst Verschiebungen erleiden. Dabei werden die Gefäße, soweit sie schon ihre Endbezirke erreicht haben, mitgenommen, so daß sie nun eine längere oder kürzere Strecke gebogen, geschlängelt, spiralig gewunden zu durchlaufen genötigt sind.

Die zusammengehörigen Arterien, Venen und Lymphgefäße, welchen sich meist auch noch Nerven zugesellen, verlaufen an sehr vielen Stellen miteinander, wobei sie durch Bindegewebe, welches sie als Gefäßscheide, Vagina vasorum, umgibt, zu einem Bündel vereinigt werden.

Verzweigung. Dieselbe ist im allgemeinen eine dendritische, und zwar entweder in monopodischer Art, indem dünnere Zweige aus einem Hauptstamm abgehen (z. B. Abgang der Arteriae intercostales aus der Aorta), oder in dichotomischer Art, indem ein Gefäß in zwei gleichwertige Zweige zerfällt (z. B. Arteria carotis externa und interna). Die dünneren aus dem Stamm abgehenden oder ihn erreichenden Zweige nennt man Seitenäste, Vasa collateralia, findet eine gleichwertige Teilung statt, dann spricht man, wenigstens bei den Arterien, von Endästen, Rami terminales. Zahlreiche Ausnahmen werden beobachtet, wenn die Eigenart eines Organs oder einer Körperstelle dies verlangt. So kommt es z. B. in der Milz vor, daß die kleinen Arterien pinselförmig in eine größere Anzahl von Zweigen zerfallen (4. Abt. S. 213).

Anastomosen. Die einzelnen Gefäßbezirke sind durchaus nicht scharf voneinander getrennt, sie hängen vielmehr durch den ganzen Körper hindurch miteinander zusammen; auch die einzelnen Zweige eines und desselben Bezirkes anastomosieren miteinander. Man findet die Anastomosen um so reichlicher, je feiner die Gefäßzweige werden. Es kann durch sie eine Ausgleichung der Zirkulation stattfinden, und ist der Blutstrom in dem einen Gefäß behindert, so kann er durch ein anderes geleitet werden. Die regelmäßige Ernährung der Körperteile wird dadurch unter allen Umständen gewährleistet. Selbst gänzliche Ausschaltung größerer Gefäße, wie sie bei Verletzungen und Unterbindungen vorkommt, schadet in den meisten Fällen nichts; die anastomotischen Verbindungen der Kollateraläste dehnen sich aus und übernehmen ihrerseits den Transport der nötigen Blutmenge (Kollateralkreislauf). Bei Durchtrennung von Arterien kommt es sogar nicht selten vor, daß der Kollateralkreislauf das Blut auch rückwärts durch das peripherische Ende des Gefäßes ausfließen läßt, so daß man genötigt ist, auch dieses zu unterbinden. Die Anastomosen können bestimmte Formen annehmen, sie können flächenhaft ausgebreitet sein (Gefäßnetz, Rete vasculosum), sie können sich auch in allen Dimensionen des Raumes verbreiten (Gefäßgeflecht, Plexus vasculosus). Die Netze sind vielfach den Arterien, die Geflechte besonders den Venen eigen.

Endarterien [1]). Dieselben sind eine wichtige Ausnahme von der Regel, indem es Gefäßbezirke gibt, welche der Anastomosen mit angrenzenden Bezirken entbehren. Sie lösen sich in ein für sich bestehendes Netz auf, welches sich wieder in einer ihnen allein angehörigen Vene sammelt (Milz, Gehirnbasis, Auge, Ohr). Zirkulationsstörungen, welche durch den Verschluß einer solchen Gefäßbahn hervorgerufen werden, können nicht durch Mithilfe benachbarter Bezirke ausgeglichen werden, das versorgte Gewebsgebiet stirbt ab.

Kavernöse Körper, Wundernetze, derivatorischer Apparat. Wie schon mehrfach erwähnt wurde, vollzieht sich der Kreislauf in der Art, daß die Arterien das Blut in die Kapillargefäße bringen und daß es aus diesen durch die Venen zum Herzen zurückkehrt. Von dieser Regel gibt es einige Ausnahmen. Zuerst ist an die kavernösen Körper zu erinnern (4. Abt. S. 163), in welchen das Kapillarsystem durch große Bluträume (Cavernae corporum cavernosorum) ersetzt wird. Als Wundernetze, Retia mirabilia, bezeichnet man Gefäßbüschel, welche durch plötzliches Zerfallen eines Stammes in feine, anastomosierende Äste entstehen, die sich dann wieder zu einem Gefäß der ursprünglichen Qualität sammeln: also Arterie, Netz, Arterie. In der Tierreihe weiter verbreitet, findet man sie beim Menschen nur im Kapillarsystem der Niere. Doch könnte man wohl daran denken, auch den Leberkreislauf mit den Wundernetzen zusammenzustellen, wo aus einer Vene (Vena portae) ein Kapillarnetz hervorgeht, welches sich auf der anderen Seite wieder zu Venen (Venae hepaticae) sammelt. Als derivatorischen Apparat bezeichnet man ein Verhalten, bei welchem unter Fehlen eines Kapillarnetzes Arterien direkt in Venen übergehen (Finger, Zehen, kavernöse Körper). Seinen Namen hat der Apparat davon erhalten, daß man sich vorstellt, ein Überschuß zuströmenden Blutes würde sogleich direkt den Venen zugeführt.

Lage der Gefäße. Im Anschluß an die frühe Entwickelungszeit liegen die größten Gefäße des Rumpfes in der Tiefe vor der Wirbelsäule; auch an den Körperwänden liegen sie in der Tiefe, wodurch sie vor Schädigungen tunlichst geschützt sind. An den Extremitäten ist es nicht anders. Man findet bei ihnen die Gefäßbündel an der medialen Seite, an den Gelenken durchweg an der Beugeseite. An den fleischigen Teilen der Extremitäten sind sie von Muskeln bedeckt und geschützt und nur in der Nähe der Gelenke treten sie regelmäßig auf kurze Strecken mehr oder minder nahe an die Oberfläche.

Varietäten sind im Verlauf der Blutgefäße überaus häufig. Eine große Zahl derselben beruht darauf, daß sich ein sonst untergeordneter anastomotischer Zweig

---

[1]) Nicht zu verwechseln mit Endästen der Arterien.

zum Hauptstamm ausgebildet hat, neben welchem das normale Hauptgefäß zur Rolle eines anastomotischen Astes herabsinkt, vielleicht sogar vollständig verschwindet. Daneben findet man auch vollständiges Fehlen oder überzähliges Vorhandensein von Gefäßen vor, wobei oft eine Erklärung durch die vergleichende Anatomie oder Entwickelungsgeschichte möglich ist. Ferner sei erwähnt, daß eine Teilung von Gefäßen, welche früher oder später wie gewöhnlich stattfindet, gar nicht selten beobachtet wird, auch eine Verschiebung des Abganges kollateraler Äste in proximaler oder distaler Richtung ist häufig.

Benennung. Meist wird der schwächere Ast als Seitenast angesehen und bekommt demgemäß einen eigenen Namen. Bei einer Teilung in zwei nahezu gleichstarke Äste (Endäste) pflegen beide einen neuen Namen zu erhalten. Willkürlichkeiten, welche zumeist auf historische Gründe zurückzuführen sind, fehlen nicht, es kommt sogar vor, daß derselbe Gefäßstamm von Strecke zu Strecke seinen Namen ändert (Arteria subclavia, axillaris, brachialis).

Der histologische Bau der Gefäße wurde in der ersten Abteilung (S. 103 ff.) besprochen. Hier sei nur nochmals daran erinnert, daß der Bau und die Stärke der Gefäßwand im einzelnen beträchtliche Modifikationen zeigt, je nach der physiologischen Inanspruchnahme und nach dem Lebensalter. Ferner ist nochmals hervorzuheben, daß Arterien sowohl wie Venen als Taschenventile ausgebildete Klappen besitzen, die Arterien nur an ihrem Austritt aus den Herzkammern, die Venen in ihrem ganzen Verlauf.

Arterien.

Durch jeden Herzschlag wird in den Arterien eine Blutwelle erzeugt (Pulswelle), welche ihr Lumen erweitert. Die Erweiterung ist dem tastenden Finger an geeigneten Arterien als Erhebung (Pulsschlag) fühlbar, daher der Name Schlagadern. In ihrer Verästelung folgen die Arterien den mechanischen Gesetzen der Hydrodynamik, indem ihr Verlauf ein derartiger ist, daß die Verteilung des Blutes im Körper mit der geringsten Reibung, also mit dem geringsten Verlust an lebendiger Kraft vor sich geht (Roux 1878). Mit der Verästelung der Arterien pflegt die Abnahme ihres Kalibers gleichen Schritt zu halten und dem Kaliber ist im allgemeinen, freilich nicht ohne zahlreiche Ausnahmen, die Mächtigkeit der Wand proportional. Die Summe der Querschnitte aller Teilungsäste ist größer als diejenige des Stammes, so daß man sich die Form der Arterienstämme mit allen ihren Ästen zusammengenommen als ein konisches Rohr vorstellen kann, dessen enge Anfangsöffnung dem Herzen, dessen weiter Ausgang der Peripherie zugewendet ist. Durch dieses Verhalten wird die Schnelligkeit des Blutstromes stetig vermindert, etwa so wie ein Fluß durch eine Enge in einen See einmündet.

Die Belegung der Arterien mit besonderen Namen ist keine streng durchgeführte. Auch relativ stärkere Äste, welche gleichartige Gebilde, z. B. einen größeren Muskel versorgen, werden nicht besonders benannt und sinkt ihr Durchmesser unter etwa einen halben Millimeter herab, dann werden sie nur in solchen Fällen beschrieben und benannt, in welchen sie eine besondere Bedeutung haben (Arteria centralis retinae) oder durch ihre Beziehung zu Knochenkanälchen zur Namengebung auffordern.

Von der Stärke der Arterien seien folgende Zahlen (Henle, Vierordt) erwähnt: Der Durchmesser der Aorta ascendens beträgt 32 mm; der Durchmesser der Aorta descendens vor dem Abgang der beiden Arteriae iliacae communes nur noch 17 mm.

Der Durchmesser der Arteria anonyma ist 14, der der Arteria carotis communis etwa 8,5 mm, der Arteria iliaca communis etwa 11,5 mm.

Die übrigen Arterien können nach ihrem Durchmesser in folgende sechs Gruppen geordnet werden und es soll bei der Einzelbeschreibung für die wichtigsten Arterien jedesmal die Ordnungszahl (I—VI) beigefügt werden.

I. 8,5—8 mm Durchmesser. Beispiel: Carotis communis.
II. 6 ,, ,, ,, Brachialis.
III. 5 ,, ,, ,, Ulnaris.
IV. 3,4—3,5 ,, ,, ,, Lingualis.
V. 2,3—2,5 ,, ,, ,, Iliolumbalis.
VI. 1 ,, ,, ,, Circumflexa ilium superficialis.

Venen.

Den Venen fehlt die treibende Kraft des Herzens, welche sich im Kapillarsystem erschöpft; der in ihnen herrschende Druck ist daher sehr gering, er kann selbst negativ werden. Um trotzdem einen geregelten Abfluß des Blutes zum Herzen zu gewährleisten, sind verschiedene Einrichtungen vorhanden. Zuerst kommt in Betracht die Saugkraft des Thorax, welche während der Inspiration das Venenblut zwingt, in die Brusthöhle einzuströmen; sie macht sich bis in die Extremitäten hinein geltend. Sodann dient der Fortbewegung die Anordnung der Venenklappen und endlich ist die relative Vervielfältigung und die Weite der venösen Gefäße von Bedeutung.

Durch die Klappen, welche taschenventilartig in das Lumen der Venen vorspringen (*9*), wird der mechanische Druck, welcher von außen her auf viele Venen wirkt, der Fortbewegung ihres Inhaltes nach dem Herzen zu nutzbar gemacht, da durch ihre Stellung das Blut gezwungen wird, in zentripetaler Richtung auszuweichen. Hieraus ergibt sich zugleich das Gesetz der Verteilung der Klappen, die nur da von Nutzen sein können, wo die Gefäße einer Kompression durch äußere Einwirkung, durch Kontraktion von Muskeln oder Spannung von Fascien ausgesetzt sind. Sie fehlen oder sind sehr spärlich in den Venen der Körperhöhlen und stehen am dichtesten in den Haut- und tiefen Venen der Extremitäten.

In den feinen Ästen sind die Klappen einfach, auch in stärkeren findet man einfache Klappen an den Mündungsstellen von Kollateralästen. Im übrigen sind sie in den stärkeren Venen meist paarig, selten dreifach. Sie nehmen von der Fetalzeit an Zahl ab und zeigen sich in höherem Alter an vielen Stellen insuffizient.

Der Druck, welcher die Klappen zur Entfaltung bringt, lastet auch auf der Venenwand, an welcher sie angeheftet sind, und da dieselbe dünn und nicht sehr widerstandskräftig ist, erfährt sie eine rundliche Ausbauchung (Sinus valvulae). Eine gefüllte Vene gewinnt dadurch ein sozusagen knorriges Aussehen (*8*).

Da die Klappen dem Blut seinen Weg anweisen, kann es auch in Anastomosen nicht bald nach der einen, bald nach der anderen Seite strömen, wie es in Anastomosen der Arterien der Fall ist. In denen zwischen tiefen und oberflächlichen Venen widersetzen sie sich einem Rückfluß von außen nach innen. In längeren Verbindungsästen pflegt sich ein Indifferenzpunkt zu finden, von welchem aus das Blut durch die Klappen nach entgegengesetzten Seiten gelenkt wird.

Die Gesamtweite des venösen Stromgebietes ist vielleicht doppelt so groß wie die des arteriellen. Sie wird durch verschiedene Ursachen bedingt. 1. Sind die Venen an sich weiter als die zugehörigen Arterien und besitzen überdies noch eine erhebliche Erweiterungsfähigkeit. 2. Sind sehr viele der kleineren Venen, welche die Arterien begleiten [1] (Venae comitantes) doppelt; besonders ist dies der Fall an den Extremitäten, aber auch an einer Reihe von Rumpfgefäßen. 3. Bieten die Hautvenen, welche nicht an Arterien angeschlossen sind, Gelegenheit zum Ausweichen des Blutes aus den tieferen Bahnen in die oberflächlichen. 4. Sind auch die zahlreichen Anastomosen zu erwähnen, welche sich stellenweise bis zur Bildung mehr oder minder dichter Geflechte (Plexus venosi S. 84) häufen.

I. Lungenkreislauf.

Arteria pulmonalis.

Sie geht aus dem Conus arteriosus des rechten Ventrikels hervor, gegen welchen sie durch die Semilunarklappen (S. 77) abgeschlossen werden kann. Die Arterie steigt vor der Aorta nach links auf und teilt sich in einen rechten und linken Ast, welche fast rechtwinkelig zum Stamm und in fast horizontaler Richtung auseinander gehen, um den nahegelegenen Hilus der Lunge zu erreichen und ihm das venöse aus dem Körper zurückkehrende Blut zuzuführen (*10, 11*).

An der Teilungsstelle springt in das Lumen der Arterie eine halbmondförmige Falte der Wand vor [2].

Der längere und etwas stärkere rechte Ast geht unter dem Aortenbogen und hinter der oberen Hohlvene durch, der kürzere und etwas schwächere linke vor dem Anfang der Aorta descendens zur Lunge. Der rechte Ast zerfällt direkt oder indirekt in drei, der linke in zwei Zweige, welche sich den großen Bronchien ihrer Lunge anschließen (4. Abt. S. 128).

Von dem Teilungswinkel geht, in der Flucht des Stammes, ein platt zylindrisches Band, Ligamentum arteriosum (*10*), zur unteren Wand der Aorta, an die es sich etwas nach links vom Ursprung der Arteria subclavia ansetzt. Das Ligamentum arteriosum ist der obliterierte Rest des Ductus arteriosus (Botalli) (1. Abt. S. 212), eines Ganges, welcher bis zum Eintritt der Lungenatmung wegsam war. Er hat während der Fetalzeit die wichtige Funktion des Foramen ovale zu ergänzen, welches, wie bekannt, einen Teil des in den rechten Vorhof gelangten Blutes in das linke Herz und von da zur Aorta leitet. Der übrige Teil des Blutes fließt durch den rechten Ventrikel in die Arteria pulmonalis. Von ihm aus wird nur ein kleiner zur Ernährung der Lungensubstanz ausreichender Teil diesen durch die Arteria pulmonalis zugeführt, der Rest gelangt durch Vermittelung des Ductus arteriosus in die Aorta, in welche derselbe in spitzem Winkel einmündet. Sobald die Lungen bei der Geburt in Tätigkeit treten, strömt ihnen die Hauptmasse des Blutes zu, das Foramen ovale wird nicht mehr benutzt, der Ductus arteriosus beginnt schon in den ersten Tagen nach der Geburt durch einwucherndes Bindegewebe sich zu verengern, er verödet und verwandelt sich in einen bindegewebigen Strang, in welchem sich nur selten ein enges Lumen erhält. In der Regel geht der Verschluß des Ductus arteriosus dem des Foramen ovale voraus.

Venae pulmonales.

Die klappenlosen Gefäße führen das in den Lungen arteriell gewordene Blut in den linken Vorhof. Jederseits sind es zwei Stämme, ein oberer und ein unterer,

---

[1]) Satellitische Venen.
[2]) Carina arteriae pulmonalis. (Sclavunos.)

welche in fast genau transversaler Richtung den kurzen Weg vom Hilus der Lunge
zum linken Vorhof zurücklegen (*11*). Die rechten Lungenvenen verlaufen unter der
rechten Lungenarterie und hinter der oberen Hohlvene und kreuzen den rechten Vorhof;
die linken Lungenvenen erreichen ihr Ende vor der Aorta descendens. Sie treten
fast unmittelbar nach dem Verlassen der Lungen in den Herzbeutel ein. Im Inneren
der Lungen gibt es Anastomosen zwischen Lungen- und Bronchialvenen in großer
Zahl (4. Abt. S. 128), auch nach dem Austritt aus dem Hilus sind solche vorhanden.

Varietäten. Die Zahl der Lungenvenen ist vermindert oder vermehrt. Häufig kommt
eine Vena pulmonalis dextra media vor, welche sich von der oberen rechten Lungenvene
sondert.

II. Körperkreislauf.

Die Anordnung der Hauptstämme des Körperkreislaufes erklärt sich durch
die Betrachtung ihrer Entwickelung, von welcher in der ersten Abteilung S. 212 ff.
berichtet wurde.

Arteria aorta[1] (*58*).

Beim Embryo bildet die Arterie des vierten Kiemenbogens der linken Seite
die Fortsetzung der aus dem linken Ventrikel austretenden Aorta. Sie geht in bogenförmigem Verlauf in das Gefäß über, welches vor der Wirbelsäule gerade absteigend
bis zum Steißbein herabzieht. Man teilt die Aorta danach in drei Abteilungen, eine
aufsteigende, Aorta ascendens, eine bogenförmige, Arcus aortae, und eine absteigende, Aorta descendens.

Die absteigende Aorta teilt man wieder nach den Körperregionen, welche sie
durchläuft, in eine Brustaorta, Aorta thoracalis, und eine Bauchaorta, Aorta
abdominalis. In der Gegend des unteren Randes des vierten Bauchwirbels wird
sie durch Abgabe der Gefäße für die untere Körperhälfte plötzlich auf ein dünnes,
in der Aushöhlung des Kreuzbeines verlaufendes Stämmchen reduziert, welches man
nicht als Beckenaorta benennt, sondern mit dem Namen Arteria sacralis media
bezeichnet. Ihre beim Menschen so sehr geringe Stärke erklärt sich durch das Fehlen
eines freien Schweifes und die Verkümmerung aller an dem Aufbau eines solchen beteiligten Gebilde.

Die Aorta ascendens zeigt, unmittelbar nachdem sie den linken Ventrikel
verlassen hat, die oben erwähnten (S. 77) drei Sinus (Valsalvae), welche in Beziehung
zu den Semilunarklappen der Arterie stehen. Die Anschwellung, welche das Gefäß
durch sie im ganzen erfährt, bezeichnet man als Bulbus aortae. Aus ihnen entspringen die Herzarterien. Im weiteren Verlauf erleidet das aufsteigende Gefäß eine
spindelförmige Erweiterung durch eine Ausbuchtung der konvexen Wand, welche durch
den hier besonders hohen Druck der Blutsäule hervorgerufen wird; es ist dies eine
Lieblingsstelle der pathologischen Erweiterung des Gefäßes, des Aneurysma.

Der Beginn der aufsteigenden Aorta liegt hinter dem Brustbein in der Höhe
des dritten Interkostalraumes. Sie kreuzt die hintere Wand der Arteria pulmonalis,
welche dann an ihre linke Seite tritt. An ihrer rechten Seite findet man die Vena
cava superior. Von unten her legt sich das rechte Herzohr an sie an, an ihre hintere
Seite lehnt sich der linke Vorhof.

---

[1] Von *ἀείρω* heben, tragen. Die große Schlagader, an welcher das Herz hängt; seit
Aristoteles so benannt.

Der Arcus aortae beginnt dort, wo die Arterie aus dem Herzbeutel austritt. Da sie nach rechts hin aufsteigt, muß sich der Bogen nach hinten und links wenden, um an die linke Seite der Wirbelsäule zu kommen, an welche angeschlossen die Aorta descendens herabzieht. Aus der konkaven Seite des Bogens entspringen einige schwache Rami tracheales und bronchiales, aus der konvexen Seite dagegen drei große Stämme: Arteria anonyma, carotis sinistra und subclavia sinistra. Hinter diesen abgehenden Ästen setzt sich das erwähnte Ligamentum arteriosum in die Wand der Aorta fort. Das Stück des Gefäßes zwischen dem Abgang der Arteria subclavia sinistra und dem Ansatz des Ligamentum arteriosum ist verhältnismäßig eng. Die Stelle wird Isthmus aortae genannt (58). Die Verengerung erklärt sich daraus, daß während des Bestehens des Placentarkreislaufes gerade dieses Stück des Arterienrohres am wenigsten benutzt und ausgeweitet wird.

Aorta descendens. In der Gegend des dritten Brustwirbelkörpers geht der Bogen der Aorta in die absteigende Aorta über. Dieselbe geht hinter dem linken Bronchus an die linke Seite der Wirbelkörper angeschlossen herab, um allmählich auf deren vordere Fläche zu gelangen. Im unteren Teil der Brusthöhle wird sie von dem nach links herüberziehenden Ösophagus gekreuzt. Ist sie durch den Hiatus aorticus des Zwerchfelles in die Bauchhöhle gelangt, dann verläuft sie immer noch auf der Mitte der Wirbelkörper abwärts, wobei sich nach Maßgabe der abgehenden Äste ihr Kaliber allmählich etwas verringert. Mit dem Abgang der beiden sehr starken Arteriae iliacae communes wird sie plötzlich auf die oben erwähnte kleine Arteria sacralis media reduziert.

Die Aorta descendens gibt in Brust- und Bauchhöhle die segmentalen Äste zur Körperwand ab (Arteriae intercostales und lumbales) und versorgt in der Bauchhöhle die paarigen Eingeweide (Nieren, Nebennieren und Geschlechtsdrüsen) mit Zweigen, welche an ihren beiden Seiten abgehen; nur die Arterien für die Geschlechtsdrüsen rücken mehr auf ihre Vorderseite. Die Arterien für die unpaarigen Baucheingeweide (Darm und seine Anhangsdrüsen, Milz) verlassen die Aorta an ihrem vorderen Umfang.

Varietäten des Arcus aortae bestehen fast ausschließlich aus Entwickelungsanomalien der Kiemenbogenarterien. Es bleiben Strecken wegsam, welche sonst verschwinden und umgekehrt. Solche Varietäten sind im ganzen sehr selten, eine Anzahl derselben ist bald bei dieser, bald bei jener Tierform die Norm. — Von Ästen anderer Arterien, welche auf den Bogen gerückt sind, ist besonders die Arteria vertebralis hervorzuheben. Eine Arteria thyreoidea ima, welche normalerweise überhaupt nicht vorkommt, geht zuweilen vom Bogen ab.

Venae cavae.

Der Aorta stehen gegenüber die beiden Hohlvenen, Vena cava superior und inferior, welche, wie bekannt (S. 71), in den rechten Vorhof einmünden (58).

Die Vena cava superior bringt das Blut aus der oberen Körperhälfte. Sie setzt sich hinter dem Knorpel der ersten Rippe rechterseits aus den beiden Venae anonymae, dextra und sinistra, zusammen, deren Verbreitungsbezirk dem Bezirk der aus dem Bogen der Aorta entspringenden Arterien entspricht. Auf dem Weg nach dem Herzen nimmt sie noch die Vena azygos und einige kleine unbeständige Venen vom Pericard und Mediastinum auf, wodurch sie auch die Wand der Brusthöhle und die nicht unmittelbar zu den Brusteingeweiden gehörigen Teile des Brustinhaltes entleert. Sie ist 5—6 cm lang, ihr Endstück wird teilweise vom Herzbeutel überzogen.

Die Vena cava inferior sammelt das Blut aus der unteren Körperhälfte. Sie entsteht aus den beiden Venae iliacae communes. Ihr Anfang liegt auf der rechten Körperseite etwas unter der Bifurkation der Aorta in der Höhe des vierten Lendenwirbels. Im Aufsteigen hält sie sich an die rechte Seite der Bauchaorta, von welcher sie sich am hinteren Leberrand trennt. Sie liegt zuerst auf den Ursprüngen des rechten M. psoas, dann auf der rechten medialen Zacke des Lumbalteiles des Zwerchfelles. Sie wird vom unteren queren Teil des Duodenum, dann von dem Pancreas bedeckt, und ruht zuletzt, bevor sie das Foramen venae cavae des Zwerchfelles erreicht, mit dessen Rand sie fest verwachsen ist, in einer tiefen Furche der hinteren Leberfläche. In der Brusthöhle tritt sie sogleich in den Herzbeutel ein, ihr Verlauf innerhalb desselben bis zum rechten Vorhofe ist sehr kurz.

Durch die Venae iliacae communes nimmt die untere Hohlvene das Blut aus der unteren Extremität und dem Becken auf, in ihrem weiteren Verlauf senken sich die Gefäße ein, welche den paarigen Ästen der Aorta entsprechen, die Venen, welche das Blut aus den unpaarigen Ästen der Aorta bringen, tun dies nicht, sie vereinigen sich vielmehr zur Pfortader, Vena portae, welche das Blut in die Leber leitet. Erst die aus der Leber wieder austretenden starken Venae hepaticae gelangen in die Vena cava unmittelbar unter ihrem Eintritt in das Foramen venae cavae.

Varietäten. Es handelt sich bei ihnen um Anomalien der Entwickelung, über welche man in der 1. Abteilung (S. 214 f.) nachlesen wolle. Die Vena cava inferior mündet in die Vena azygos, statt in den Vorhof. Sie liegt im unteren Teil ihres Verlaufes links von der Aorta und es münden die Venae iliacae communes in die rechte oder linke Vena cardinalis, welche sich beträchtlich erweitert zeigt; dabei werden noch andere Gebiete beeinflußt, so besonders der Leberkreislauf. Bei Ansehnlichwerden der Vena hemiazygos wird auch der Ductus Cuvieri der gleichen Seite in die Varietätenbildung einbezogen.

Blutgefäße des Herzens (*12, 13*).

Arterien.

Die ersten Arterien, welche aus der Aorta entspringen, sind die beiden Kranzarterien, Arteriae coronariae cordis, dextra und sinistra (58). Die erstere entspringt aus dem vorderen Sinus, die letztere aus dem linken. Sie treten zu beiden Seiten der Arteria pulmonalis an der Vorderfläche des Herzens unter den Herzohren hervor und gelangen in den Sulcus coronarius. In ihm verläuft die rechte Kranzarterie auf die hintere Fläche und zieht nun in der hinteren Längsfurche entlang als Ramus descendens posterior zur Herzspitze. Die linke Kranzarterie teilt sich in zwei Äste, einen Ramus descendens anterior, welcher in der vorderen Vertikalfurche absteigt, und einen Ramus circumflexus, welcher unter dem linken Vorhof in der linken Horizontalfurche zur Rückseite gelangt. Beide Coronararterien schicken auf ihrem Weg kleine Zweige aufwärts zu den Atrien und von den Hauptstämmen ausgehende stärkere und schwächere Kollateraläste zu den Ventrikeln.

In den feinen Zweigen anastomosieren sämtliche Coronararterien untereinander (Jamin-H. Merkel 1907, Spalteholz-Hirsch 1907, A. Nußbaum 1912).

Varietäten. Der Ursprung der Kranzarterien steht höher oder tiefer als gewöhnlich. Die Ursprünge beider nähern sich einander, eine der beiden ist ein Ast der andern. Man findet die Kranzarterien vermehrt. Der Verlauf wechselt in den Einzelheiten sehr.

Venen.

Die Kranzvenen, Venae coronariae, sammeln sich mit geringen Ausnahmen im Sinus coronarius cordis, einem starken Gefäß, welches, in die Herzwand eingeschlossen, von der gestreiften Muskulatur der Atrien umgeben wird (13). Der Sinus ist der Rest der fetalen Vena cava superior sinistra (1. Abt. S. 214). In ihn setzt sich die Vena cordis magna fort, welche an der Vorderfläche der Herzspitze, wo sie mit den Venen der Rückfläche anastomosiert, beginnt. Sie steigt in der vorderen Vertikalfurche auf und geht dann im linken Teil der Coronarfurche weiter, um in den Sinus coronarius überzugehen. An der Grenze zwischen beiden findet man im Inneren des Gefäßes meist eine einfache oder doppelte Klappe. Die Kollateraläste, welche sich in die Vena magna ergießen, begleiten die Arterien in einfacher Zahl, ihre Einmündungen sind häufig mit einfachen Klappen versehen.

In den Sinus coronarius münden außerdem noch mehrere Venen. 1. Eine Vena posterior ventriculi sinistri, welche auf der Rückfläche des linken Ventrikels aufwärts zieht. 2. Eine Vena cordis media, in der hinteren Längsfurche aufsteigend. Sie mündet zuweilen selbständig neben dem Sinus coronarius in den Vorhof. 3. Eine Vena cordis parva. Sie entsteht aus Venen des rechten Herzens im hinteren Teil der rechten Coronarfurche und mündet in das Ende des Sinus coronarius oder neben ihm direkt in den Vorhof. 4. Eine Vena obliqua atrii sinistri (Marshalli) (13). Sie verläuft von oben links nach unten rechts über die hintere Wand des rechten Vorhofes und ergießt sich in den Sinus coronarius. Die Vene ist unscheinbar und würde nur wenig interessieren, wenn sie nicht, wie der Sinus, ein Rest der fetalen Vena cava sinistra wäre. Zuweilen verkümmert die an sich schon kleine Vene ganz und bleibt nur als ein Ligamentum venae cavae sinistrae übrig.

Venae cordis minimae endlich sind sehr kleine Gefäße, welche in der Muskulatur des Herzens entspringen und in eine der Herzhöhlen in den Foramina venarum minimarum (S. 73) münden, also nicht allein in den rechten Vorhof, sondern auch in den linken und die beiden Ventrikel. Sie folgen weder in bezug auf die Zahl noch auf den Sitz einer bestimmten Regel.

Varietäten. In seltenen Fällen findet man die normale Mündung des Sinus coronarius verschlossen; er mündet dann in die Vena anonyma sinistra. Die Vena cordis magna fehlt; die Vena cordis media mündet in den Vorhof oder beim Fehlen der magna in die Vena cava superior. Die Vena cordis parva fehlt sehr oft. Varietäten der kleineren Herzvenen sind nicht selten.

Blutgefäße von Hals und Kopf.

Hals und Kopf beziehen ihr Blut aus der Arteria carotis communis und Arteria subclavia, deren Bezirke sich aus der Entwickelung erklären. Die Carotis ist die Arterie für den Kopf, die Subclavia für die obere Extremität; beide teilen sich in die Versorgung des Halses. Das Gebiet der Carotis reicht herab bis zum Bereich des dritten Kiemenbogens, wobei ihre Äste eine Reihe von Umbildungen erfahren (1. Abt. S. 213), die Subclavia versorgt den kaudalwärts davon gelegenen Halsabschnitt. Eine scharfe Trennung der Bezirke besteht jedoch nicht und es greift die Subclavia weit nach oben über, sie sendet sogar einen wichtigen Ast bis in die Schädelhöhle hinein, wie sie sich auch andererseits an der Versorgung der Brustwand beteiligt.

Die Venen des Halses verhalten sich zwar im ganzen ähnlich, wie die Arterien, doch schließt sich ein Teil von ihnen diesen nicht an, sondern geht seine eigenen Wege. Bei den Venen des Kopfes ist dies in noch höherem Grade der Fall, wie bei denen des Halses, und man begegnet besonders in der Schädelhöhle ganz eigenartigen Verhältnissen.

I. Arterien.

Zuerst sei daran erinnert (S. 89), daß von der konkaven Seite des Aortenbogens ein paar feine Zweige, Rami tracheales und bronchiales, abgehen, welche zur Teilungsstelle der Trachea und den dieselbe umgebenden Bronchialdrüsen gelangen.

Von den Stämmen der konvexen Seite ist hervorzuheben, daß der Abgang der großen Stämme aus dem Bogen der Aorta ein unsymmetrischer ist (58), indem auf der rechten Seite ein einfacher Stamm, die Arteria anonyma, abgeht, welcher allerdings nur kurz ist und sich noch hinter dem Handgriff des Brustbeines in die Arteria subclavia und carotis communis dextra spaltet, während auf der linken Seite die beiden Arterien getrennt aus dem Aortenbogen hervorgehen. Diese auffallende Asymmetrie erklärt sich aus der Entwickelung. Die Arteria anonyma und das Anfangsstück der Arteria subclavia dextra auf der rechten Seite sind dem Bogen der Aorta auf der linken Seite gleichwertig, während links die Arteria subclavia von Anfang an ein Kollateralast der Aorta ist (1. Abt. S. 212, Fig. 223). Die drei Arterien entspringen bald dicht gedrängt, bald in weiteren Abständen voneinander. Hat sich die Arteria anonyma erst geteilt, dann ist der Verlauf der Subclavia und Carotis auf beiden Körperseiten symmetrisch, nur liegen die Gefäße der linken Seite wegen des schief nach rückwärts gerichteten Verlaufes des Aortenbogens anfänglich etwas tiefer, das heißt der Wirbelsäule näher, als die der rechten. Sie treten aus der oberen Brustapertur in das Gebiet des Halses über.

Varietäten im Ursprung der großen aus dem Aortenbogen entspringenden Stämme werden zuweilen beobachtet. Es kommen symmetrisch zwei Arteriae anonymae vor. Die Carotis sinistra rückt auf die Anonyma; es können sogar alle Arterien von einem einzigen Stamme abgegeben werden. Umgekehrt kann die Arteria anonyma ganz fehlen, so daß alle vier Stämme getrennt aus dem Aortenbogen entspringen; in solchen Fällen sieht man dann zuweilen, daß die Arteria subclavia dextra der letzte Ast auf der linken Seite ist und hinter der Speiseröhre nach der rechten Seite hin gelangt.

a) Arteria carotis[1]) communis.

Sie benützt den Hals nur als Durchgangsstation, ohne Äste abzugeben, und verläuft fast genau vertikal zur Seite der Luftröhre am Hals aufwärts bis zum oberen Rand des Kehlkopfes. Sie ist mit der begleitenden Vena jugularis und dem Nervus vagus zu einem Strang verbunden, über dessen Vorderseite der Ramus descendens des Nervus hypoglossus herabläuft, während der Grenzstrang des Nervus sympathicus, ohne nähere Verbindung mit ihr, auf der Wirbelsäule und ihren Muskeln festgeheftet, hinter ihr liegt (49, 50). Im unteren Teil des Halses ist der Gefäßstrang vom M. sternocleidomastoideus gedeckt. Da dieser Muskel nach oben hin schief zurückweicht, kommt der Strang in der Kehlkopfgegend über seinen vorderen Rand hervor (Regio carotidea) und liegt nun so oberflächlich, daß man den Puls der Arteria carotis communis und ihrer Fortsetzung, der Arteria carotis externa, leicht fühlen, bei magerem Hals sogar sehen kann. In der Höhe des oberen Kehlkopfrandes zerfällt die Arterie in ihre beiden fast gleich starken Endäste, Arteria carotis externa und interna. Im Teilungswinkel der Carotis communis oder in dessen nächster Nähe liegt das kleine Glomus caroticum (4. Abt. S. 208).

Varietäten. Der Ursprung der Carotiden beider Seiten rückt nahe zusammen, sie können selbst aus einem gemeinsamen Stamm entstehen (vgl. oben). Die Arterie kann sich stark

---

[1]) Von κάρος tiefer Schlaf, der durch Kompression oder Verstopfung der Carotiden entstehen soll (Guttmann).

schlängeln, sie kann sich bis vor die Trachea verschieben. Das Kaliber sinkt unter die Norm. Die Teilung rückt weiter hinauf oder herab als gewöhnlich; man hat sogar beobachtet, daß Carotis externa und interna direkt aus der Aorta entsprangen. Überzählige Äste: Arteriae coronariae cordis, vertebralis, thyreoidea inferior (Tierähnlichkeit), thyreoidea ima, thymica, pharyngea ascendens, thyreoidea superior.

Praktische Bemerkungen. Das lockere Bindegewebe in der Umgebung der Arteria carotis communis begünstigt Senkungen, welche bis in die Brusthöhle hinabgehen können. Eine vergrößerte Schilddrüse kann die Carotis zur Seite drängen. Bei Unterbindungen ist Nervus vagus und Ramus descendens nervi hypoglossi nur zu vermeiden, wenn man sich ganz dicht an die Arterie hält, der Nervus sympathicus ist nicht zu fürchten. An der gleichen Stelle wie die Carotis ist auch die Arteria thyreoidea superior zu erreichen.

b) Arteria carotis externa[1]) (II).

Sie versorgt den ganzen Kopf mit Ausnahme des Gehirnes, des Sehapparates und des inneren Ohres. Ferner versorgt sie die erwähnten Teile des Halses und die obersten Teile der Nackenmuskulatur.

Ihr Anfang liegt vor der Carotis interna und an deren medialer Seite, dann oberflächlicher wie sie. Zuerst wird sie gedeckt von der Vena facialis und ihren Ästen, dann von dem bogenförmig verlaufenden Nervus hypoglossus, höher oben von dem hinteren Bauch des M. digastricus und dem M. stylohyoideus. Vom Winkel des Unterkiefers aus geht sie am hinteren Rand dessen Astes in die Höhe bis zum Kiefergelenk, unter welchem sie sich in ihre Endäste teilt. Sie ist auf diesem Wege in die Substanz der Glandula parotis gleichsam eingegraben und bewirkt in deren Processus retromandibularis eine tiefe Furche.

Sie gibt drei vordere, drei hintere und zwei mediale Kollaterale ab.

Kurze Übersicht (*46, 24, 25*).

I. Vordere Äste.

Arteria thyreoidea superior.
> *Ramus hyoideus.*
> *Ramus sternocleidomastoideus.*
> *Arteria laryngea superior.*
> *Rami musculares.*
> *(Ramus cricothyreoideus).*

Die Versorgungsbezirke der Zweige sind in ihren Namen genannt.

Arteria lingualis.
> *(Arteria profunda linguae).*
> *Ramus hyoideus.*
> *Ramus dorsalis linguae.*
> *Arteria sublingualis.*
> Versorgt die Zunge.

Arteria maxillaris externa.
> *Arteria submentalis.*
> *Arteriae labiales.*
> *Arteria angularis.*
> Die Arterie für die oberflächlich gelegenen Mittelteile des Gesichtes.

---

[1]) Äußere Kopfarterie.

2. Hintere Äste.

          A r t e r i a   s t e r n o c l e i d o m a s t o i d e a.

          A r t e r i a   o c c i p i t a l i s. —

            Arterie für den Hinterkopf.

          A r t e r i a   a u r i c u l a r i s   p o s t e r i o r.

            Versorgt die Ohrmuschel und die angrenzende Seitenfläche des Kopfes.
Äste gelangen in die Hohlräume des Schläfenbeines.

3. Mediale Äste.

          A r t e r i a   p h a r y n g e a   a d s c e n d e n s.

          A r t e r i a   p a l a t i n a   a d s c e n d e n s.

4. Endäste.

          A r t e r i a   m a x i l l a r i s   i n t e r n a.

            Arterie für die tiefen Teile des Gesichtes.

               Arteria auricularis profunda.

               Arteria tympanica anterior.

               Arteria meningea media.

                 Für die harte Hirnhaut.

               Arteria alveolaris inferior.

               Arteriae temporales profundae.

               Arteria masseterica.

               Rami pterygoidei.

               Arteria buccinatoria.

               Arteriae alveolares superiores posteriores.

               Arteria infraorbitalis.

               Rami alveolares superiores anteriores.

               Arteria palatina descendens.

               Arteria sphenopalatina.

               Arteria pharyngea descendens.

               Arteriae nasales posteriores.

               Arteria septi nasi.

               Arteria canalis pterygoidei.

                 Schon in der Bezeichnung der meisten Äste spricht sich aus, daß sie die gleichnamigen Nerven begleiten. Bei den anderen ist der Verbreitungsbezirk aus ihren Namen zu ersehen.

          A r t e r i a   t e m p o r a l i s   s u p e r f i c i a l i s.

            Für die oberflächlichen Teile des Gesichtes und den vorderen Teil des Schädeldaches.

               Arteria transversa faciei.

               Arteria temporalis media.

               Arteria zygomatico-orbitalis.

    Das Versorgungsgebiet der Arteria carotis externa ist ein sehr kompliziertes, indem sie einer ziemlich großen Anzahl von verschiedenen Organen und Gegenden ihr Blut zu liefern hat. Daraus ergibt sich die große Zahl der Kollateraläste; zugleich sind die versorgten Gebiete größtenteils wenig ausgedehnt, was zur Folge hat, daß viele der Zweige nur ein geringes Kaliber besitzen.

Genauere Beschreibung.

Arteria thyreoidea superior[1] (IV) *(46, 50)*.

Stärker oder schwächer, häufig ungleich auf beiden Seiten. Sie verläßt die Carotis externa unmittelbar nach der Teilung, wird sogar, wenn die Bifurkation hoch hinaufrückt, von dem Endstück der Carotis communis abgegeben. Hinter der Spitze des großen Zungenbeinhornes wendet sie sich in scharfem Bogen abwärts zum Seiten- horn der Schilddrüse, wobei sie von den unteren Zungenbeinmuskeln gedeckt wird. Dort zerfällt sie in ihre Endäste. Der eine derselben läuft dem oberen Rand des Isthmus der Drüse entlang, ein zweiter zieht über die laterale Fläche der Drüse herab, ein dritter gelangt an ihre Rückseite.

Ihre Kollateraläste sind die folgenden:

Ramus hyoideus.

Kleiner Zweig zum Zungenbein; anastomosiert mit dem der gegenüberliegen- den Seite.

Ramus sternocleidomastoideus.

Über den Gefäßstrang hinweg zum gleichnamigen Muskel. Nicht ganz be- ständig.

Arteria laryngea superior[2] (V) (46).

Sie begleitet den Nervus laryngeus superior und geht gedeckt vom M. thyreo- hyoideus durch die Membrana thyreohyoidea über den oberen Rand des Schildknorpels in den Kehlkopf. In einer Reihe von Fällen tritt sie durch ein Loch dieses Knorpels wie es bei manchen Säugern die Regel ist. Das Loch ist der Rest der Spalte zwischen den beiden Anlagen des Schildknorpels (1. Abt. S. 207 und Fig. 218). Die Arterie anastomosiert mit der der Gegenseite und mit der Arteria laryngea inferior.

Ramus cricothyreoideus[3].

Der Ast für den gleichnamigen Muskel. Er sendet auch Zweige ins Innere des Kehlkopfes. Das kleine Gefäß verdient Erwähnung wegen der bogenförmigen Ana- stomose, welche es mit der kontralateralen Arterie verbindet. Es liegt auf dem Liga- mentum cricothyreoideum.

Rami musculares.

In unbeständiger Zahl zu den unteren Zungenbeinmuskeln und zum M. laryngo- pharyngeus.

Arteria lingualis[4] *(46, 24)*.

Entspringt dicht über der Arteria thyreoidea superior und verläuft über dem großen Zungenbeinhorn, ihm gleichgerichtet nach vorn. Sie wird dabei vom M. hyo- glossus gedeckt, an dessen Außenseite, der Arterie parallel, der Nervus hypoglossus hinzieht. Sie dringt in die Zunge ein und verläuft in derselben zwischen M. genioglossus und lingualis geschlängelt als Arteria profunda linguae[5] bis zur Spitze, nach allen Seiten Äste aussendend, von welchen nur einige feinere über dem Ansatz des Frenulum die Mittellinie überschreiten. Durch Unterbindung einer Arteria lingualis

---

[1]) Obere Schilddrüsenarterie.
[2]) Obere Kehlkopfarterie.
[3]) Arteria thyreoidea inferior.
[4]) Zungenarterie.
[5]) Arteria ranina.

kann man daher die betreffende Zungenhälfte ganz blutleer machen, was für Operationen von Bedeutung ist.

Von kollateralen Ästen ist zuerst ein Zweig zum M. hyopharyngeus zu erwähnen, sodann ein

Ramus hyoideus.

Er bildet mit dem der anderen Seite eine bogenförmige Anastomose und mit dem Ramus hyoideus der Arteria thyreoidea superior, sowie mit Zweigen der Arteriae cricothyreoideae ein weitläufiges Netz auf dem Schildknorpel.

Ramus dorsalis linguae.

Steigt zur Schleimhaut des Zungenrückens auf und gelangt zum Kehldeckel, zu den am Seitenrand der Zunge eintretenden Muskeln und zur Tonsille. Er zerfällt oft in mehrere feine Ästchen.

Arteria sublingualis.

Geht über dem M. mylohyoideus und neben der Glandula sublingualis nach vorn und versorgt die Teile in der Umgebung beider mit kleinen Zweigen.

Arteria maxillaris externa[1] (24, 26).

Sie entspringt oberhalb der Arteria lingualis aus der Carotis externa, bald ihr nahe, bald höher oben. In letzterem Fall geht sie im Bogen abwärts, um in ihren weiteren Verlauf umzubiegen. Sie geht an der medialen Seite des M. digastricus und M. stylohyoideus entlang, wendet sich in einer tiefen Furche der oberen Fläche der Glandula submandibularis vorwärts und steigt am vorderen Rand der Insertion des M. masseter über den Rand des Unterkiefers nach der Seitenfläche des Gesichtes auf. Auf diesem Rand liegt sie so oberflächlich, daß man ihren Puls leicht fühlen kann. Sie verläuft dann stark geschlängelt zwischen den oberflächlichen und tiefen Gesichtsmuskeln zur Gegend des medialen Augenwinkels hin.

Kurz nach ihrem Ursprung gibt sie häufig die Arteria palatina adscendens ab (24), was von manchen Seiten als die Norm beschrieben wird, oder sie entsendet auch einen sonst aus dieser entspringenden Ramus tonsillaris.

Bevor die Arterie in das Gesicht gelangt, gibt sie Rami glandulares zur Unterkiefer- und Ohrspeicheldrüse. Außerdem verlassen sie zahlreiche Rami musculares zu den in ihrer Nähe befindlichen Kau- und Gesichtsmuskeln.

Besonders benannte Kollateraläste sind:

Arteria submentalis (24).

Geht an der Stelle, an welcher sich die Arterie um den Rand des Unterkiefers windet, von ihr ab und verläuft in der Richtung des Stammes an der Unterseite des M. mylohyoideus vorwärts zum Kinn. Sie versorgt die Muskeln der Submandibular- und Kinngegend und anastomosiert: in der Submandibulargegend mit der Arteria sublingualis, in der Kinngegend mit den Arteriae mentalis, labialis inferior und mit der symmetrischen Arterie.

Begleitet wird sie von dem Nervus mylohyoideus.

Arteriae labiales inferior und superior[2] (24, 27).

Sie verlassen den Stamm in der Höhe der Unter- und Oberlippe und laufen der Mundspalte parallel der gleichnamigen Arterie der anderen Seite entgegen, um

---

[1]) Äußere Kieferarterie.
[2]) Arteriae coronariae labiorum.

mit ihr zu anastomosieren. Die vier Arterien bilden somit einen Gefäßkranz, welcher die Mundöffnung umkreist. Auf ihrem Weg werden die Arterien von den Muskeln der Lippen gedeckt, sie liegen zwischen ihnen und den Drüsen der Lippen, so daß man ihren Puls am Mundwinkel von der Schleimhautoberfläche aus fühlen kann.

Aus den oberen Lippenarterien entspringen die parallel zu beiden Seiten der Nasenscheidewand aufsteigenden Arteriae septi nasi (24).

Arteria angularis (24, 26).

So nennt man die Fortsetzung des Stammes, welche in dem Winkel zwischen Nase und Wange zum medialen Augenwinkel aufsteigt. Sie sendet dem Nasenflügel und Nasenrücken zahlreiche Äste zu und anastomosiert mit der aus der Augenhöhle austretenden Arteria dorsalis nasi.

Arteria sternocleidomastoidea (50).

Das verschieden starke Gefäß entspringt über dem Zungenbein und verläuft in einem steilen Bogen über den Nervus hypoglossus zu seinem Muskel. Indem sie sich wie ein Haken um den genannten Nerven legt, zwingt sie ihn, den abwärts konvexen Bogen zu beschreiben, von welchem oben (S. 65) die Rede war.

Arteria occipitalis[1]) (24, 26).

Nach ihrem Ursprung etwa in der Höhe der Arteria maxillaris externa geht sie gedeckt vom hinteren Bauch des M. digastricus und stylohyoideus bis über den Querfortsatz des Atlas steil aufwärts, dann verläuft sie horizontal an der medialen Seite des Processus mastoideus im Sulcus arteriae occipitalis und über dem M. semispinalis capitis rückwärts. Am medialen Rand des M. splenius capitis oder zwischen Bündeln desselben biegt sie dann wieder nach aufwärts um, durchbohrt die gemeinschaftliche Sehne des M. trapezius und sternocleidomastoideus und verzweigt sich endlich mit spitzwinkelig divergierenden Ästen (Rami occipitales) am Hinterhaupt.

Die benachbarten Muskeln, insbesondere der M. sternocleidomastoideus, erhalten eine Anzahl von Rami musculares. Vom Anfang des horizontalen Teiles geht ein Ramus mastoideus ab, welcher durch das Foramen mastoideum oder jugulare zur Diploë und zur Dura mater gelangt. Ein Ramus auricularis geht zur Ohrmuschel; Rami cervicales treten zu den Nackenmuskeln, öfters gehen sie von einem einfachen und stärkeren Ramus descendens[2]) aus.

Arteria auricularis posterior[3]) (V) (24, 26).

Sie begleitet den M. stylohyoideus und steigt dann in der Rinne zwischen dem Warzenfortsatz und dem Ohrknorpel auf. Da sie unter dem M. auricularis posterior liegt, kann man ihren Puls dort nicht fühlen. Sie verzweigt sich am Ohr (Ramus auricularis) und an der Seitenfläche des Schädels (Ramus occipitalis) und anastomosiert einerseits mit der Arteria occipitalis, andererseits mit der Arteria temporalis superficialis.

Ein Ast dieser Arterie oder der vorhergehenden ist die Arteria stylomastoidea. Sie tritt von unten her in den Canalis facialis ein und dringt bis zur Schädelhöhle vor. Ein Zweig von ihr (Arteria tympanica posterior) tritt durch den Canalis chordae

---

[1]) Hinterhauptsarterie.
[2]) Ramus sternocleidomastoideus.
[3]) Hintere Ohrarterie.

tympani in die Paukenhöhle, andere (Rami mastoidei) versorgen die Zellen des
Warzenfortsatzes, ein Ästchen (Ramus stapedius) den gleichnamigen Muskel.

Arteria pharyngea adscendens[1]) (V) (24).

Entspringt am Anfang der Carotis externa und steigt zwischen dem Pharynx
und dem M. pterygoideus internus bis zur Schädelbasis auf. Auf ihrem Wege sendet
sie einige Rami pharyngei ab, sowie Muskelzweige zum M. pterygoideus internus
und den Gaumenmuskeln, ferner eine Arteria tympanica inferior durch den
Canaliculus tympanicus an die untere Wand der Paukenhöhle und eine Arteria
meningea posterior, welche ihren Endzweig darstellt, durch das Foramen jugulare
zur Dura mater. Feine Äste dringen auch durch das Foramen lacerum und den Canalis
hypoglossi bis in die Schädelhöhle vor.

Arteria palatina adscendens[2]) (V) (24).

Entspringt nicht selten aus der Arteria maxillaris externa, zuweilen auch aus
der Arteria pharyngea adscendens. Sie geht zwischen den Mm. styloglossus und
stylopharyngeus, welchen sie Zweige zusendet, zur hinteren Pharynxwand und durch
sie zum Gaumen. Ein Ramus tonsillaris gelangt zur Gaumenmandel.

Endäste.
Arteria maxillaris interna[3]) (III) (25, 29, 30).

Die beiden Endäste der Arteria carotis externa weichen an der medialen Seite
des Processus condyloideus des Unterkiefers im rechten Winkel auseinander. Die
Arteria maxillaris interna zieht an der medialen Seite dieses Knochenfortsatzes hin
und betritt die Fossa infratemporalis, in welcher sie entweder an der medialen, öfter
auch an der lateralen Seite des M. pterygoideus externus in mehr oder minder starken
Windungen median vorwärts zur Fossa pterygopalatina verläuft, von welcher aus
sie ihre letzten Äste nach verschiedenen Seiten entsendet. Die folgende Beschreibung
wird dartun, daß ihre Verzweigungen an die meisten Zweige des Nervus maxillaris und
mandibularis, des zweiten und dritten Astes des Nervus trigeminus, angeschlossen sind.

Man kann die von der Arterie abgehenden Äste nach den Stellen ihres Ursprunges
in fünf Gruppen teilen.

1. An der medialen Seite des Unterkieferhalses

Arteria auricularis profunda (25).

Kleiner Zweig zum äußeren Gehörgang und zum Trommelfell.

Arteria tympanica anterior (25).

Durch die Fissura petrotympanica zur Paukenhöhle.

2. In dem Raum, welcher von den rückwärts divergierenden Bäuchen der Mm.
pterygoidei begrenzt wird.

Arteria meningea media (25, 30).

Kurz nach ihrem Ursprung wird sie von den beiden Wurzeln des Nervus auriculotemporalis umfaßt und gelangt dann mit dem Nervus spinosus durch das Foramen
spinosum in die Schädelhöhle, nachdem sie noch vorher einen kleinen Ramus menin-

---

[1]) Arteria pharyngobasilaris. Aufsteigende Schlundarterie.
[2]) Arteria pharyngopalatina. Aufsteigende Gaumenarterie.
[3]) Arteria facialis profunda. Innere Kieferarterie.

geus accessorius an die äußere Fläche der Schädelbasis abgegeben hat. In der Schädelhöhle angelangt, teilt sich der Stamm höher oder tiefer in einen vorderen und hinteren Ast, welche sich in den verästelten Furchen der inneren Schädelfläche an der äußeren Fläche der fibrösen Hirnhaut verzweigen und zahlreiche feine Ästchen in die Diploë senden. Außerdem beteiligt sie sich an der Versorgung der Paukenhöhle. Ein Zweig der Arterie ist für den M. tensor tympani bestimmt, ein anderer (Ramus petrosus superficialis) geht durch den Hiatus canalis facialis in dieselbe, ein dritter (Arteria tympanica superior) benutzt die Apertura superior canaliculi tympanici zum Eintritt.

Außerdem sendet die Arterie noch durch die Schädelwand Zweige zur Haut und zur Schleimhaut der Nebenhöhlen der Nase.

Sie anastomosiert mit der Arteria ophthalmica.

Arteria alveolaris inferior[1] *(25).*

Sie verläßt die Arteria maxillaris interna der vorigen gegenüber und gibt bald einen dünnen Ramus mylohyoideus ab, welcher mit dem gleichnamigen Nerven in der gleichnamigen Furche zum gleichnamigen Muskel herabläuft. Dann betritt sie den Canalis alveolaris des Unterkiefers, welchen sie im Verein mit dem Nervus alveolaris inferior durchläuft. Sie tritt auch mit ihm als Arteria mentalis durch das Foramen mentale zur Kinngegend aus (*27*), wo sie mit der Arteria submentalis und labialis inferior anastomosiert. Im Kieferkanal versorgt sie, wie der begleitende Nerv die Zahnwurzeln, das Zahnfleisch und die Diploë des Unterkiefers.

3. An der medialen Fläche des Processus coronoideus des Unterkiefers zwischen den Mm. pterygoidei und dem Ansatz des M. temporalis. Die hier entspringenden Äste begleiten die zu den Kaumuskeln gehenden Äste des Nervus mandibularis.

Arteriae temporales profundae (25).

Eine anterior zum vorderen, eine posterior zum hinteren Rand des M. temporalis. Sie anastomosieren unter sich und mit den benachbarten Arterien, besonders mit denen der Augenhöhle.

Arteria masseterica (25, 30).

Durch die Incisura mandibulae zu ihrem Muskel.

Rami pterygoidei (25).

Zu den beiden Mm. pterygoidei.

Arteria buccinatoria (25, 29).

Mit dem gleichnamigen Nerven verläuft sie am oberen Rand des M. buccinator und anastomosiert mit den Arteriae maxillaris externa, alveolaris superior, infraorbitalis und transversa faciei.

4. Auf der Tuberosität des Oberkiefers.

Arteriae alveolares superiores posteriores[2] *(25).*

Mit den gleichnamigen Nerven in die Canales alveolares posteriores zu den Wurzeln der Backzähne, zum Zahnfleisch, zur Substanz des Oberkiefers, zur Schleim-

---

[1]) Arteria mandibularis.
[2]) Arteriae dentales superiores.

7*

haut der Kieferhöhle. Vor dem Eintritt in die Kanälchen werden feine Zweige zum
Periost, dem Zahnfleisch und der Wangenschleimhaut entsandt.

Arteria infraorbitalis (25).

Eine verhältnismäßig starke Arterie, welche mit dem gleichnamigen Nerven
durch die Fissura orbitalis in den Canalis infraorbitalis gelangt. Aus dem Foramen
infraorbitale ausgetreten, endet sie mit Zweigen für die Gesichtsmuskeln und anastomosiert mit allen übrigen im Gesicht sich verbreitenden Arterien. Auf ihrem Weg gibt
sie ab: Rami orbitales zu den am Boden der Augenhöhle befindlichen Muskeln
und Rami alveolares superiores anteriores, welche ganz wie die entsprechenden
Nerven in der Wand und am Boden der Kieferhöhle bogenförmige Anastomosen
unter sich und mit den hinteren Alveolarnerven austauschen. Sie versorgen die
Wurzeln der vorderen Zähne, das Zahnfleisch, die Schleimhaut der Kieferhöhle und
den Oberkieferknochen.

5. In der Fossa pterygopalatina   In ihr löst sich die Arteria maxillaris interna
in ihre Endäste auf, welche die vom Ganglion sphenopalatinum ausgehenden Nervenzweige begleiten.

Arteria palatina descendens[1]) (25, 31).

Durch den Canalis pterygopalatinus zum Gaumen. Dem begleitenden Nerven
entsprechend teilt sie sich in mehrere Äste, von denen der stärkste, Arteria palatina
major, am knöchernen Gaumen entlang bis zum Foramen incisivum verläuft. Ihre
Äste sind dem Periost dicht angeschlossen und liegen in Furchen des Knochens.
Arteriae palatinae minores treten durch die gleichnamigen Löcher zum weichen
Gaumen.

Arteria sphenopalatina (31).

Durch das Foramen sphenopalatinum in die Nasenhöhle, wo sie alsbald in
mehrere Äste zerfällt, nämlich eine Arteria pharyngea descendens zur Decke
des Pharynx, Arteriae posteriores laterales zur Seitenwand der Nase, Arteria
septi mit dem Nervus nasopalatinus.

Arteria canalis pterygoidei (Vidii)[2]) (31).

Entspringt häufig aus der Arteria palatina descendens und verläuft durch den
Canalis pterygoideus rückwärts zum Pharynx und zur Ohrtrompete.

Arteria temporalis superficialis[3]) (24, 26).

Der zweite Endast der Carotis externa geht in der Flucht des Stammes aufwärts.
Sie ist erst in die Substanz der Parotis eingeschlossen und wird dann zwischen dem
Unterkieferköpfchen und dem äußeren Gehörgang frei. Sie liegt nun so oberflächlich,
daß man ihren Puls leicht fühlen kann, daß man ihren weiteren Verlauf bei älteren
und mageren Leuten in der Schläfengegend auch sieht. Die Arterie spaltet sich in
zwei Äste, Ramus frontalis und parietalis, welche in zahlreiche Zweige zerfallen. Diese breiten sich über den vorderen Teil der seitlichen Schädelfläche aus
und stehen durch Anastomosen unter sich in Verbindung, der hintere Ast auch mit
den Zweigen der Arteria auricularis posterior und occipitalis, der vordere mit den

---

[1]) Arteria pterygopalatina.
[2]) Arteria vidiana. Arteria pterygoidea.
[3]) Oberflächliche Schläfenarterie.

Arteriae supraorbitalis und frontalis. Von Kollateralästen gibt die Arteria temporalis superficialis noch im Bereich der Ohrspeicheldrüse einige Rami parotidei ab, sowie die Arteriae auriculares anteriores, welche zum Gehörgang und zur Öhrmuschel gelangen. Die Arteria transversa faciei ist ebenfalls zuerst noch von der Ohrspeicheldrüse gedeckt, sie kommt dann am vorderen Rand derselben über deren Ausführungsgang zum Vorschein und verläuft, begleitet von einem stärkeren Ast des Nervus facialis, zum Gesicht. Über dem Jochbogen geht die Arteria temporalis media ab, welche die Fascia temporalis durchbohrt, und in einer Furche der Schuppe des Schläfenbeines aufwärts zieht. Sie liegt also tiefer, als die von der Arteria maxillaris interna abgegebenen Arteriae temporales profundae. Die Arteria zygomaticoorbitalis verläuft gerade vorwärts zum M. orbicularis oculi und zum lateralen Augenwinkel, an welchem sie mit der Arteria lacrimalis anastomosiert.

Varietäten im Gebiet der Arteria carotis externa sind überaus häufig und mannigfaltig. Der Stamm selbst kann sehr kurz werden, er kann sogar ganz fehlen. Der Ursprung der Äste verschiebt sich vorwärts oder rückwärts. Es kommt häufig vor, daß benachbarte Ursprünge ganz zusammenfließen, so daß sie ein gemeinsames Anfangsstämmchen bilden. Besonders sind die Arteria palatina und pharyngea adscendens geneigt, ihren Ursprung auf andere Kollateraläste zu versetzen. Man findet in manchen Lehrbüchern Derartiges als normal aufgeführt, z. B. Ursprung der Arteria palatina adscendens aus der Arteria pharyngea oder aus der Arteria maxillaris externa (S. 96). Hervorzuheben ist ferner, daß die Arteria maxillaris externa öfters hoch oben hinter dem Unterkiefer entspringt, wobei ihr Anfangsstück der Gaumenmandel sehr nahe kommt, was bei Operationen an dieser letzteren nicht gleichgültig ist. Die zahlreichen Anastomosen zwischen den Ästen und Zweigen des ganzen Gebietes und mit denjenigen benachbarter Gebiete bringen es mit sich, daß bald die eine, bald die andere Arterie weit stärker wird als gewöhnlich, bald zurückgeht, selbst bis zu völligem Verschwinden, indem jedes Gefäß von einem benachbarten ersetzt werden kann. Als eine interessante, dahin gehörige Varietät ist zu erwähnen, daß die Arteria ophthalmica oder doch die Arteria lacrimalis zuweilen von der Arteria meningea media abgegeben wird und dann durch die Fissura orbitalis superior in die Augenhöhle gelangt. Auch Verdoppelungen sonst einfacher Arterien werden beobachtet. — Als besonders beständig ist der Verlauf der Arteria lingualis (nicht der Ursprung) zu bezeichnen, doch kann auch sie gelegentlich Varietäten zeigen; sie kann ersetzt werden durch Äste der Arteria maxillaris interna, der submentalis, der lingualis der anderen Seite. Die Arteriae dorsales linguae beider Seiten können zu einem unpaarigen Stämmchen zusammenfließen.

c) Arteria carotis interna (II).

An der Teilungsstelle der Arteria carotis communis findet man häufig eine bulbäre Erweiterung, Bulbus carotidis, welche für die Entstehung von Aneurysmen von Bedeutung ist. Sie betrifft zumeist den Anfang der Carotis interna, kann aber auch der Teilungsstelle selbst angehören.

Von ihrem Ursprung an geht die Arterie medianwärts und in die Tiefe, dann gerade aufwärts; sie liegt zur Seite des Pharynx auf den die Querfortsätze der Wirbel deckenden Insertionen der vorderen Halsmuskeln und wird seitlich gedeckt von der Vena jugularis interna. Von der Carotis externa ist sie durch die Mm. styloglossus und stylopharyngeus geschieden. Am Ende ihres Verlaufes am Hals ist sie stets soweit geschlängelt, wie nötig, um bei Drehungen und Biegungen des Kopfes und Halses keine Zerrung zu erleiden.

In die Schädelhöhle gelangt sie durch den Canalis caroticus des Schläfenbeines, in welchem sie einen aufwärts konvexen Bogen beschreibt (*31*). Sie ist in dem Kanal von einem kleinen venösen Geflecht umgeben sowie von einem Geflecht sympathischer Fasern, von welchem die Nervi carotico-tympanici und der Nervus petrosus profundus (S. 59) ausgehen. Die Arterie selbst gibt im Kanal ebenfalls einige ganz kleine Ästchen ab, unter denen der Ramus carotico-tympanicus hervorgehoben sein mag, welcher durch den Boden der Paukenhöhle zu deren Schleimhaut gelangt.

Nach dem Austritt aus dem Kanal beschreibt die Arterie einen weiteren Bogen. Er ist ebenfalls aufwärts konvex und liegt an der Seite des Keilbeinkörpers im Sinus cavernosus, in welchem sie vorwärts läuft.

Einen letzten Bogen macht sie bei ihrem Austritt aus der harten Hirnhaut; derselbe ist vorwärts konvex gerichtet; sein Gipfel entspricht dem Eingang des Foramen opticum. Nun biegt die Arterie medianrückwärts um, um die Basis des Gehirnes zu erreichen.

Auf ihrem ganzen Wege gibt die Arteria carotis keinen namhafteren Ast ab, bis von der Konvexität des letzten Bogens die Arteria ophthalmica entspringt. Alle übrigen Verzweigungen gehören dem Gehirn an. Sie sind die folgenden (*41*):

Kurze Übersicht.

Arteria ophthalmica.

> Ihre Äste entsprechen teilweise dem Verlauf der Äste des Nervus ophthalmicus, teilweise dem der Muskelnerven und zuletzt dem Nervus opticus.

Arteria lacrimalis.

> Für Tränendrüse und Gesichtshaut.

Arteria supraorbitalis.

> Für die Haut der Stirngegend.

Arteria frontalis.

> Ebenso. Der eine Endast der Arteria ophthalmica.

Arteria dorsalis nasi.

> Geht der Arteria angularis entgegen. Der andere Endast.

Arteriae palpebrales mediales.
Arteriae ethmoidales.

> Zur Nasenhöhle.

Rami musculares.

> Zu den Muskeln der Augenhöhle.

Arteria centralis retinae.

> Endarterie der Netzhaut.

Arteriae ciliares.

> Zu den Teilen der mittleren Augenhaut, auch zur äußeren.

Die Arterien des Gehirnes werden in der Hauptsache von der Arteria carotis interna geliefert. Sie zerfällt an ihrem Ende in eine Anzahl von Ästen, deren Ursprünge dicht gedrängt stehen, deren Verzweigungen sich über weite Gebiete des Zentralorgans hin verbreiten. Außer der Carotis interna beteiligt sich an der Versorgung des Gehirnes nur noch ein Ast der Arteria subclavia.

Arteria communicans posterior.
Arteria chorioidea.

> Zum Adergeflecht des Seitenventrikels.

Arteria cerebri anterior.

Zur medialen Oberfläche der Großhirnhemisphären.

Arteria cerebri media.

Zur Großhirnrinde.

Genauere Beschreibung.

Arteria ophthalmica[1] (*38, 40*).

Sie tritt durch das Foramen opticum an der unteren und lateralen Seite des Sehnerven in die Augenhöhle, windet sich um den lateralen Umfang desselben nach oben und tritt, über ihn hinweglaufend, auf die mediale Seite hinüber. Dort geht sie dann unter dem M. obliquus superior entlang und zerfällt schließlich in ihre beiden Endäste: Arteria frontalis und dorsalis nasi.

Von den Kollateralästen gehen zwei nach der medialen Seite ab, die Arteriae ethmoidales, alle anderen verlassen den Stamm am lateralen Umfang. Aus dem ersten Ast, welcher meist schon entspringt, wenn der Stamm noch zwischen den Lamellen der Dura liegt, pflegen die Arteria centralis retinae und die medialen Arteriae ciliares abzugehen, dann folgt am lateralen Umfang des Nerven der Ursprung der lateralen Ciliararterien und der Ursprung der Arteria lacrimalis. Oberhalb des Sehnerven entspringt die Arteria supraorbitalis. Die Äste für die Augenmuskeln entspringen von verschiedenen Stellen.

Die einzelnen Äste kann man in drei Versorgungsgebiete teilen: 1. solche, welche schließlich die Augenhöhle verlassen, 2. solche, welche die Muskeln in der Augenhöhle versorgen und 3. solche, welche der Augapfel erhält.

Arteria lacrimalis (38).

Sogleich nach ihrem Ursprung gibt sie Ästchen zur Dura, welche mit solchen der Arteria meningea media anastomosieren. Sie läuft dann zwischen M. rectus superior und lateralis vorwärts und steigt zur Tränendrüse auf. Sie beteiligt sich an der Versorgung der benachbarten Muskeln und versieht die Tränendrüse mit Zweigen. Am lateralen Augenwinkel durchsetzt sie die Drüse, anastomosiert mit der Arteria zygomatico-orbitalis und sendet die Arteriae palpebralis lateralis superior und inferior in das obere und untere Augenlid. Feine Ästchen gehen durch die Canaliculi zygomatico-temporalis und zygomatico-facialis zur Schläfengrube und zur Wange.

Arteria supraorbitalis (26, 40).

Sie steigt gleich nach ihrem Ursprung in die Höhe, windet sich um den medialen Rand des M. levator palpebrae superioris und schließt sich dem gleichnamigen Nerven an. Sie läuft längs dem genannten Muskel zur Incisura (Foramen) supraorbitalis, um durch sie zur Stirngegend zu gelangen, wo sie mit einem oberflächlichen Ast die Haut und Muskulatur, mit einem tiefen das Periost versorgt.

Arteria frontalis (26, 40).

Geht, begleitet vom Nervus infratrochlearis, vorwärts und tritt mit ihm unter der Sehne des M. obliquus superior durch die Incisura frontalis zur Stirne, wo sie, wie der vorgenannte in einen oberflächlichen und tiefen Ast zerfällt.

---

[1] Augenhöhlenarterie.

Arteria dorsalis nasi[1]).

Geht über dem Ligamentum palpebrale mediale zwischen den Bündeln des M. orbicularis oculi der Arteria angularis entgegen, um mit ihr zu anastomosieren. Sie vertritt diese Arterie zuweilen vollständig.

Arteriae palpebrales mediales.

Kurz vor der Teilung in ihre beiden Endäste gibt der Stamm der Arterie die Arteriae palpebrales mediales, eine superior und eine inferior ab. Sie ver laufen nahe den freien Lidrändern an der Vorderfläche des Tarsus den gleichnamigen Arterien der lateralen Seite, welche aus der Arteria lacrimalis kommen, entgegen und bilden mit ihnen zusammen die Arcus tarsei[2]). Von den Arterien der Lider aus wird auch die Bindehaut in ihrer ganzen Ausdehnung versorgt.

Arteriae ethmoidales (40).

Sie sind wie erwähnt die einzigen medianwärts verlaufenden Äste der Arteria ophthalmica. Sie treten beide mit den gleichnamigen Nerven in die gleichnamigen Knochenkanäle ein. Die Arteria ethmoidalis posterior ist die schwächere, sie verzweigt sich in den hinteren Siebbeinzellen und an dem hinteren oberen Teil der Nasenscheidewand. Die stärkere Arteria ethmoidalis anterior gelangt mit dem Nervus ethmoidalis anterior in die Schädelhöhle, gibt daselbst die Arteria meningea anterior zur harten Hirnhaut und tritt dann mit ihrem Nerven in die Nasenhöhle ein, um sich dann an deren Seitenwand und Scheidewand zu verästeln.

Rami musculares.

Die zu den Augenmuskeln gehenden Äste entspringen links vom Stamm der Arteria ophthalmica teils aus deren größeren Ästen. F. Meyer (1886) läßt einen Muskelzweig neben oder aus der Arteria lacrimalis entspringen, einen zweiten nach Abgang der Arteria supraorbitalis den Stamm verlassen. Doch kommen auch viele Ursprünge anderer Art vor.

Arteria centralis retinae (40).

Sie ist unter den den Augapfel versorgenden Ästen besonders wichtig. Wie schon in der fünften Abteilung (S. 86) erwähnt wurde, dringt sie 15—20 mm hinter der Sehnervenpapille in den Sehnerven ein, in dessen Achse sie zum Bulbus gelangt. Dieser eigentümliche Verlauf erklärt sich daraus, daß die Arterie in der Fetalzeit in der fetalen Augenspalte (1. Abt. S. 185) lag. Während ihres Verlaufes beteiligt sie sich an der Versorgung des Sehnerven und anastomosiert in der Lamina cribrosa sclerae mit den Ciliararterien. Von der Papille des Sehnerven aus verzweigt sie sich so, wie es in der fünften Abteilung (S. 86) geschildert wurde. Es sei besonders hervorgehoben, daß sie eine Endarterie ist, also innerhalb des Bulbus keinerlei Anastomosen besitzt.

Arteriae ciliares (40).

Auch von ihnen war bereits in der fünften Abteilung ausführlich die Rede. Die Arteriae ciliares posteriores breves senken sich, wie dort berichtet wurde, in die Chorioidea ein, die Arteriae ciliares longae posteriores und anteriores

---

[1]) Arteria nasalis. Arteria angularis.
[2]) Arcus palpebrales.

gelangen zum Ciliarkörper und zur Iris. Die Arteriae ciliares anteriores werden von den Arterien der vier geraden Augenmuskeln abgegeben. Sie laufen geschlängelt auf der äußeren Fläche der Sclera, auch am lebenden Auge sichtbar, gegen den Rand der Hornhaut, um von dort aus in den Bulbus einzutreten. Auf der äußeren Fläche des Bulbus verbleibende Äste, Arteriae episclerales, umgeben die Hornhaut mit einem engmaschigen Netz (Randschlingennetz).

Arteria communicans posterior[1]) (V) (*41*).

Verläuft rückwärts an der Seite des Türkensattels zur Arteria cerebri posterior, welche in letzter Linie aus der Arteria vertebralis und subclavia stammt.

Arteria chorioidea[2]) (VI).

Entspringt gewöhnlich aus dem Stamm der Carotis interna, doch kann sich ihr Ursprung auch auf die Arteria cerebri media oder auf den Ramus communicans posterior versetzen. Sie läuft an der lateralen Seite des Tractus opticus und des Crus cerebri nach hinten und oben, versorgt sie mit Ästchen und senkt sich in den Plexus chorioideus da ein, wo er vom Ammonshorn beginnt.

Arteria cerebri anterior[3]) (IV) (*41*).

Der eine der beiden Endäste der Carotis interna. Sie verläßt den Stamm in einem fast rechten Winkel, geht in medianwärts gerichtetem Verlauf zwischen Gehirnbasis und Sehnerv durch, gerade da, wo der letztere sein Chiasma verlassen hat, macht dann einen kurzen Bogen nach vorn und kommt dadurch an das hintere Ende des Medianspaltes zwischen beiden Hemisphären neben die gleichnamige Arterie der Gegenseite zu liegen. Die beiden tauschen hier einen Ramus communicans anterior aus, der oft so kurz ist, daß er nur in einem Defekt der medialen Wand der beiden miteinander verlöteten Arterien besteht, oft aber ist er auch zu einem kurzen Stämmchen verlängert. Nun steigen die Gefäße beider Seiten dicht nebeneinander über das Knie des Corpus callosum zu dessen oberer Fläche auf und geben diesem Gehirnteil und der medialen Oberfläche der Hemisphären ihre Zweige.

Arteria cerebri media[4]) (III) (*41*).

Der zweite Endast der Carotis interna ist die eigentliche Fortsetzung des Stammes. Die Arterie nimmt ihren Weg auf der Ala orbitalis des Keilbeines, liegt zuerst unter der Substantia perforata lateralis und dringt sodann über der Spitze des Temporallappens in die Fissura lateralis des Großhirns ein, um sich an deren Wänden und an der Unterfläche des Stirnlappens zu verbreiten.

Die vordere, mittlere und hintere Gehirnarterie, letztere aus der Arteria vertebralis stammend, sind für die Gehirnrinde bestimmt, wobei sehr zahlreiche Anastomosen zwischen den einzelnen Zweigen eine gleichmäßige Blutversorgung gewährleisten.

Die vorderen Teile der Gehirnbasis aber, sowie die dort befindlichen Teile der beiden ersten Hirnnerven und die Großhirnganglien erhalten eine größere Anzahl kleiner Äste, welche vom Anfang der Arteria cerebri anterior bis zum Ramus com-

---

[1]) Hinterer Verbindungsast.
[2]) Adernetzarterie.
[3]) Arteria corporis callosi. Vordere Großhirnarterie.
[4]) Arteria fossae Sylvii. Mittlere Großhirnarterie.

municans anterior, vom ersten und zweiten Zentimeter der Arteria cerebri media abgehen (*41*). Sie treten durch das Tuber olfactorium und die Substantia perforata anterior
in die Gehirnsubstanz ein. Sie sind sämtlich Endarterien ohne Anastomosen, was
bei Blutungen und Zirkulationsstörungen in ihren Gebieten von großer Bedeutung ist.

    Varietäten. Die Arteria carotis interna kann durch Zweige von der anderen Körper-
seite oder von der Arteria carotis externa der gleichen Seite ersetzt werden. Sie gibt Äste ab,
welche eigentlich der Carotis externa angehören: Arteria laryngea, occipitalis, lingualis, transversa
faciei, pharyngea adscendens accessoria, meningea media accessoria. In der Bildung der Anastomose mit der Arteria cerebri posterior kommen Anomalien vor, ebenso im Abgang der Gehirn-
arterien, welche zum Teil von der anderen Körperseite oder der Arteria cerebri posterior bezogen
werden.

    Die Arteria ophthalmica bietet zahlreiche Varietäten im Ursprung der Äste; hervorgehoben
sei, daß die Arteria centralis retinae zuweilen doppelt gefunden wird. Sie kann auch direkt aus
der Carotis interna entspringen. Eine Anastomose mit der Arteria meningea media, welche stets
vorhanden ist, wird manchmal zum Stamm der Arterie, in anderen Fällen zur Arteria lacrimalis.

    Die Arteria communicans anterior ist entwickelungsgeschichtlich nur eine Verschmelzung
der sich berührenden beiden Arteriae cerebri anteriores. Die Verschmelzung kann sich über eine
längere Strecke hinziehen als gewöhnlich.

II. Venen.

Kurze Übersicht.

Die Venen von Kopf und Hals sind, wie erwähnt (S. 91), ihren Arterien keineswegs überall eng angeschlossen, ein Teil derselben geht vollständig seine eigenen Wege.
Sie münden mit den Venae subclaviae zusammen und bilden so die

Venae anonymae.

Der Hauptabzugskanal von Kopf und Hals ist die

Vena jugularis interna.

Sie nimmt auf:

      die Sinus durae matris,
        welche das Blut aus dem Gehirn und seinen Hüllen bringen:

      Venae cerebri
        in welche ferner einmünden:

      Venae diploicae
        aus den Schädelknochen.

      Venae auditivae
        aus dem Gehörlabyrinth.

      Vena ophthalmica superior
        aus der Augenhöhle.

Aus den Eingeweiden von Kopf und Hals kommende Kollateraläste der Vena
jugularis interna sind:

    . Venae pharyngeae.
     Venae linguales.
     Venae thyreoideae superiores.

Aus dem Gesicht kommen:

     Vena facialis anterior, posterior und communis.
      Oberflächliche Venen von Kopf und Hals sind:

     Vena jugularis externa

und ihre Zuflüsse.

Die genauere Beschreibung wird zeigen, daß die Gebiete keineswegs scharf getrennt sind, daß vielmehr zahlreiche Verbindungen und Zusammenhänge existieren.

Genauere Beschreibung.

Venae anonymae[1] (*58, 47*).

Wie oben erwähnt wurde (S. 89), nehmen die Venae anonymae nicht nur das Blut von Kopf und Hals auf, sondern auch das aus der oberen Extremität kommende, sie sind in erster Linie zu betrachten. Die beiden Venae anonymae entstehen symmetrisch beiderseits hinter dem Sternoclaviculargelenk. Da aber die Vena cava superior, in welche sie einmünden, auf der rechten Körperseite liegt, hat die linke Vena anonyma einen weiteren Weg zurückzulegen als die rechte, um ihr Ende zu erreichen. Die rechte ist nur kurz und gelangt zur Vena cava in fast senkrechtem Verlauf an der medialen Seite der rechten Lungenspitze. Die linke verläuft hinter dem Handgriff des Brustbeines und vor den aus dem Aortenbogen entspringenden Stämmen nahezu horizontal. Die linke Vena anonyma ist deshalb geeignet, der Vena jugularis die Ableitung der an der Vorderfläche des Halses herablaufenden Venen abzunehmen. In beide Venae anonymae ergießen sich auch Äste, welche eigentlich der Vena subclavia zugehören, welche also Ästen der gleichnamigen Arterie entsprechen. Von ihnen wird unten berichtet werden.

Varietäten. Die Vena anonyma sinistra liegt höher als gewöhnlich; sie läuft vor der ganzen Thymus oder einem Teil derselben oder auch durch diese Drüse. Sie nimmt überzählige Äste auf. Die beiden Venae anonymae erreichen den Vorhof getrennt, ohne daß es zur Bildung einer Vena cava kommt.

Vena jugularis interna[2].

Sie beginnt in der hinteren Abteilung des Foramen jugulare, wo sie die Venen der Schädelhöhle aufnimmt, mit einer Anschwellung, Bulbus venae jugularis internae superior, und zieht in engem Anschluß an die Arteria carotis interna und communis am Halse abwärts, wobei sie allmählich von der hinteren Seite der ersteren an die laterale Seite der letzteren gelangt (*49*). Vor ihrer Vereinigung mit der Vena subclavia besitzt sie eine zweite rundliche oder spindelförmige Anschwellung, Bulbus venae jugularis internae inferior (*58*), welche durch eine meist paarige, seltener einfache Klappe abgeschlossen ist. Es wird dadurch eine Rückstauung des Blutes aus der Vena anonyma nach der Schädelhöhle verhindert. Der Bulbus inferior ist beständiger und größer auf der rechten Seite als auf der linken.

Varietäten. Die Vene liegt zuweilen vor der Arteria carotis communis; sie ist schwach und wird von der Vena jugularis externa vertreten. Sie kann die Äste aufnehmen, welche normalerweise zur Vena anonyma gelangen.

Sinus durae matris[3] (*43*).

Die Sinus sind in der Dicke der harten Hirnhaut eingeschlossene Kanäle, deren Lumen von einer zarten Fortsetzung der inneren Gefäßhaut ausgekleidet ist. Einzelne derselben, besonders der Sinus sagittalis superior und der Sinus cavernosus, sind von netzförmigen Bälkchen durchzogen; Klappen besitzen die Sinus nicht

---

[1]) Kopfvenen.
[2]) Innere Drosselvene.
[3]) Blutleiter der harten Hirnhaut (M. H.).

Derjenige Sinus, in welchem das Blut der Schädelhöhle sich sammelt, um durch das Foramen jugulare der Vena jugularis interna zugeführt zu werden, ist der Sinus transversus. Er verläuft in der nach ihm benannten Furche, zuerst auf der Schuppe des Hinterhauptsbeines im angewachsenen Rand des Hirnzeltes, verläßt denselben aber, sobald er den Rand der Pars mastoidea des Schläfenbeines erreicht hat, und wendet sich in der Fossa sigmoidea (Sinus sigmoideus) dieses Knochenteiles abwärts. Meistens ist der rechte Teil des Sinus transversus, und so auch das rechte Foramen jugulare und der rechte Bulbus weiter als die entsprechenden Teile der linken Seite. Dies hängt damit zusammen, daß der weite Sinus sagittalis superior in der Regel in den rechten Sinus transversus umbiegt, der linke Sinus transversus dagegen die Fortsetzung des engeren Sinus ist, welcher das Blut aus den Gehirnventrikeln aufnimmt.

Die Stelle, an welcher die Zuflüsse in den Sinus transversus münden, ist über der in der Mittellinie gelegenen Protuberantia occipitalis interna zu suchen, man nennt sie Confluens sinuum [1]. Diese Zuflüsse verlaufen gewissermaßen in drei Stockwerken übereinander, und zwar im wesentlichen sagittal. Das oberste derselben, Sinus sagittalis superior [2], erstreckt sich an der Schädeldecke im oberen Rand der Falx cerebri vom Foramen caecum bis zur Protuberantia occipitalis interna. Im Foramen caecum hängt er (regelmäßig nur im Kindesalter) mit den Venen der Nasenhöhle zusammen. Nach hinten nimmt er infolge der Einmündung zahlreicher Gehirnvenen allmählich an Kaliber zu; von der Stirn bis zum hinteren Teil der Scheitelgegend gehen von ihm Lacunae laterales aus, divertikelähnliche Anhänge von meist zwickelförmiger Gestalt, mit der Spitze lateralwärts gerichtet, in welchen zahlreiche Arachnoidealzotten liegen (5. Abt. S. 194).

Die mittlere Lage zerfällt in zwei Abteilungen, Sinus sagittalis inferior [3], im unteren Rande der Falx, und Sinus rectus [4], welcher unter dem mit dem Tentorium verwachsenen Rande der Falx über das Tentorium hinweg zur Protuberantia occipitalis interna geht. Der Sinus rectus ist die Fortsetzung des Sinus sagittalis inferior, nimmt aber zugleich die Vena cerebri magna (Galeni) auf.

Die unterste oder basale Lage der in den Sinus transversus mündenden Blutleiter beginnt am vorderen Rande der mittleren Schädelgrube mit dem Sinus sphenoparietalis [5]. Dieser ist das eine Mal ganz kurz, ein andermal beginnt er schon am Scheitel und läuft in einer tiefen Furche des Knochens herab. Er senkt sich in die vordere Spitze des Sinus cavernosus, welcher über den Wurzeln des Temporalflügels am seitlichen Abhange des Wespenbeinkörpers liegt. Im Inneren des Sinus cavernosus liegt die Arteria carotis interna und der Nervus abducens, in seiner Wand der Nervus oculomotorius, trochlearis und der erste Ast des Nervus trigeminus. Die Sinus cavernosi beider Seiten werden verbunden durch die Sinus intercavernosi anterior und posterior. Dieselben bilden mit dem Teile des Sinus cavernosus, welcher zwischen ihren Ursprüngen liegt, einen weiten venösen Ring um den Stiel der Hypophyse, welchen man Sinus circularis [6] genannt findet. Von dem hinteren Rande des Sinus cavernosus erstreckt sich zum Sinus transversus der wenig bedeutende Sinus petrosus superior, welcher in der Rinne der oberen Kante der Schläfen-

---

[1] Torcular Herophili.
[2] Sinus longitudinalis superior.
[3] Sinus longitudinalis inferior.
[4] Sinus tentorii.
[5] Sinus alae parvae.
[6] Sinus circularis Ridleyi.

pyramide verläuft. Einen stärkeren Abfluß des Sinus cavernosus bildet der Sinus petrosus inferior, der auf dem Sulcus petro-occipitalis herabläuft, um, zwischen den Nerven der vorderen Abteilung des Foramen jugulare hindurchtretend, direkt den Bulbus der Vena jugularis zu erreichen.

Vom Sinus cavernosus oder Sinus intercavernosus posterior geht der Plexus basilaris aus, ein Venengeflecht, welches auf dem Clivus liegt, und sich in die Venennetze fortsetzt, welche die hintere Fläche der Wirbelkörper bedecken. Einfach, seltener paarig, zieht von dem Vereinigungspunkt der sagittalen und des transversalen Sinus in der Falx cerebelli der Sinus occipitalis zum Foramen occipitale herab, an dem er in den Plexus der hinteren Wand der Wirbelhöhle sich fortsetzt, zuweilen auch gabelig teilt, um jederseits in das untere Ende des Sinus transversus einzumünden.

Die Sinus der harten Hirnhaut können ihr Blut nicht allein durch das Foramen jugulare entleeren, es stehen ihnen auch noch andere Wege offen, und zwar in den Emissarien, Öffnungen im Schädel, welche einzelne Sinus mit den oberflächlichen Venen des Kopfes in Verbindung setzen. Bei Behinderung des regelmäßigen Abflusses können sich diese Emissarien stark erweitern, während sie sich andererseits oft bis zum Verschwinden verkleinert zeigen. Aus der Knochenlehre bereits bekannt ist die Lage des Emissarium parietale (2. Abt. S. 62), Emissarium mastoideum (2. Abt. S. 58), Emissarium condyloideum (2. Abt. S. 48); ein Emissarium occipitale, welches auf der Protuberantia occipitalis nach außen mündet, stellt eine feine, meistens etwas gewundene Kommunikation zwischen den Venae occipitales und der Kreuzungsstelle der Sinus dar. Ein Emissarium sphenoidale führt aus dem Sinus cavernosus zur äußeren Schädelbasis, wo es medianwärts vom Foramen ovale endet. Den Emissarien an die Seite zu stellen sind Venennetze, welche unter Benutzung von Öffnungen, welche eigentlich für andere Zwecke vorhanden sind, das Sinussystem mit den äußeren Kopfvenen in Verbindung setzen, ein Rete canalis hypoglossi, ein Rete foraminis ovalis, ein Plexus venosus caroticus internus. Auch durch das Bindegewebe, welches das Foramen lacerum erfüllt, treten Venen aus dem Sinus cavernosus nach außen.

Varietäten. Es kommt vor, daß ein Sinus sehr eng ist oder fehlt, so Sinus sagittalis superior, Sinus rectus, selbst Sinus transversus. Sie werden dann durch andere Teile des Systems ersetzt. In der Zusammenmündung der einzelnen Sinus kommen Unregelmäßigkeiten vor. Man hat überzählige Blutleiter beobachtet, einen Sinus sqamosopetrosus, der in den Sinus transversus mündet, einen Sinus petrosus medius, eine Kommunikation des Sinus sagittalis superior mit dem Sinus petrosus superior. Im Sinus transversus wurde eine Scheidewand gefunden, er wurde auch verdoppelt gesehen.

Zuflüsse der Sinus durae matris:

Venae cerebri (42).

Sie verlaufen nur ausnahmsweise und nur in ihren peripherischen Regionen mit den Arterien und können nach den drei Stockwerken der Sinus, welchen sie Blut zuführen, in obere, mittlere und untere unterschieden werden. Die oberen Gehirnvenen, 12 bis 15 an Zahl, kommen von der Oberfläche des Großhirnes und münden in die untere Wand des Sinus sagittalis superior ein. Den Sammelpunkt der mittleren Gehirnvenen bildet die Vena cerebri magna (Galeni), welche hinter dem Corpus pineale aus der Vereinigung der Venae cerebri internae dextra und sinistra entsteht, die das Blut aus den Wänden der Hirnventrikel und von der Basis des Großhirnes sammeln. Die Vene des Ventrikelsystemes entsteht aus einem vorderen Ast, Vena septi pellucidi, und einem seitlichen, Vena terminalis. In einen der beiden

Äste mündet die stark geschlängelte Vena chorioidea, welche im Saume des Plexus chorioideus liegt. Weiter hinten nimmt die Vena cerebri interna auch Zuflüsse aus dem Corpus callosum und dem Hinterhorn des Seitenventrikels auf. Die Hauptvene der Gehirnbasis ist die Vena basalis (Rosenthali), ein starker, um den Pedunculus cerebri aufsteigender Ast, welcher das Gebiet der Arteria cerebri anterior und eines Teiles der media entleert. Auch ein Teil der Venen des Kleinhirnes gelangt in die Vena magna cerebri.

Die Venen des unteren Systemes sammeln das Blut von der Temporalregion, der unteren Fläche des Occipitallappens, vom Kleinhirn, sowie der Medulla oblongata. Sie ergießen sich teils in den Sinus transversus, teils in den Sinus petrosus, die bedeutendste dieser Venen ist die Vena cerebri media [1]), die mit der gleichnamigen Arterie in der seitlichen Spalte des Großhirnes liegt und von Zweigen des vorderen und hinteren Lappens gebildet wird. Sie endigt im Sinus cavernosus oder sphenoparietalis. Von vorn her senkt sich oft in sie ein eine Vena ophthalmo-meningea.

Auch aus der fibrösen Hirnhaut nehmen die Sinus Zuflüsse auf, der Sinus sagittalis aus der Falx cerebri, der Sinus transversus aus dem Tentorium cerebelli.

Venae diploicae (44).

Sie bilden ein enges, die ganze Diploë durchziehendes Netz dünnhäutiger Gefäße. Ein Teil derselben geht nach außen zu den Venen des Periostes, ein zweiter Teil zu dem oberflächlichen Venennetz der Dura mater und ein dritter Teil ergießt sich in die großen Venae diploicae. Dieselben schwanken in ihrer Ausbildung bedeutend, doch unterscheidet man gewöhnlich eine Vena diploica frontalis, temporalis anterior, temporalis posterior und occipitalis. Sie münden in die Sinus transversus und cavernosus, auch in andere benachbarte innere oder äußere Venenstämme des Kopfes.

Venae auditivae.

Venen der Paukenhöhle gehen durch die Fissura petrosquamosa in den Sinus petrosus superior, auch aus dem Labyrinth kommende Venen münden in diesen Blutleiter. Andere Venae auditivae internae gehen durch den Porus acusticus internus zum Sinus petrosus inferior, eine aus der Schnecke kommende Vena canaliculi cochleae überschreitet die Schädelhöhle und ergießt sich direkt in den Bulbus venae jugularis.

Venae ophthalmicae (40).

Das aus der Augenhöhle abfließende Blut verteilt sich auf zwei Stämme, einen oberen und einen unteren. Die Vena ophthalmica superior, welchen man als den Hauptstamm anzusehen hat, entspricht in Verlauf und Verästelung ziemlich genau der Arteria ophthalmica, sie entsteht am medialen Augenwinkel aus Zweigen, welche die Sehne des M. obliquus superior zwischen sich fassen. Sie anastomosieren mit den Venen des Gesichtes. Auf ihrem Verlauf nimmt sie das Blut auf, welches aus den Gebilden der Orbita, vom Tränensack, der Tränendrüse herkommt. Die Vena centralis retinae mündet oft direkt in den Sinus cavernosus ein. Die Vena ophthalmica inferior entsteht aus einem kleinen Geflecht am Boden der Augenhöhle, läuft an deren Boden rückwärts und nimmt der Vena ophthalmica superior einige Muskel- und Ciliarvenen ab, ebenso auch die durch die Kanälchen des Jochbeines verlaufenden Venen.

---

[1]) Vena fossae Sylvii.

Die Vena ophthalmica superior geht durch die Fissura orbitalis superior (also nicht mit der Arteria ophthalmica, welche durch das Foramen opticum verläuft) rückwärts und ergießt sich in den Sinus cavernosus; die Vena ophthalmica inferior vereinigt sich mit ihr, oder mündet auch selbständig in den Sinus. Durch die Fissura orbitalis inferior steht sie mit dem Plexus pterygoideus in anastomotischer Verbindung (*45*). Beide Venen entleeren sich vorzugsweise nach hinten; die Verbindungen nach dem Gesicht werden nur aushilfsweise für die Entleerung benutzt.

Eingeweidevenen von Kopf und Hals.

Venae pharyngeae [1]).

Sie gehen aus einem Plexus pharyngeus hervor, welcher die äußere Fläche des Schlundkopfes bedeckt, und münden entweder direkt oder durch Vermittelung der Vena lingualis oder thyreoidea in die Vena jugularis interna. Sie nehmen Äste auf: von den vorderen tiefen Halsmuskeln, von der Tuba auditiva, vom Gaumen. Ferner ergießt sich in den Plexus pharyngeus noch die Vena canalis pterygoidei (Vidii).

Venae linguales [2]).

Schließen sich den Arterien meist in der Zweizahl an. Die Arteria profunda linguae wird von einem besonders engen Geflecht umschlossen. Eine Vena dorsalis linguae sammelt das Blut aus einem submukösen Gefäßnetz des Zungenrückens, eine starke Vena sublingualis, welche an der lateralen Fläche des M. hyoglossus verläuft, nimmt Zweige von den benachbarten Speicheldrüsen und ihren Gängen auf, eine Vena comitans-nervi hypoglossi zeichnet sich durch ihre Größe aus. Sämtliche Venen vereinigen sich entweder in einem Stamm oder münden gesondert in die Vena jugularis interna oder in die Vena facialis communis oder posterior.

Venae thyreoideae superiores [3]) (*47*).

Die Venen der Schilddrüse gehen zwei verschiedene Wege. Die oberen begleiten ihre Arterien gewöhnlich in der Zweizahl, die unteren tun dies nicht, sie bilden ein Geflecht, von welchem unten noch gesprochen werden soll. Die beiden Venae thyreoideae superiores verlaufen in querer Richtung zur Vena jugularis interna und münden in sie entweder mittels eines gemeinsamen Endstammes oder getrennt, wobei die Mündung der unteren oft weiter herabrückt. In die obere ergießt sich eine Vena laryngea und eine Vena sternocleidomastoidea. Verbindungen mit der Vena lingualis und thyreoidea inferior.

Venae faciales [4]).

Die Gesichtsvenen haben im wesentlichen den gleichen Bezirk wie die Arteria carotis externa. Sie münden am Unterkieferwinkel aus einer Vena facialis anterior und posterior zusammen zur Vena facialis communis. Diese letztere verläuft über die Carotis externa schräg abwärts zur Vena jugularis interna oder externa und nimmt öfters den einen oder den anderen Kollateralzweig seiner beiden

---

[1]) Schlundkopfvenen.
[2]) Zungenvenen.
[3]) Obere Schilddrüsenvenen.
[4]) Gesichtsvenen.

Quellen auf. Diese, die Venae facialis anterior und posterior, entstehen aus je einem oberflächlichen und einem tiefen Ast.

Vena facialis anterior (*26, 45*). Der oberflächliche Ast derselben entspricht dem Bezirk der Arteria maxillaris externa, schließt sich ihr aber nicht unmittelbar an, sondern verläuft gestreckter als sie und etwas weiter rückwärts. Er entsteht am medialen Augenwinkel als Vena angularis aus dem Zusammenfluß der Venen der benachbarten Gegenden. Eine Vena frontalis geht nahe der Mittellinie über die Stirne herab, die Venen beider Seiten stehen durch Anastomosen in Verbindung, sie verschmelzen sogar gelegentlich streckenweise zu einem ansehnlichen unpaarigen Stamm [1]). Die Vena frontalis öffnet sich in einen aufwärts konvexen Venenbogen, zu welchem auch die Vena supraorbitalis am Margo supraorbitalis hinzieht. Man sieht ihn bei zarter Haut öfters in der Augenbrauengegend durchschimmern. Die Venae supraorbitalis und frontalis bringen das Blut aus den Gebieten der entsprechenden Arterien; zu ihnen gesellt sich in der Regel noch eine aufsteigende Vena nasalis. Eine Anastomose mit der Vena ophthalmica ist vorhanden (S. 110). In die Vena angularis münden auch die Venae palpebrales superiores und inferiores, sowie die Venen des Nasenrückens und Nasenflügels. Unterhalb des Nasenflügels nimmt die Vena facialis anterior die Vena labialis superior auf. Nach der Vereinigung des oberflächlichen und tiefen Astes gelangen in den Stamm der Vene die Vena labialis inferior, sodann die Venae buccales, massetericae, parotideae anteriores, zuletzt die Vena submentalis.

Der tiefe Ast der Arteria facialis anterior entspringt ebenso wie der der Vena facialis posterior aus dem Plexus pterygoideus (s. unten); er läuft mit der Arteria buccinatoria unter dem Tuber zygomaticum vorwärts.

Vena facialis posterior (*45*). Der oberflächliche Ast entsteht durch den Zusammenfluß der mit den gleichnamigen Arterien verlaufenden Venae temporales superficiales und der Vena temporalis media. In die erstere münden die Venae auriculares anteriores, parotideae posteriores und transversa faciei. Der tiefe Ast nimmt, wie der der Vena facialis anterior, seinen Ursprung aus dem Plexus pterygoideus, einer Venenmasse, welche in der Fossa infratemporalis zwischen den Mm. pterygoidei liegt und sich von der Fissura orbitalis inferior bis zum Kiefergelenk erstreckt. Er bildet nicht eigentlich ein netzförmiges Geflecht, sondern einen großen Blutraum, welcher von netzförmigen Platten durchzogen wird. Der Plexus erhält Zuflüsse, welche den Ästen der Arteria maxillaris interna entsprechen und die gleichen Namen wie diese führen. Der tiefe Ast geht mit der Arteria maxillaris interna rückwärts und verbindet sich mit dem oberflächlichen. Der Stamm der Vena facialis posterior nimmt nun seinen Weg am hinteren Rand des Unterkieferastes entlang, um schließlich im Verein mit der Vena facialis anterior zum Stamm der Vena facialis communis zusammenzufließen.

Varietäten. Die Vena facialis communis hat eine tiefere Lage wie gewöhnlich. Sie selbst, wie auch ihre beiden Wurzeln, nehmen Äste auf, welche sich sonst in benachbarte Venen ergießen.

Vena jugularis externa [2]) (48).

Beziehungen, welche die Vena jugularis externa zur Entleerung der Schädelhöhle anfänglich gehabt hat, verliert sie schon während der Fetalzeit.

---

[1]) „Zornader" des Volkes, weil sie bei heftigen Gemütsbewegungen zuweilen stark gefüllt hervortritt.

[2]) Äußere Drosselvene.

Sie entsteht aus einem Netz auf dem Hinterkopf, welches dem Verbreitungsbezirk der Arteria auricularis posterior und occipitalis daselbst entspricht (*26*). Der Stamm zieht erst am vorderen Rand des M. sternocleidomastoideus abwärts, dann kreuzt er diesen Muskel in schräger Richtung, wobei er nur von der Haut und dem Platysma gedeckt wird. Die Vene ist deshalb auch bei starker Füllung am Lebenden sichtbar. In der Fossa supraclavicularis angelangt, durchbohrt sie die Fascie vor oder hinter dem hinteren Bauch des M. omohyoideus und geht in die Tiefe, um in die Vena jugularis interna, oder in die Vena subclavia oder Vena anonyma einzumünden (*47*).

Auf ihrem Weg nimmt die Vena jugularis externa entweder die ganze Vena facialis auf, oder nur einen Ast derselben und ist danach von verschiedenem Kaliber.

Ein Kollateralast ist die **Vena subcutanea colli**, welche aus dem Netz der Vena occipitalis entsteht und hinter dem M. sternocleidomastoideus herabläuft, um den Stamm der Vena jugularis externa ungefähr in der Mitte des Halses zu erreichen.

Ferner mündet in die Vena jugularis externa die **Vena transversa colli**, in Ausbreitung und Verlauf der gleichnamigen Arterie entsprechend; sie ist häufig mit der Vena transversa scapulae zu einem Stamm verbunden. Sie mündet zuweilen in die Vena subclavia.

Die **Vena jugularis anterior** (*47*) entsteht unter dem Unterkiefer aus einem weitläufigen subkutanen Netz, welches den Raum zwischen den beiderseitigen Venae jugulares externae einnimmt, und zieht am vorderen Rand des M. sternocleidomastoideus abwärts. Unten schließt das Netz mit einer queren Vene, **Arcus venosus juguli** ab, welche, in dem Spatium intraaponeuroticum suprasternale liegend, die beiden Venae jugulares externae miteinander verbindet. Von den vertikalen Stämmchen des Netzes fließen die medialen zuweilen zu einer unpaarigen Vene, **Vena mediana colli**, zusammen.

Varietäten. Die Vena jugularis externa fehlt einseitig oder doppelseitig; sie bildet eine Insel um einen Nervus cutaneus colli. Ihr unteres Ende teilt sich, um mit zweien der dortigen großen Venen in Verbindung zu treten. Sie gelangt vor dem Schlüsselbein zur Vena subclavia. Die Vena jugularis externa nimmt die Vena cephalica auf, welche bei ihrer Mündung eine Insel um das Schlüsselbein herum bilden kann. Überzählige Äste ähnlich wie bei der Vena jugularis interna.

Blutgefäße der oberen Extremität.

Die Überschrift ist nicht ganz erschöpfend, da die Arterie nicht nur die obere Extremität und dessen Gürtel in vollem Umfang versorgt, sondern da sie auch noch Äste an die Brust, den Hals, sogar in die Schädelhöhle hinein sendet. Diese die Extremität überschreitenden Äste sind zum Teil von hoher physiologischer und praktischer Bedeutung, da sie die Grundlage von Anastomosenbildungen darstellen, welche entfernte Gefäßgebiete miteinander in Verbindung setzen.

Die Venen verhalten sich größtenteils genau wie die Arterien, schließen sich ihnen sogar enge an, nur im Bereich des Halses kommen mehrfach Abweichungen vor.

Kurze Übersicht.

Arterien.

Der Hauptstamm wechselt seinen Namen je nach der topographischen Lage; er heißt zuerst Arteria subclavia, dann Arteria axillaris und zuletzt Arteria brachialis.

A. Arteria subclavia (*46*).

So benannt vom Ursprung bis zum Vortreten unter dem unteren Rand des Schlüsselbeines.

Kollateraläste:

Arteria vertebralis.

Durch die Foramina transversaria und das Hinterhauptsloch in die Schädelhöhle, um sich an der Versorgung des Gehirnes zu beteiligen (Arteria basilaris, Arteria cerebri posterior, Arteriae cerebelli). Zum Gehörorgan (Arteria auditiva interna).

Arteria mammaria interna.

Zur Bauchwand (Arteria epigastrica superior), zum Zwerchfell (Arteria musculophrenica und pericardiacophrenica), zum Mediastinum (Arteriae mediastinales anteriores), zur Thymusdrüse (Arteriae thymicae).

Truncus thyreocervicalis.

Ein kurzer Stamm, welcher abgibt:

Arteria thyreoidea inferior.
Zur Schilddrüse.

Arteria cervicalis adscendens.
Zu den Halsmuskeln.

Arteria cervicalis superficialis.
Ebenso.

Arteria transversa scapulae.
Zu den Mm. supraspinatus und infraspinatus.

Truncus costocervicalis.

Aus ihm entspringen:

Arteria intercostalis suprema.
Zum ersten und zweiten Interkostalraum.

Arteria cervicalis profunda.
Zu den tiefen Nackenmuskeln.

Arteria transversa colli.
Zu den Nacken- und breiten Rückenmuskeln.

B. Arteria axillaris (*80*).

Vom unteren Rand des Schlüsselbeines bis zum unteren Rand des M. pectoralis major.

Kollateraläste:

Arteria thoracalis suprema.

Zum M. serratus anterior, zu Interkostalmuskeln, zum M. pectoralis major.

Arteria thoraco-acromialis.

Zum Schultergelenk, zu den Mm. deltoideus, pectoralis major und serratus anterior.

Arteria thoracalis lateralis.

Zum M. serratus anterior.

Arteria circumflexa humeri anterior.

Zum Schultergelenk und Armbein.

Arteria circumflexa humeri posterior.

Hauptsächlich zum M. deltoideus.

Arteriae subscapulares.

Zum M. subscapularis. Davon ausgehend:

Arteria thoracodorsalis.

Zu den Muskeln an der Brustwand.

Arteria circumflexa scapulae.

Zu den Muskeln des Schulterblattes, zu M. latissimus dorsi und deltoideus.

C. Arteria brachialis (*80*).

Versorgt die ganze freie Extremität.

Kollateraläste:

Ramus deltoideus.

Zu M. deltoideus und brachialis.

Arteria profunda brachii.

Zur Rückseite des Armes. Gibt ab:

Arteria collateralis media.

Zum medialen Kopf des M. triceps und zum Rete cubitale.

Arteria collateralis radialis.

Endast der Arteria profunda brachii. Erreicht den Unterarm.

Arteria collateralis ulnaris superior und inferior.

Beteiligen sich an der Versorgung der Muskeln des Oberarmes; die letztere erreicht den Unterarm.

Rete articulare cubiti.

Arteriennetz um das Ellbogengelenk, welches aus Zweigen der Ober- und Unterarmarterien gespeist wird.

In der Ellbogengegend gibt die Arteria brachialis ab die

Arteria radialis.

Gedeckt vom M. brachioradialis zum Handgelenk, wo sie oberfläch- lich wird; dann zur Rückseite der Hand und zwischen den beiden ersten Mittelhandknochen wieder zur Vola, wo sie in ihre Endäste zerfällt.

Kollaterale Äste:

Arteria recurrens radialis.
Zum M. supinator, zu den Radialmuskeln und zum Rete cubitale.

Ramus carpeus volaris.
Zum Rete carpeum volare.

Ramus volaris superficialis.
Zu den Muskeln des Daumenballens.

Ramus carpeus dorsalis.
Zum Rete carpeum dorsale.

Arteriae metacarpeae dorsales.
Zu den dorsalen Rändern des ersten und dem radialen Rand des zweiten Fingers.

Arteria princeps pollicis.
Zu den volaren Rändern des Daumens und dem medialen Rand des Zeigefingers.

Ramus volaris profundus.
Zum Arcus volaris profundus.

Der letzte Ast der Arteria brachialis ist die

Arteria recurrens ulnaris.
Zur Arteria collateralis inferior und zum Rete cubitale.
Dann erfolgt die Teilung in die Arteria ulnaris und interossea communis.

Arteria ulnaris.

Geht zwischen den Muskeln an der Ulnarseite des Vorderarmes abwärts zur Hand, wo sie sich in ihre Endäste spaltet.

Kollateraläste:

Rami carpei volares.
Zum Rete carpeum volare.

Ramus carpeus dorsalis.
Zum Rete carpeum dorsale und zum fünften und vierten Finger.

Ramus volaris superficialis.
Der eine Endast der Arteria ulnaris, zum oberflächlichen Hohlhandbogen.

Ramus volaris profundus.
Der andere Endast, zum tiefen Hohlhandbogen.

Rete carpeum.
Umspinnt das Handgelenk. Von ihm gehen aus:

Arteriae metacarpeae dorsales.
Drei an Zahl, welche sich in die Arteriae digitales dorsales für die einander zugewandten Ränder des zweiten bis fünften Fingers teilen.

Arcus volaris superficialis.

Entsendet drei Arteriae digitales volares communes, welche sich in die Versorgung der einander zugekehrten Ränder des zweiten bis fünften Fingers teilen:

Arcus volaris profundus.

Gibt drei Arteriae metacarpeae volares ab, welche in je eine Arteria digitalis communis oder propria einmünden.

Arteria interossea communis.

Der zweite Endast der Arteria brachialis. Sie teilt sich in:

Arteria interossea dorsalis,

für die Dorsalseite des Unterarmes, welche eine Arteria interossea recurrens zum Rete cubitale sendet.

Arteria interossea volaris.

Auf der Membrana interossea zum Handgelenk. Sie gibt ab: die schwache

Arteria mediana,

welche den Nervus medianus begleitet.

Venen.

Vena subclavia.

Die Kollateraläste sind unbeständig. Man kann nur nennen:

Vena thoracoacromialis.

Vena transversa colli.

Beide entsprechen den gleichnamigen Arterien. Die

Venae thyreoideae inferiores

münden nicht in die Vena subclavia, sondern in die Vena anonyma sinistra.

Vena axillaris.

Nimmt das gesamte Blut der oberen Extremität auf, deren Venen sich in der Zweizahl den Arterien anschließen.

Die subkutanen Venen sammeln sich in drei Stämmen des Unterarmes, einem radialen, Vena cephalica, einem ulnaren, Vena basilica, und einem mittleren unbeständigen, Vena mediana. Die letztere geht in der Ellenbogenbeuge in die beiden anderen über, diese aber setzen sich fort. Die Vena cephalica mündet in die Vena axillaris, die Vena basilica in die Vena brachialis.

Genauere Beschreibung.

Arterien.

Arteria subclavia (46).

Die Arteria subclavia entspringt, wie bekannt, links aus dem Bogen der Aorta, rechts aus der Arteria anonyma, sie ist daher hier um den Betrag der Länge dieser Arterie kürzer als die linke. Die Arteria subclavia ist ein dicker Stamm mit einem Durchmesser von 12 mm an ihrem Anfang, von 9 mm, wenn sie unter dem Schlüsselbein hervortritt. Sie geht in einem aufwärts konvexen Bogen hinter dem Sterno-clavicurlargelenk über die Kuppel der Pleura zur ersten Rippe in die Höhe, über welch letztere sie sich in der nach ihr benannten Furche hinzieht. In dieser Furche liegt sie hinter dem Ansatz des M. scalenus anterior, während die entsprechende Vene vor ihm ihren Platz hat. Der Plexus brachialis ist dicht an ihre obere und hintere Seite angeschlossen. Jenseits des M. scalenus anterior ist die Arterie im Trigonum omo-claviculare leicht erreichbar, bis sie sich hinter dem Schlüsselbein verbirgt.

Die Blutdruckverhältnisse bedingen an der Umbiegung der Arterie nach unten eine spindelförmige Erweiterung.

Der Ursprung der kollateralen Äste der Arteria subclavia drängt sich auf einen ganz kleinen Raum medial und lateral vom M. scalenus anterior zusammen. Er ist sehr wechselnd, während der weitere Verlauf der Äste sich ziemlich regelmäßig gestaltet.

Medial vom M. scalenus anterior entspringende Äste.

Arteria vertebralis (III) (46).

Sie geht vom oberen Umfang der Arteria subclavia ab und steigt in dem Winkel zwischen den Mm. scaleni und der untersten Zacke des M. longus colli auf, um in das Foramen transversarium des sechsten Halswirbels einzutreten. Nun läuft sie durch die gleichen Löcher der übrigen Halswirbel und über den Sulcus arteriae vertebralis in die Schädelhöhle.

In den Zwischenräumen zwischen den Querfortsätzen der Halswirbel liegt sie vor den aus der Wirbelhöhle austretenden Cervicalnerven.

Zuerst steigt sie in gestrecktem Verlauf bis zum Epistropheus auf, dann aber biegt sie in einem lateral gerichteten Bogen ab, um durch das weiter seitlich geruckte Foramen transversarium des Atlas zu kommen (54). Sowohl der unter, wie der über diesem Loch gelegene Schenkel des Bogens erleidet außerdem noch eine Krümmung, welche die Arterie befähigt, bei den Drehungen des Kopfes nachzugeben. Bei ihrem Ein-tritt in die Schädelhöhle durchbohren die Arterien beider Seiten die Membrana atlanto-occipitalis und die Dura mater, liegen sodann anfangs parallel neben dem verlängerten Mark, konvergieren dann bei ihrem weiteren vorwärts gerichteten Verlauf und fließen dicht vor dem hinteren Rand der Brücke zu einem unpaarigen Gefäß, der Arteria basilaris, zusammen, von welcher unten weiter zu berichten sein wird.

Während ihres Verlaufes am Hals schickt die Arteria vertebralis an jedem Wirbelabschnitt kleine Zweige zu den Muskeln der Gegend (Rami musculares), sowie in die Wirbelhöhle (Rami spinales). Aus dem innerhalb des Durasackes liegenden Stück entspringt zunächst jederseits ein Ramus meningeus für die Dura mater, in der Schädelhöhle selbst folgen dann die Arteriae spinales anterior und posterior. Dieselben stellen den kranialen Anfang des für das Rückenmark bestimmten Arteriensystems dar. Die Arteriae spinales anteriores (41) vereinigen sich sehr bald zu einem unpaarigen Gefäß, welches, ohne an Kaliber abzunehmen, in der vorderen Medianfurche des Rückenmarkes bis zum Filum terminale herabzieht; in dem oberen Teil seines Verlaufes weist es Inselbildungen auf. Die Arteriae spinales poste-riores liegen zu beiden Seiten des Rückenmarkes in dem Winkel, den die Austritts-stellen der hinteren Nervenwurzeln mit dem Rückenmark begrenzen. Das Gleich-bleiben des Kalibers erklärt sich dadurch, daß sich metamere Zweige, welche von den Arteriae intercostales, lumbales, sacrales laterales abgegeben werden, in die Rücken-marksarterien einsenken. Sie gelangen durch die Foramina intervertebralia in den

Spinalkanal und treten außer an das Rückenmark auch zu den Wirbeln. Die Zweige der drei Arteriae spinales umspinnen mit einem Anastomosennetz das ganze Rückenmark. Von diesem Netz aus dringen feine Zweige in horizontalem Verlauf in die Rückenmarkssubstanz ein. Alle Arterien des Rückenmarkes sind Endarterien (Kadyi 1889).

Aus dem obersten Teile der Arteria vertebralis entspringt jederseits die ziemlich starke Arteria cerebelli inferior posterior (*41*). Sie geht in lateral und rückwärts gerichtetem Verlauf zur Unterfläche des Kleinhirnes.

Die Arteria basilaris (*41*) liegt auf dem Clivus unter dem Sulcus basilaris der Brücke. Während dieses Verlaufes entsendet sie mehrere Zweige zur Brücke. Ferner entspringen aus ihr etwa in der Mitte ihres Verlaufes die im rechten Winkel nach beiden Seiten abgehenden Arteriae cerebelli inferiores anteriores. Sie gelangen zum vorderen Teil der Unterfläche des Kleinhirnes. Kurz vor ihrer Teilung verlassen die Arteria basilaris die Arteriae cerebelli superiores, welche zur oberen Fläche des Kleinhirnes verlaufen. Die dünne Arteria auditiva interna ist, wie der Name sagt, nicht für die Versorgung des Zentralorganes bestimmt; sie entspringt entweder direkt aus der Arteria basilaris oder aus der Arteria cerebelli inferior anterior und begleitet den Nervus acusticus in das Labyrinth, welches sie als dessen Endarterie versorgt.

Ihr Ende findet die Arteria basilaris hinter der Lehne des Türkensattels am vorderen Rand der Brücke, wo sie sich in die beiden Arteriae cerebri posteriores [1]) teilt, welche in lateralwärts gerichtetem Verlauf das Großhirn erreichen, um dessen hinteren Teil zu versorgen.

In die Arteria cerebri posterior mündet jederseits die aus der Arteria carotis interna entspringende Arteria communicans posterior (S. 105) und schließt dadurch den Anastomosenkranz, Circulus arteriosus (Willisii), durch welchen die vier Hauptarterienstämme des Gehirns, die Arteriae carotides internae und die Arteriae vertebrales miteinander verbunden werden und dadurch den in ihnen herrschenden Druck ausgleichen. Der Gefäßkranz umgibt den Türkensattel und umschließt an der Gehirnbasis außer der Hypophysis cerebri noch das Chiasma opticum, die Corpora mamillaria und die Substantia perforata posterior.

Nach Hofmann (1900) ist der Grundtypus der Arterien, welche das Zentralnervensystem versorgen, so, daß metamere Äste an den Nervenwurzeln entlang zu demselben gelangen, wo sie sich in einen stärkeren ventralen und einen schwächeren dorsalen Ast teilen. Jeder derselben sendet einen kranial und einen kaudal gerichteten Zweig ab, welche sich miteinander zu Anastomosenketten verbinden, die sich von dem einen Ende des Zentralnervensystems zum anderen erstrecken. Die ventrale (vordere) Anastomosenkette vereinigt sich auf weite Strecken zu einem unpaarigen Gefäß, welches aber durch Inselbildung noch an die paarige Entstehung erinnert. Im Zusammenhang mit der zu versorgenden Nervenmasse sind die Arterien des Gehirnes weitaus stärker wie die des Rückenmarkes, auch ist bei ihnen der Grundtypus vielfach verwischt. Die Arteria basilaris wird als ein unpaariges Stück der Anastomosenkette angesehen, der Circulus arteriosus, als eine Inselbildung derselben. Die Arteria cerebelli inferior posterior wird als dorsaler Ast des Arteriensystems des Zentralorgans gedeutet.

Arteria mammaria interna [2]) (IV).

Verläßt den Stamm der Arteria subclavia gegenüber der Arteria vertebralis oder dem Truncus thyreocervicalis an deren konkaver Seite (*46*). Ihr Ursprung wird ge-

---

[1]) Arteriae profundae cerebri.
[2]) Arteria thoracica interna.

deckt von der Vena anonyma. Sie läuft hinter dem Knorpel der ersten Rippe und über die Spitze der Pleura zur vorderen Brustwand, an welcher sie neben dem Rand des Brustbeines, etwa 1,5 cm von ihm entfernt, herabläuft. Sie liegt während ihres Verlaufes zwischen den Rippenknorpeln und dem M. transversus thoracis. Hinter dem Knorpel der siebenten Rippe teilt sie sich in ihre beiden Endäste (*61*). Der eine, Arteria epigastrica superior, zieht in der Flucht des Stammes an der Bauchwand abwärts und anastomosiert innerhalb der Scheide des M. rectus abdominis mit der Arteria epigastrica inferior, wodurch eine Verbindung zwischen Subclavia und Iliaca externa hergestellt wird, der andere, Arteria musculophrenica, biegt lateralwärts ab und verläuft an der Seitenwand des Brustkorbes zwischen den Zacken des Zwerchfelles und des M. transversus abdominis.

Die Kollateraläste, welche die Arteria mammaria interna verlassen, gehen zum Teil zu den Brusteingeweiden, zum Teil sind sie für die Versorgung der Brustwand bestimmt. Arteriae mediastinales anteriores gehen zum Herzbeutel, zur Luftröhre, zu den Bronchien und zu den Lungen; Arteriae thymicae versorgen die Thymusdrüse. Ein sehr langer, aber dünner Ast ist die hoch oben in der Brust abgehende Arteria pericardiacophrenica [1]), welche den Nervus phrenicus begleitet und mit ihm bis zum Zwerchfell gelangt, unterwegs den benachbarten Gebilden Zweige abgebend.

In jedem Interkostalraum wird ein Ramus intercostalis abgegeben, welcher sich lateralwärts wendet, und ein Ramus sternalis, welcher medianwärts geht. Die ersteren gehen den Interkostalarterien entgegen, um sich mit ihnen zu verbinden, die letzteren treten mit denen der Gegenseite zu einem Anastomosennetz auf der Rückseite des Brustbeines zusammen. Es ist dadurch ein ausgiebiger Austausch der Blutversorgung der Brustwand garantiert. Nach vorne gibt die Arteria mammaria die Rami perforantes ab, welche die Brustwand durchbohren und die Muskeln auf ihrer Außenseite sowie die Haut versorgen. Die perforierenden Äste des dritten bis fünften Interkostalraumes geben auch Rami mammarii zur weiblichen Brustdrüse ab.

Eine häufige Varietät der Arteria mammaria interna ist der Ramus costalis lateralis, welcher an der Innenfläche der Seitenwand des Brustkorbes herabgeht und die Interkostalarterien ebenso kreuzt und unterbricht, wie es die reguläre Mammaria interna an der vorderen Brustwand tut.

Truncus thyreocervicalis (II) (*46*).

Ein kurzer Stamm, welcher am medialen Rand des M. scalenus anterior neben der Arteria vertebralis die Subclavia verläßt, um alsbald in vier Äste zu zerfallen:

Arteria thyreoidea inferior (IV) (*46*).

Sie steigt hinter der Carotis communis und den Nervenstämmen des Halses gewöhnlich in bogenförmigem Verlauf zum seitlichen und unteren Rand der Schilddrüse auf, in welche sie, neben dem Nervus laryngeus inferior gelegen, mit ihren Rami glandulares eindringt. Die Arterie selbst oder einer ihrer Äste gibt die Arteria laryngea inferior ab, welche unterhalb des M. laryngopharyngeus an die hintere Kehlkopfwand gelangt. Sie verästelt sich in den Muskeln und der Schleimhaut des Kehlkopfes, sowie in der vorderen Wand des Pharynx und anastomosiert mit der Arteria laryngea superior. Aus der Arterie entspringen in wechselnder Zahl Rami pharyngei, oesophagei, tracheales. Von letzteren gelangt ein Zweig bis zur Thymusdrüse und zur Anastomose mit Ästchen der Bronchialarterien.

---

[1]) Arteria diaphragmatica superior.

Arteria cervicalis adscendens (V) (*46*).

Steigt am Hals neben dem Nervus phrenicus und zwischen den an den Querfortsätzen entspringenden Zacken der Mm. scaleni und des M. longus capitis auf; sie gibt ihnen Rami musculares ab. Einige Äste, Rami spinales, gelangen durch die Zwischenwirbellöcher in die Wirbelhöhle. Zuweilen ist ein Ramus profundus vorhanden, welcher nach hinten zu den tiefen Nackenmuskeln verläuft.

Arteria cervicalis superficialis[1]) (V) (*46, 49*).

In querer Richtung oberflächlich vor dem M. scalenus anterior durch die Fossa supraclavicularis major zum Rand des M. trapezius; sie gibt ihm und den benachbarten Muskeln Zweige.

Arteria transversa scapulae[2]) (IV) (*46, 84*).

Ebenfalls quer, aber weiter unten verlaufend. Sie liegt erst vor dem M. scalenus anterior, weiter lateral vor der Vena subclavia und dem Plexus brachialis. Meist ist sie hinter dem Schlüsselbein versteckt. Sie gelangt zur Incisura scapulae, welche sie oberhalb des Ligamentum transversum scapulae superius passiert, während der begleitende Nervus suprascapularis unter demselben verläuft. Sie gelangt in die Fossa supraspinata und aus dieser unter dem Ligamentum transversum scapulae inferius in die Fossa infraspinata, versorgt die gleichnamigen Muskeln und anastomosiert mit der Arteria circumflexa scapulae. Auf ihrem Weg gibt die Arterie Zweige zum M. subclavius, zur äußeren Fläche der Brustwand, und einen Ramus acromialis zur Gegend des Acromioclaviculargelenkes.

Truncus costocervicalis (IV) (*46*).

Entspringt am unteren hinteren Umfang der Arteria subclavia und bildet einen kurzen, aufwärts konvexen Bogen, welcher sich über dem aus der Wirbelsäule austretenden Stamm des letzten Halsnerven zum oberen Rand des Halses der ersten Rippe herüberschlägt. Er teilt sich über derselben in zwei Zweige von fast gleichem Kaliber.

Arteria intercostalis suprema.

Der eine derselben; ist die Fortsetzung des Stammes. Er zerfällt wieder in zwei Äste, welche im ersten und zweiten Interkostalraum vorwärts umbiegen und sich ganz so verhalten, wie die aus der Aorta thoracica entspringenden Äste.

Arteria cervicalis profunda[3]).

Der andere Endast; geht unter dem Querfortsatz des siebenten Halswirbels aufwärts, um die tiefen Nackenmuskeln bis zum Epistropheus hinauf zu versorgen. In den Wirbelkanal entsendet sie zwei Rami spinales.

Arteria transversa colli[4]) (IV) (*46*).

Der einzige Ast der Arteria subclavia, welcher jenseits des M. scalenus anterior entspringt. Sie verläuft, der Arteria transversa scapulae und Arteria cervicalis super-

---

[1]) Arteria cervicalis transversa.
[2]) Arteria suprascapularis.
[3]) Arteria cervicalis posterior.
[4]) Arteria dorsalis scapulae.

ficialis parallel, ungefähr in der Mitte der Höhe zwischen beiden, aber tiefer gelegen, quer durch die Fossa supraclavicularis major. Sie liegt dabei unmittelbar auf dem M. scalenus medius und geht nicht selten durch einen Schlitz des M. scalenus posterior. Sie gibt an beide Muskeln Äste ab und tritt zwischen den Wurzeln des Plexus brachialis zum oberen medialen Winkel des Schulterblattes. Dort versorgt sie die benachbarten Muskeln und teilt sich in einen schwächeren aufsteigenden und einen stärkeren absteigenden Ast. Der Ramus adscendens endet in den Mm. splenii und der nächst tieferen Schichte der Nackenmuskeln; der Ramus descendens geht dem Margo vertebralis des Schulterblattes entlang zwischen den Mm. rhomboidei und dem M. serratus posterior superior herab, sendet denselben Zweige zu und endet im M. latissimus dorsi.

Die drei queren Arterien der Halsgegend: Arteria cervicalis superficialis, Arteria transversa scapulae und Arteria transversa colli vertauschen öfters ihre Ursprünge oder entspringen in anderen Kombinationen. Charakteristisch ist für sie die Endigung, der ersteren im Rand des M. trapezius, der zweiten am lateralen Teil, der dritten am medialen Teil des oberen Randes des Schulterblattes.

Varietäten im Verlauf der Subclavia kommen vor. Ein ungewöhnlicher Ursprung ist meist auf eine anormale Benutzung der Kiemenbogengefäße zurückzuführen. Die rechte Subclavia entspringt aus dem Bogen der Aorta, und zwar als erster, zweiter, dritter und vierter Ast. Sie läuft hinter einer oder beiden Carotiden, als vierter Ast hinter der Speiseröhre oder zwischen ihr und der Luftröhre hin. Sie kann selbst aus der Aorta descendens entspringen. Die linke Subclavia entspringt aus der Arteria anonyma mit der rechten, selbst mit beiden Carotiden. Der Ursprung aus der Aorta ist versetzt; die Subclavia sinistra kann fehlen.

Ist die Subclavia erst zwischen die beiden M. scaleni eingetreten, dann haben die genannten Varietäten keinen Einfluß mehr. Hier kann die Arterie einen sehr hoch aufsteigenden Bogen machen, sie kann auch mit der Vene vor dem M. scalenus anterior liegen, sie kann mit der Vene den Platz tauschen. Sie kann durch eine Spalte des M. scalenus anterior gehen (verhältnismäßig häufig); sie bildet um den M. scalenus anterior eine Insel. Sie kann zwischen M. scalenus medius und posterior durchtreten. Reicht eine überzählige Halsrippe bis zur Subclaviagegend nach vorne, dann läuft die Arterie über dieselbe weg.

Varietäten im Ursprung der Kollateralarterien gibt es unzählige. Im allgemeinen ist über sie zu sagen: Die Ursprünge verschieben sich auf ungewöhnliche Stellen des Stammes oder auch auf die Aorta. Sonst getrennte Ursprünge vereinigen sich, besonders zieht der Truncus thyreocervicalis andere Arterien an sich, wie Arteria vertebralis, mammaria interna, cervicalis profunda, intercostalis suprema. Auch der Truncus costocervicalis kann die Arteria vertebralis oder die Arteria transversa colli entsenden. Sonst vereinigte Ursprünge trennen sich; so entspringen die Äste des Truncus thyreocervicalis teilweise oder sämtlich aus dem Stamm.

Venen.

Vena subclavia.

Die Vena subclavia weicht in ihrer Lage von der zugehörigen Arterie insofern ab, als sie vor dem M. scalenus anterior vorüberzieht. Bei dem Absteigen der ersten Rippe liegt sie deshalb auch weiter abwärts und ist flacher gekrümmt, wie diese. Sie liegt zum größten Teil hinter dem Schlüsselbein, an welches sie angeheftet ist; oberhalb desselben ist sie mit der vorderen Halsfascie, unterhalb desselben mit der Fascie des M. subclavius verwachsen. Auch mit der Sehne des M. scalenus anterior und der ersten Rippe steht sie in festerer Verbindung. Bei den Bewegungen des Schlüsselbeines wird durch diese Verbindungen ihr Lumen bald erweitert, bald verengert, was die Blutbewegung in der Vene fördert, allerdings auch eine beträchtliche Gefahr in sich birgt, da sie nach dem Anschneiden bei einer Operation durch eine Bewegung des Schultergürtels zum Klaffen gebracht werden kann, was eine Aspiration von Luft ermöglicht.

Die Kollateraläste der Arteria subclavia werden von Venen begleitet, welche jedoch nur zum kleinsten Teil in die Vena subclavia münden; nur die Vena transversa scapulae, eine klappenhaltige Doppelvene, ist einigermaßen beständig. Andere Venen münden teils in die Vena anonyma, teils in die Vena jugularis externa.

Unter den ersteren entspricht der Verlauf der Venae thyreoideae inferiores dem der gleichnamigen Arterie nicht (47). Ihre Wurzeln sammeln sich am unteren Rande der Schilddrüse zu einem Geflecht, Plexus thyreoideus impar, welches auch die Vena laryngea inferior, Venae tracheales und oesophageae aufnimmt und mit zwei oder mehr vertikalen Ästen zum Teil in die linke Vena anonyma, zum Teil in den Vereinigungswinkel beider Anonymae eintritt. Unter ihnen tritt nicht selten ein stärkeres Gefäß, Vena thyreoidea ima, hervor.

Die Vena vertebralis, meist einfach, selten doppelt, begleitet die gleichnamige Arterie, setzt sich aber nicht selten in das Foramen transversarium des siebenten Halswirbels fort. In den Zwischenräumen der Halswirbel nimmt sie Äste aus dem Plexus vertebralis cervicalis auf, welcher die vordere und hintere Oberfläche der Wirbelsäule bedeckt und das Blut der tiefen Halsmuskeln ableitet. Ihre Mündung findet die Vena vertebralis in dem oberen Ende der Vena anonyma. Eine Vena vertebralis externa, deren Verlauf der Arteria cervicalis adscendens entspricht, ist häufig.

Eine Vena cervicalis profunda verläuft von der Hinterhauptsgegend her zwischen der tiefsten Schichte der Nackenmuskeln und dem M. semispinalis und ist durch letzteren von der gleichnamigen Arterie geschieden. Sie vereinigt sich meist mit der schwächeren Vena vertebralis und mündet dann in die Vena anonyma.

Die Vena mammaria interna begleitet in der Zweizahl alle Verzweigungen der gleichnamigen Arterie mit Ausnahme der visceralen Äste. Kurz vor der Mündung in die Vena anonyma wird sie einfach.

Die Vena epigastrica superior, das Anfangsstück der Vena mammaria interna, nimmt den oberen Teil der Venae subcutaneae abdominis auf, welche zu einem weitmaschigen Geflecht untereinander verbunden sind (53).

Die den Eingeweideästen der Arteria mammaria interna entsprechenden Venen gelangen direkt zur Vena anonyma oder Vena cava superior; es sind dies: Venae mediastinales anteriores, Venae thymicae, Venae pericardiacae, Venae phrenicae superiores. Neben ihnen sind noch Venae bronchiales anteriores zu erwähnen, welche den gleichnamigen Zweigen des Aortenbogens entsprechen.

Die Vena intercostalis suprema verläuft einfach mit der gleichnamigen Arterie zu ihrer Einmündung in die Vena anonyma. Sie steht rechts mit der Vena azygos, links mit der Vena hemiazygos in Verbindung. Sie kann sich auch in die Vena jugularis interna oder in die Vena vertebralis oder in die Vena azygos und hemiazygos ergießen.

Die Vena transversa colli, welche die gleichnamige Arterie begleitet, nimmt häufig die Vena transversa scapulae auf. Sie mündet meist in die Vena jugularis externa (S. 113), kann aber auch zur Vena subclavia gelangen.

Varietäten im Gebiet der Vena subclavia. Ihr Stamm liegt höher als gewöhnlich; er läuft mit der Arterie hinter dem M. scalenus anterior oder tauscht mit ihr den Platz. Meist begleitet die Arterie eine kleine Vene, deren Größerwerden den variablen Verlauf der Vene hinter dem Scalenus erklärt. — Daß die Mündungen der Kollateralvenen sich auf die benachbarten großen

Stämme versetzen, daß allerlei Kombinationen im Zusammenfließen derselben vor ihrem Ende vorkommen, wurde oben mehrfach erwähnt.

       Praktische Bemerkungen. Die Lage der Arteria subclavia zwischen Schlüsselbein und erster Rippe bringt es mit sich, daß sie zwischen beiden eingeklemmt werden kann, wenn man das Schlüsselbein so weit wie möglich senkt und den Brustkorb durch eine tiefe Inspiration so weit wie möglich hebt. Für eine Unterbindung ist die Strecke vor dem M. scalenus wegen der zahlreichen Ursprünge von Kollateralgefäßen ungeeignet. Um sie jenseits des M. scalenus aufzufinden, kann man das Tuberculum scaleni der ersten Rippe benutzen, welches beim Lebenden stets deutlich fühlbar ist. Die Vene kommt beim Aufsuchen der Arterie nicht ins Operationsfeld, da sie weiter abwärts liegt und vom Schlüsselbein gedeckt wird. Die Anastomosen zwischen den Zweigen der Kollateraläste lassen bei Unterbindungen Nachblutungen besorgen. Man hat daher geraten, bei solchen Operationen zugleich die Arteria transversa colli, vielleicht auch die Arteria cervicalis superficialis zu unterbinden.

       Bei Operationen an der Arteria thyreoidea inferior hat man sich daran zu erinnern, daß ihr der Nervus laryngeus inferior sehr nahe liegt. Für ihre Auffindung kann die vorspringende vordere Ecke des Querfortsatzes des sechsten Halswirbels Dienste leisten, ebenso für Auffindung der Arteria vertebralis.

       Die Venen, welche im Venenwinkel zwischen Vena subclavia und jugularis zusammenkommen, sind in der letzten Strecke ihres Verlaufes mit der Umgebung fester verbunden und sind geneigt, bei der Durchschneidung zu klaffen.

Blutgefäße der oberen Extremität im engeren Sinne.

Hautgefäße der oberen Extremität.

Die Hautarterien der oberen Extremität sind kleine Zweige, welche von den tiefen Arterien der einzelnen Gegenden abgegeben werden. Die Schultergegend wird von der Arteria thoracoacromialis und Arteria circumflexa humeri posterior aus versorgt, die Haut des Oberarmes erhält ihr Blut an der Beugeseite aus der Arteria brachialis, in die Versorgung der Streckseite teilen sich die Arteria collateralis radialis inferior und collateralis ulnaris superior. An der Dorsalseite der Ellenbogengegend ernährt das Rete cubitale die Haut. Am Unterarm gelangen Äste der Arteria radialis in die sie deckenden Hautstrecken, zwischen ihnen gibt an der Beugeseite die Arteria mediana Zweige an die Haut, an der Streckseite die Arteriae interosseae. An der Hand werden die unten näher zu beschreibenden Arterien nahezu sämtlich auch für die Haut in Anspruch genommen.

Die Hautvenen verlaufen nicht mit den Arterien, wie es an den meisten Körperteilen der Fall ist, sie sammeln sich vielmehr in großen Stämmen, welche selbständig in das tiefliegende Venensystem einmünden. An den Fingern verhalten sich die Venen umgekehrt wie die Arterien (s. unten), sie gehen aus Netzen hervor, welche an der Volarseite schwach, an der Dorsalseite stark ausgebildet sind, und überdies münden die volaren Venen um die Fingerränder herum nach hinten in die dorsalen. Sie ergießen sich in das Venennetz des Handrückens, dessen überaus wechselnde Ausbildung jedermann kennt, da man die durch die Haut durchschimmernden Gefäße am Lebenden sieht. In einer Reihe von Fällen sammeln sich die vom 3. und 4. Interstitium herkommenden Venen zu einem ulnaren Stamm (Vena salvatella). An der radialen Seite zieht ein konstanter Stamm proximalwärts (Vena cephalica pollicis). Die Venen des Handrückens wenden sich um die Ränder des Unterarmes nach vorne, wo man sodann drei Stämme findet, einen radialen, Vena cephalica, einen ulnaren, Vena basilica, und einen mittleren, Vena mediana (*87, 88*).

Die Vena cephalica verläuft am Unterarm längs des M. brachioradialis, um dann mit ihrem Hauptarm als Vena obliqua cubiti ulnarwärts abzubiegen und in die Vena basilica einzumünden (*81*). Ein dünnerer Arm, die direkte Fortsetzung des

Stammes, geht am Oberarm in der lateralen Bicipitalfurche entlang, weiter in der Furche zwischen M. deltoideus und pectoralis major, wo sie neben dem Ramus deltoideus der Arteria thoracoacromialis liegt. In der Fossa infraclavicularis senkt sie sich in die Vena axillaris ein.

An der Stelle, an welcher sich die Vena obliqua cubiti von der Vena cephalica trennt, mündet neben der lateralen Seite des Lacertus fibrosus ein aus der Tiefe kommender Ast, Vena perforans.

Die Vena basilica verläuft vor dem M. flexor carpi ulnaris und vor dem medialen Epicondylus zur medialen Bicipitalfurche und gelangt durch den Schlitz der Fascie, welcher dem Nervus cutaneus antibrachii medialis zum Austritt dient, zur medialen der beiden Venae brachiales.

Die Vena mediana, die unbeständigste, kann einmal ein wohlcharakterisierter Stamm sein, ein andermal als ein weitmaschiges Netz auftreten (*87*). Sie endigt, indem sie sich in zwei Teile teilt, Vena mediana cephalica und Vena mediana basilica, die sich in die beiden genannten Venen, oder in Äste derselben ergießen. Auch die Endigung ist äußerst variabel.

Varietäten der Hautvenen des Armes sind überaus häufig; sie sind an den beiden Armen eines Menschen ganz gewöhnlich verschieden. Hervorgehoben soll werden, daß sich die Vena basilica verdoppeln kann, daß sie der Arteria brachialis zuweilen sehr nahe rückt. Auch die Vena cephalica kann sich verdoppeln; sie kann schon früher in die Vena brachialis münden, sie kann ganz fehlen, sie kann auch mitten über den M. deltoideus verlaufen. Liegt sie nicht an der gewöhnlichen Stelle zwischen M. deltoideus und pectoralis major, dann sind beide Muskeln nicht selten schlecht voneinander getrennt. In manchen Fällen kehrt sich der Blutlauf in ihr um; sie entspringt in der Gegend des M. deltoideus mit einigen Zweigen und mündet in der Ellenbogengegend in die dortigen Hautvenen. Dieses Verhalten hängt mit den Entwickelungsverhältnissen zusammen. Die ursprüngliche oberflächliche Hauptvene ist die Vena basilica, während die Vena cephalica als eine sekundäre Blutbahn anzusehen ist (Hochstetter 1891). Dann wird am Unterarm die Vena cephalica zur Hauptbahn, am Oberarm bleiben die anfänglichen Verhältnisse erhalten. Das Blut wird aus der Vena cephalica antibrachii durch eine Anastomose in der Ellenbeuge zur Vena basilica hinüber geschafft. Es ist dies die erwähnte Vena obliqua cubiti. Am Oberarm besteht die Vena cephalica aus einem aufsteigenden und einem absteigenden Zweig (Bardeleben). Schwindet der erstere, dann kommt es zur Entstehung der erwähnten Varietät.

Dort, wo die Vena cephalica ulnarwärts abbiegt, nimmt sie oft einen starken Kollateralast auf, die Vena cephalica accessoria.

Praktische Bemerkungen. In der Ellenbeuge nimmt man die Operation des Aderlasses vor, wenn sie auch zur Zeit ziemlich in Mißkredit gekommen ist. Man hat sich bei ihrer Ausführung an die Vena obliqua cubiti zu wenden und muß sich daran erinnern, daß unter ihr, nur durch die Fascie und den Lacertus fibrosus von ihr getrennt, die Arteria brachialis und der Nervus medianus verlaufen. Von einem Hautnervenzweig wird sie gekreuzt.

Tiefer liegende Blutgefäße der oberen Extremität.

Arterien (*80*).

Mit der Arteria subclavia hören die Beziehungen der Arterien der oberen Extremität zu Hals und Kopf auf und sie beschränken sich lediglich auf die Extremität selbst, wobei man aber nicht vergessen darf, daß zur Extremität auch ihr Gürtel gehört, dessen Muskeln sich weit an Brust und Rücken verbreiten. Auch sie erhalten in der Hauptsache ihr Blut aus dem obersten Abschnitt der Extremitätenarterie.

Arteria axillaris (*83*).

Diesen Namen führt der Stamm der Arterie auf ihrem Verlauf durch die Achselhöhle, das heißt, vom unteren Rand des Schlüsselbeines bis zum unteren Rand der

Sehne des M. pectoralis major. Bei herabhängendem Arm verläuft sie lateralwärts absteigend, um sich dem Oberarmbein anzuschließen, von welchem sie nur durch den M. coracobrachialis geschieden ist. Auf ihrem ganzen Weg wird sie vom M. pectoralis major gedeckt, unter ihm in ihrer Mitte vom M. pectoralis minor gekreuzt. Ihr erster Abschnitt liegt auf der ersten Rippe, dann auf dem M. serratus anterior, von welchem sie sich jedoch rasch entfernt, um den Anschluß an das Oberarmbein zu gewinnen. Mit der gleichnamigen Vene und den Stämmen des Plexus brachialis bildet sie ein Bündel, in welchem sie die Mitte einnimmt, während die Vene an ihrer medialen, die Nerven an ihrer lateralen und hinteren Seite liegen. Im zweiten Abschnitt hinter dem M. pectoralis minor ordnen sich dann die Stämme des Plexus brachialis so, daß sie die Figur eines M bilden (78. Den Mittelteil desselben stellen zwei medianwärts absteigende Stränge dar, welche die Arterie umfassen, um sich an ihrer medialen Seite zum Nervus medianus zu vereinigen. Der laterale Schenkel des Buchstabens entspricht dem Nervus musculocutaneus, welcher aber die Arterie sogleich verläßt, um durch den M. coracobrachialis durchzutreten. Der mediale Schenkel ist der Nervus ulnaris, welcher der Arterie vorerst treu bleibt. Er wird von den beiden Nervi cutanei, brachii und antibrachii begleitet. Nicht mit der M-Figur vereinigt ist ein Strang hinter der Arterie, welcher sogleich in den Nervus radialis und axillaris zerfällt. Im dritten untersten Abschnitt des Verlaufes der Arteria axillaris, wenn sie unter dem Rand des M. pectoralis hervorgetreten ist, ist die Umordnung der Nerven vollendet.

Außer den Nerven kommen auch die zahlreichen Lymphknoten der Achselhöhle der Arterie zum Teil sehr nahe.

Die Kollateraläste der Arteria axillaris versorgen die Muskulatur der Achselgegend, wobei sie auf die großen zur Extremität gehörigen Muskeln an Brust und Rücken übergreifen, und geben Zweige zum Schultergelenk.

Nach der Reihenfolge ihres Ursprunges sind es die folgenden:

Arteria thoracalis suprema[1]) (80, 83).

Verläßt den Stamm ganz an seinem Anfang hinter dem M. subclavius oder am unteren Rande desselben, sendet Zweige zum M. serratus anterior und den oberen Interkostalmuskeln und endet im M. pectoralis major.

Arteria thoraco-acromialis[2]) (80, 83).

Sie entspringt etwas weiter distalwärts als die vorige am oberen Rande des M. pectoralis minor und sendet ihre Äste nach drei Seiten. Rami pectorales gelangen an den M. pectoralis major und serratus anterior, ein Ramus deltoideus verläuft in der Spalte zwischen M. pectoralis major und deltoideus neben der Vena cephalica und versorgt beide Muskeln mit Zweigen, ein Ramus acromialis geht lateralwärts zu den Clavicularportionen der Mm. pectoralis major und deltoideus und zum Schultergelenk. Er durchbohrt den Ansatz des M. deltoideus, anastomosiert mit dem Ramus acromialis der Arteria transversa scapulae und bildet mit ihr das Rete acromiale.

Dem Verlauf der beiden genannten Arterien sind die Nervi thoracales anteriores zugesellt. Man dringt zu den Arterien und Nerven dieser Gegend in der Fossa infraclavicularis vor, in deren Tiefe man die Einmündung der Vena cephalica in die Vena subclavia, den Stamm der Arteria axillaris und den Plexus brachialis findet.

---

[1]) Arteria thoracica prima.
[2]) Arteria thoracica secunda.

Arteria thoracalis lateralis[1]) (*80, 83*).

Verläßt die Arteria axillaris hinter oder unter dem M. pectoralis minor und läuft auf dem M. serratus anterior gerade abwärts, vor- und rückwärts an die Muskeln der Gegend Zweige aussendend. Von den vorderen Zweigen biegen einige um den Rand des M. pectoralis major aufwärts um zur Brustdrüse (Rami mamarii externi). In ihrer Begleitung verläuft der Nervus thoracalis longus, doch ist er der Arterie nicht immer unmittelbar angeschlossen.

Arteria subscapularis (*80*).

Zwei bis drei obere Rami subscapulares verlieren sich ganz im M. subscapularis. Eine starke untere Arterie entspringt dort aus der Arteria axillaris, wo sie den M. subscapularis kreuzt, und zieht am lateralen Rande des Muskels herab, wo sie sich in zwei Äste teilt. Der schwächere, die Arteria thoraco-dorsalis[2]) (*83*), läuft hinter der Arteria thoracalis lateralis zwischen M. serratus anterior und latissimus dorsi an der Seitenwand des Brustkorbes herab und versorgt diese Muskeln. Sie wird von dem gleichnamigen Nerven begleitet.

Der stärkere Ast, die eigentliche Fortsetzung des Stammes, Arteria circumflexa scapulae, schlägt sich medianwärts vom langen Kopf des M. triceps durch die mediale Muskellücke der Achselgegend um den Hals des Schulterblattes herum auf dessen Rückseite, gibt den Mm. triceps, teres minor und major und dem hinteren Rand des M. deltoideus Zweige ab und verteilt seine Endäste in der Fossa subscapularis und Fossa infraspinata. Sie anastomosieren mit den Zweigen der Arteria transversa scapulae und bilden mit ihr ein weitläufiges, dicht auf dem Knochen liegendes Netz (*84*).

Arteriae circumflexae humeri.

Die beiden Arteriae circumflexae sind die letzten aus der Arteria axillaris kommenden Kollateraläste. Sie entspringen nebeneinander von dem lateralen Umfang des Stammes. Die Arteria circumflexa humeri anterior ist ein feiner Ast, welcher über den Ansätzen der M. pectoralis major und latissimus dorsi den vorderen Umfang des Armbeines umgreift. Sie zieht quer durch den Sulcus intertubercularis und spaltet sich jenseits desselben in einen aufsteigenden Zweig zum Schultergelenk und einen absteigenden zum Periost des Armbeines.

Die starke Arteria circumflexa humeri posterior (IV) wendet sich mit dem Nervus axillaris durch die laterale Muskellücke nach hinten und endet im M. deltoideus, gibt auch dem langen Kopf des M. triceps, dem Ansatz des M. latissimus dorsi und dem Schultergelenk Zweige ab (*86*).

Varietäten im Axillarisgebiet. Äste der Subclavia rücken auf die Axillaris herab, oder solche der Brachialis auf sie hinauf. Sie können aus der Hauptarterie direkt oder aus einem gemeinsamen Stamm zusammen mit normalen Ästen der Axillaris entspringen. Die Äste derselben treten füreinander ein und ersetzen sich mehr oder weniger vollständig; besonders fehlt die Arteria thoracalis suprema nicht selten. Äste können sich verdoppeln.

Arteria brachialis[3]) (II) (*85*).

Bei ihrem Austritt aus der Achselhöhle nimmt die Arterie der oberen Extremität den Namen Arteria brachialis an. Ganz zu Anfang ist sie an den M. coracobrachialis

---

[1]) Arteria thoracica longa.
[2]) Arteria thoracica longa s. posterior.
[3]) Armarterie.

angeschlossen, dann legt sie sich sogleich in die mediale Bicepsfurche, welche man in der ganzen Länge des Oberarmes deutlich heraustasten kann. Die Arterie hält sich in der ganzen Länge ihres Verlaufes am Oberarm dicht an den M. biceps. In der Gegend des Ansatzes des M. coracobrachialis ruht sie vor dem Septum intermusculare mediale auf dem Knochen, weiter distal bis zur Ellbogengegend liegt sie auf dem M. brachialis. Mit der Verschmälerung des M. biceps rückt sie immer mehr nach der Mittellinie des Armes hin und gelangt unter dem Lacertus fibrosus in die abwärts zugespitzte Grube zwischen M. brachioradialis und pronator teres, wo sie in ihre Endäste zerfällt.

Während ihres ganzen Verlaufes am Oberarm wird die Arterie außer von ihren beiden Venen vom Nervus medianus begleitet; derselbe liegt erst seitlich von ihr, legt sich aber sehr schnell auf sie. Sucht man sie auf, dann stößt man also zuerst auf den dicken weißen Nervenstrang. Erst am distalen Ende des Oberarmes rückt er an die mediale Seite der Arterie. Die anderen Nerven, welche der Arteria axillaris nahe lagen, entfernen sich rasch von der Arteria brachialis, am langsamsten der hinter ihr liegende Nervus ulnaris, nur der Nervus cutaneus antibrachii medialis begleitet sie noch bis zu seinem Austritt aus der Fascie.

Die Kollateraläste der Arteria brachialis versorgen die Beuge- und Streckseite des Oberarmes mit Blut und beteiligen sich an der Versorgung des Ellenbogengelenkes. Neben einer größeren oder geringeren Zahl von Muskelzweigen sind es die folgenden:

<h3 style="text-align:center">Ramus deltoideus[1]) (80).</h3>

Ein kleiner Ast, welcher vom Anfang der Arteria brachialis entspringt, geht über der Insertionsstelle des M. coracobrachialis am Armbein in transversaler Richtung zur Anheftung des M. deltoideus und sendet Äste aufwärts zu diesem, sowie abwärts zum M. brachialis.

<h3 style="text-align:center">Arteria profunda brachii (IV) (80, 85, 86).</h3>

Die ansehnliche Arterie entspringt nahe dem unteren Rande der Sehne des M. latissimus dorsi und wendet sich mit dem Nervus radialis auf die Rückseite des Armes in den M. triceps, dessen Substanz sie in einen medialen und lateralen Kopf scheidet. Sie zerfällt bald in ihre beiden Endäste, Arteria collateralis media[2]) und Arteria collateralis radialis[3]) (86). Die erstere tritt in den medialen Kopf des M. triceps ein, in welchem sie, dicht auf dem Knochen liegend, bis zum Rete articulare cubiti herabläuft. Die letztere folgt dem Nervus radialis; sie tritt unter dem unteren Rand des lateralen Kopfes des M. triceps hervor und verläuft mit dem Nerven in der Spalte zwischen M. brachialis und brachioradialis. Über den lateralen Epicondylus hinweg gelangt sie zum Unterarm, wo sie zu den proximalen Enden der Radialmuskeln Zweige sendet.

Vor der Teilung gibt die Arteria profunda brachii dem langen Kopf des M. triceps rücklaufende Äste. Die Arteria nutricia humeri wird entweder vom Stamm der Arterie oder von der Arteria collateralis radialis abgegeben.

<h3 style="text-align:center">Arteria collateralis ulnaris superior (IV—V) (80, 85).</h3>

Entspringt in fast gleicher Höhe mit der Arteria profunda brachii. Aufsteigende Äste von ihr gelangen zum langen Kopf des M. triceps, absteigende enden zum Teil

---

[1]) Arteria collateralis radialis superior.
[2]) Arteria collateralis magna.
[3]) Arteria collateralis radialis inferior.

im M. brachialis, zum Teil hinter dem Septum intermusculare im medialen Kopf des M. triceps. Einer von ihnen, die Fortsetzung des Stammes, begleitet den N. ulnaris und gelangt mit ihm an die Rückseite des Ellbogens.

Arteria collateralis ulnaris inferior (V) (*80, 85*).

Die ziemlich schwache Arterie entspringt erst in geringer Entfernung über dem medialen Epicondylus. Sie geht aus dem Stamm in transversaler Richtung ab, versorgt den M. brachialis, pronator teres und liefert einen auf die hintere Fläche des Armes übertretenden Gelenkast.

Rete articulare cubiti.

Entsteht aus Zweigen der Ober- und Unterarmarterien, und zwar einerseits aus solchen der Arteria collateralis ulnaris superior, Arteria collateralis radialis und media, andererseits der Arteriae recurrentes ulnaris, radialis und interossea. Es ist ein weitläufiges, vorzugsweise auf der hinteren Seite des Gelenkes entwickeltes Gefäßnetz, oberflächlich und fein über der Sehne des M. triceps, tief und stärker zwischen dieser Sehne und der Gelenkkapsel.

Arterien des Unterarmes.

Die Arteria brachialis gibt etwa 1,5 cm unter der Gelenklinie des Ellenbogengelenkes die Arteria radialis ab und zerfällt sodann in die sehr ungleich starken Arteriae interossea, mediana und ulnaris, von welchen die Arteria interossea phylogenetisch, auch ontogenetisch, die eigentliche Fortsetzung der Arteria brachialis ist. Sie wird schon in früher Entwickelungszeit von der Arteria mediana abgelöst und zuletzt gewinnt dann die Arteria ulnaris das Übergewicht. Die alte Beschreibung läßt die Armarterie in der Ellenbogengegend aufhören und sich in die beiden Äste, Arteria radialis und ulnaris, teilen, von welch letzterer dann die anderen genannten Äste abgehen.

Arteria radialis[1]) (IV) (*80, 90, 91*). ·

Schwächer als die Arteria ulnaris und oberflächlicher gelegen. In der Richtung der Arteria brachialis verlaufend, liegt sie zu Anfang auf der tiefen Sehne des M. biceps brachii, dann auf dem M. supinator und wird von den Radialmuskeln, namentlich vom M. brachioradialis gedeckt. Zwei Finger breit vom Handgelenk wird die Arterie frei; sie ist jetzt nur von Haut und Fascie bedeckt und liegt zwischen der Sehne des M. flexor carpi radialis und den vereinigten Sehnen der Mm. abductor pollicis longus und extensor pollicis brevis. Dort ist auch die Stelle, an welcher der Arzt den Puls zu fühlen pflegt. Vom Knochen ist hier die Arterie nur durch die Insertion des M. pronator quadratus geschieden.

Während ihres Verlaufes am Unterarm liegt der oberflächliche Ast des Nervus radialis der radialen Seite der Arterie nahe. Drei Finger breit über dem Handgelenk verläßt er sie, um unter der Sehne des M. brachioradialis hin die Rückseite des Unterarmes zu gewinnen.

In der Gegend des Handgelenkes und unmittelbar auf deren Kapsel gelegen, wendet sich nun die Arteria radialis auf den Rücken der Hand, wo sie in dem Raum zwischen den Sehnen des M. abductor pollicis longus und extensor brevis [2]) abwärts

---

[1]) Speichenarterie.
[2]) Von den Franzosen Tabatière anatomique genannt.

verläuft bis zu dem Winkel, welchen die Basen der beiden ersten Mittelhandknochen miteinander bilden. Dort kehrt sie zwischen den Köpfen des M. interosseus dorsalis primus in die Hohlhand zurück, wo sie sich in ihre Endäste, nämlich die Arteria princeps pollicis und den Ramus volaris profundus, teilt.

Während ihres ganzen Verlaufes am Unterarm versorgt die Arterie die benachbarten Muskeln mit einer großen Zahl von Zweigen, während größere Kollateraläste nur am oberen und unteren Ende abgehen. Es sind die folgenden:

Arteria recurrens radialis (V) (*80, 89*).

Geht unter dem Ellenbogengelenk von dem radialen Umfang des Anfangsteiles der Arterie ab und im Bogen aufwärts zum Rete cubitale. Auf ihrem Wege sendet sie Äste zum M. supinator und zu den Radialmuskeln.

Ramus carpeus volaris[1]).

Dem unteren Rande des M. pronator quadratus entlang den gleichnamigen Ästen der Arteria ulnaris entgegen zur Bildung des Rete carpeum.

Ramus volaris superficialis[2]) (*94*).

In der Regel ein schwaches Gefäß, welches zwischen den Muskeln des Daumenballens dem gleichnamigen Zweig der Arteria ulnaris entgegen zieht, um mit ihr den Arcus volaris sublimis zu bilden. Nicht selten erreicht sie den Ulnariszweig nicht, sondern erschöpft sich vorher in der Muskulatur des Daumenballens.

Ramus carpeus dorsalis[3]).

Auf der Rückseite der Handwurzel den Stamm verlassend, gelangt er zum Rete carpeum dorsale.

Arteriae metacarpeae dorsales[4]) (*96*).

Entspringen entweder einzeln oder mit einem kurzen Stamm aus dem Dorsalteil der Arteria radialis und laufen den beiden dorsalen Rändern der Metacarpalknochen und Phalangen des Daumens und dem radialen Rande des Zeigefingers entlang.

Ist die Arteria radialis wieder in die Hohlhand zurückgekehrt, dann spaltet sie sich in ihre beiden Endäste: Arteria princeps pollicis und Ramus volaris profundus.

Arteria princeps pollicis (*80, 94*).

Zerfällt unter dem Daumenballen, den sie mit Zweigen versorgt, in drei Äste zu den beiden Rändern des Daumens und dem Daumenrand des Zeigefingers (Arteria indicis radialis). In ihrem Verlauf verhalten sie sich, wie die Äste des Arcus volaris sublimis, sie werden auch wie sie von Ästen des Nervus medianus begleitet.

Ramus volaris profundus (*80, 95*).

Der stärkere Ast des Arcus volaris profundus, dessen schwächerer von der Arteria ulnaris geliefert wird.

---

[1]) Arteria transversa carpi volaris.
[2]) Arteria superficialis volae.
[3]) Arteria transversa carpi dorsalis.
[4]) Arteriae interosseae dorsales.

Endteil der Arteria brachialis am Unterarm.

Durch den Abgang der Arteria radialis ist die Arteria brachialis radialwärts abgelenkt worden und strebt nun in schrägem Verlauf wieder der Mittellinie des Unterarmes zu, um sich daselbst in die Arteria interossea communis und Arteria ulnaris zu teilen. Auf ihrem Weg wird sie vom Nervus medianus gekreuzt und verschwindet sofort unter der gemeinsamen Masse der vom Epicondylus medialis entspringenden Muskeln. Unter ihr liegt die Sehne des M. brachialis. Der einzige Ast, welchen sie auf diesem Wege abgibt, ist die

Arteria recurrens ulnaris (V) (*80, 91*).

Sie verläßt den Stamm zwischen dem Abgang der Arteria radialis und der Teilung in Arteria interossea und ulnaris und teilt sich sogleich in einen vorderen und hinteren Ast, von welchen der hintere stärker ist. Der vordere Ast geht in dem Spaltraum zwischen M. pronator teres und brachialis in die Höhe und anastomosiert vor dem Epicondylus medialis mit der Arteria collateralis ulnaris inferior. Der hintere Ast geht zwischen den Ursprüngen des M. flexor carpi ulnaris dem Nervus ulnaris entlang an die Rückseite des Epicondylus medialis, wo er im Rete cubitale endet.

Arteria ulnaris[1]) (III) (*80, 89, 90, 91*).

Der stärkere der beiden Endäste der Arteria brachialis. Ihr Anfang setzt die Richtung des Hauptstammes fort und sie beschreibt dann einen ganz flachen Bogen, um an die Ulnarseite der Extremität zu gelangen. Sie liegt erst zwischen den vom Epicondylus medialis entspringenden Beugern des Unterarmes und dem Ursprung des M. flexor digitorum profundus.

Ist sie zwischen den ulnaren Rändern des M. flexor digitorum sublimis und profundus hervorgetreten, dann biegt sie etwa in der Mitte der Länge des Vorderarmes in einen der Längsachse des Vorderarmes parallelen Verlauf ein und liegt nun in der von dem Rande des oberflächlichen Fingerbeugers und dem M. flexor carpi ulnaris gebildeten Rinne, von letzterem Muskel und seiner Sehne bis zum Handgelenk hinunter gedeckt. An der lateralen Seite des Erbsenbeines geht sie in einem Kanal, den das Ligamentum carpi volari mit dem Ligamentum carpi transversum begrenzt, zur Hand und spaltet sich in zwei im Bogen radialwärts verlaufende Endäste.

Der Nervus ulnaris liegt anfangs nicht der Arterie an, er erreicht sie etwas oberhalb der Mitte des Unterarmes, wenn sie in den gestreckten Verlauf einbiegt; von da an begleitet er sie, dicht an ihrer ulnaren Seite liegend, bis zum Handgelenk.

Ebenso wie die Arteria radialis versorgt auch die Arteria ulnaris die benachbarten Muskeln, besonders die Beuger mit zahlreichen Ästen. Bemerkenswertere Kollateraläste werden nur am distalen Ende abgegeben.

Rami carpei volares.

Zwei bis drei feine, selten aus einem Stamm entspringende Zweige, welche, in transversaler Richtung verlaufend, an der Bildung des Rete carpeum teilnehmen.

Ramus carpeus dorsalis (*96*).

Geht um das distale Ende der Ulna herum auf die Rückseite der Hand, gibt zuweilen die vorerwähnten Äste ab und endet einerseits im Rete carpeum dorsale,

---

[1]) Ellenbogenarterie.

andererseits in der Arteria digitalis des Ulnarrandes des fünften Fingers, zuweilen auch in der Arterie der Rückseite des vierten Intermetakarpalraumes.

Ramus volaris superficialis (IV) (*80, 94*).

Fortsetzung des Stammes, welcher, begleitet von dem oberflächlichen Ast des Nervus ulnaris, zum Arcus volaris sublimis (s. unten) verläuft.

Ramus volaris profundus (V) (*80, 95*).

Entspringt in der Gegend des Erbsenbeines, durchsetzt die Muskeln des Kleinfingerballens und mündet in den tiefen Hohlhandbogen (s. unten). Er ist begleitet vom tiefen Ast des Nervus ulnaris. Bevor er in den Bogen eintritt, gibt er meistens die Arteria digitalis volaris propria an den ulnaren Rand des kleinen Fingers.

Arteria interossea communis[1]) (IV) (*80, 91*).

Trennt sich von der Arteria ulnaris ein wenig distalwärts von der Arteria recurrens ulnaris. Sie wendet sich schief nach hinten, unten und radialwärts zum oberen Ende der Membrana interossea, wo sie sogleich in zwei Zweige zerfällt, die Arteria interossea dorsalis und Arteria interossea volaris.

Arteria interossea dorsalis (*80, 92*).

Gelangt zwischen der Chorda obliqua und dem oberen Rand der Membrana interossea zur Rückseite des Unterarmes. Sie tritt am unteren Rand des M. supinator hervor und gibt sogleich einen aufsteigenden Ast ab, die Arteria interossea recurrens. Diese versorgt den M. supinator und M. anconaeus mit Zweigen und endet im Rete articulare cubiti. Der absteigende Stamm der Arterie verläuft, begleitet vom tiefen Ast des Nervus radialis, zwischen der oberflächlichen und tiefen Muskelschichte abwärts, wobei er beiden Schichten Zweige abgibt.

Arteria interossea volaris (*80, 91*).

Liegt in ihrem ganzen Verlauf auf der Membrana interossea bis herab zum oberen Rand des M. pronator quadratus. Dort zerfällt sie in zwei dünne Zweige, von welchen der eine, schwächere, bis zum Rete carpeum herabläuft, während der andere, stärkere, durch die Membrana interossea zur Rückseite gelangt (*96*). Derselbe wird vom Nervus interosseus dorsalis begleitet und senkt sich in das Rete carpeum dorsale ein.

Auf ihrem ganzen Weg gibt die Arteria interossea volaris Zweige zu den benachbarten Muskeln, sowie durch die Membrana interossea zur Rückseite. Die beiden Knochen des Unterarmes versorgt die Arteria interossea volaris mit ihren Arteriae nutriciae.

Arteria mediana (*80, 90*).

Entspringt aus der Arteria interossea volaris, zuweilen auch aus der Arteria interossea communis oder selbst aus der Arteria ulnaris. Normalerweise ist sie ein dünnes Ästchen, welches sich dem Nervus medianus anlegt und ihn in seinem proximalen Teile begleitet. Ausnahmsweise kann sie sich ihrer fetalen Rolle entsprechend als eine starke Arterie erhalten, welche sich selbst an der Bildung des Arcus sublimis der Hohlhand beteiligt.

---

[1]) Gemeinsame Zwischenknochenarterie.

Rete carpeum.

Wie das Gelenknetz der Ellenbogengegend ist auch das des Handgelenkes auf der Dorsalseite stärker ausgebildet als auf der Volarseite.

Das Rete carpeum volare liegt auf den Bändern des Carpus; es besteht nur aus Zweigen, durch welche die Rami carpei der Arteria radialis und ulnaris miteinander verbunden werden, zu welchen einerseits noch feine Ästchen der Arteria interossea volaris, andererseits solche des Arcus volaris profundus hinzutreten.

Das Rete carpeum dorsale (96) setzt sich aus zwei Schichten zusammen, einer oberflächlichen auf der Dorsalseite des Ligamentum carpi dorsale und einer tiefen auf den tiefen Bändern. Die Gefäße, welche zu letzterer zusammentreten, stammen hauptsächlich aus der Arteria radialis und dem Endast der Arteria interossea volaris, auch feine Ästchen der Arteria ulnaris und interossea dorsalis beteiligen sich.

Aus dem Netz entspringen drei Arteriae metacarpeae dorsales[1]). Sie verlaufen auf den Mm. interossei des zweiten, dritten und vierten Spatium interosseum distalwärts und teilen sich an den Grundphalangen der Finger in je zwei Arteriae digitales dorsales für die einander zugekehrten Ränder der Grund- und Mittelglieder der Finger. An den Basen der Mittelhandknochen verstärken sie sich durch Aufnahme perforierender Äste aus dem Arcus volaris profundus und senden dafür zwischen den Grundphalangen Äste zu den Arteriae digitales communes volares, von welchen jedoch meist nur der zwischen Zeige- und Mittelfinger eine gewisse Stärke erreicht.

Der Ast für das erste Spatium interosseum entstammt der Arteria radialis (S. 130).

Im Gegensatz zum dorsalen Arteriensystem der Mittelhand und der Finger ist dasjenige der Volarseite sehr gut ausgebildet, und zwar geht die Blutversorgung in der Hauptsache von den beiden Hohlhandbogen aus, zu welchen noch die Arteria princeps pollicis und die Arteria digitalis volaris des Ulnarrandes vom kleinen Finger hinzutreten.

Arcus volaris sublimis (94).

Die Rami volares superficiales der Arteria radialis und ulnaris sind verschieden stark. Der stärkere Ulnarast läuft unter dem M. palmaris brevis zum Handteller hin (S. 132), während der schwache Radialast, von einer dünnen Muskelschichte gedeckt, vom Daumenballen herkommt. Sie treten zu einem Bogen zusammen, der sich radialwärts verjüngt, häufig auch am medialen Ende unterbrochen ist. Er liegt unmittelbar unter der Volaraponeurose, zwischen ihr und den Sehnen des M. flexor digitorum sublimis, von welchen er nur durch den in seine Zweige zerfallenden Nervus medianus getrennt ist. Von seiner konvexen Seite entsendet er drei Arteriae digitales communes, welche nach den Kommissuren zwischen zweitem bis fünftem Finger hinlaufen. Jede Arteria digitalis communis nimmt einen Ast der Arteria metacarpea dorsalis und einen Ast aus dem tiefen Bogen auf (S. 134) und zerfällt am Fingermetakarpalgelenk in zwei Arteriae digitales volares propriae, welche divergierend an die einander zugekehrten Ränder zweier Finger gehen. Sie senden zahlreiche Kollateraläste nach der Volarseite, wie nach der Dorsalseite des Fingers aus und stehen miteinander durch stärkere bogenförmige Anastomosen in Verbindung, welche über die Volarseite der Grund- und Mittelphalange hinziehen. Sie anastomosieren netzförmig mit den dorsalen Fingerarterien und übernehmen von der Mittel-

---

[1]) Arteriae interosseae dorsales.

phalange aus auch die Versorgung der Fingerrücken durch Äste, welche sich um den Rand der Phalange schlagen und in einem dichten Netz des Nagelbettes enden. An der volaren Seite der Endphalange ist ein anastomotischer Arterienbogen von besonderer Stärke vorhanden, von welchem aus ebenfalls starke Äste in die Fingerbeere aufsteigen. Die feinsten Arterienäste gehen zwischen Papillarschichte und Schweißdrüsenkörpern vielfach durch Vermittelung von Gefäßknäueln (Grosser, 1902) direkt in Venen über. Es wird durch diese Anordnung die Turgeszenz und Spannung der Fingerbeere stark erhöht, zugleich aber läßt sich das Blut durch die berührten Gegenstände leicht partiell verdrängen, wodurch das Anschmiegen der Haut an sie und dadurch die Sicherheit des Tastens erhöht wird. Andererseits erklärt die Gefäßversorgung der Fingerbeere, warum schon kleine Stichwunden unverhältnismäßig stark bluten, und warum bei entzündlicher Reizung die Fingerspitze in unerträglicher Weise pulsiert.

Die Nerven sind den Arterien während ihres Verlaufes an den Fingern eng angeschlossen.

Arcus volaris profundus (95).

Umgekehrt wie beim oberflächlichen Bogen ist beim tiefen der Radialast der stärkere, der Ulnarast der schwächere. Derselbe wird meistens unterstützt durch einen Zweig, welcher aus dem Wurzelstück der Arteria digitalis volaris propria des fünften Fingers entsteht und, über die Muskeln des Kleinfingerballens laufend, in den Anfang des Bogens einmündet. Der Bogen ist flach, er liegt etwa fingerbreit distalwärts vom Rand des Ligamentum carpi transversum auf den Basen der Mittelhandknochen und unter den Sehnen der Fingerbeuger.

Aus der konkaven Seite des Bogens gehen dünne Zweige zum Rete carpeum, von der konvexen Seite entspringen drei Arteriae metacarpeae volares, welche zwischen je zwei Metakarpalknochen auf den Mm. interossei liegend, distalwärts verlaufen. Nächst den Basen der Mittelhandknochen geben sie Rami perforantes zur Verstärkung der Arteriae metacarpeae dorsales ab und münden an den distalen Enden der Mittelhandknochen, jede in eine Arteria digitalis communis oder propria.

Der tiefe Hohlhandbogen und seine Äste werden von dem tiefen Ast des Nervus ulnaris und seinen Verzweigungen begleitet.

Varietäten im Brachialisgebiet sind sehr zahlreich; man ist ihrer Erklärung mit Hilfe von vergleichend anatomischen und entwickelungsgeschichtlichen Studien nachgegangen (Ruge 1884, Zuckerkandl 1894—1896, E. Schwalbe 1895, 1899, Bertha de Vriese 1902, E. Müller 1903, Göppert 1905). Beim Embryo bilden sich zwei Arterien, eine Arteria brachialis profunda und eine Arteria brachialis superficialis. Die erstere ist die normalerweise bleibende, die letztere, welche vor dem Nervus medianus liegt, verschwindet wieder. Die Teilungsstelle, aus welcher beide Gefäße beim Embryo hervorgehen, reitet auf der Schlinge, welche von den beiden Wurzeln des N. medianus gebildet wird. Beide Arterien sind durch Anastomosen miteinander verbunden. Durch diese Entwickelungsweise erklären sich die zahlreichen Fälle von hoher Teilung der Arterie. Bleiben beide, die oberflächliche und tiefe Armarterie, nebeneinander in ganzer Länge bestehen, dann ist die Arteria brachialis von der Achselhöhle aus doppelt, ist das Anfangsstück der Arteria brachialis profunda zwar einfach, bleibt aber von einer der vorhandenen Anastomosen ab auch die Superficialis erhalten, dann erfolgt die Teilung an einer höheren oder tieferen Stelle am Oberarm. Geht die ganze Profunda zugrunde und erhält sich statt ihrer die Superficialis, dann liegt beim geborenen Menschen die Arteria brachialis nicht hinter, sondern vor dem Nervus medianus. Es können auch Teile der einen wie der anderen Arterie erhalten bleiben, so daß dann das fertige Gefäß teils vor, teils hinter dem Nerven liegt. Auch Inselbildungen kommen vor. — Existiert ein Processus supracondyloideus (2. Abt. S. 115), dann läuft die Arterie, begleitet vom N. medianus, hinter diesem Fortsatz entlang.

Am Unterarm kann ebenfalls die erwähnte Entwickelungsweise Veranlassung zur Varietätenbildung geben. Die ursprüngliche Hauptarterie, die Arteria interossea, gibt vielleicht die Arteriae recurrentes ab, die Arteria mediana, welche später für die Arteria interossea eintrat, und die normalerweise zu einem schwachen Ästchen herabsinkt, setzt sich gelegentlich nach alter Weise bis in die Hand fort, um sich dort an der Bildung des oberflächlichen Hohlhandbogens zu beteiligen. Die Mediana kann auch aus einer Arteria brachialis superficialis des Oberarmes hervorgehen. Ist die Arteria radialis durch Erstarken der Interossea oder Mediana, selbst der Ulnaris sehr geschwächt oder ganz ersetzt, dann kann der Puls an der gewohnten Stelle entweder sehr schwach sein oder auch ganz fehlen, was zu diagnostischen Irrtümern Veranlassung geben könnte.

Die kleineren Kollateraläste können ihre Ursprünge proximalwärts oder distalwärts verschieben, sie können auch von benachbarten Stämmen abgegeben werden.

Varietäten des oberflächlichen Hohlhandbogens sind sehr häufig. Er ist nicht geschlossen, es kann, wie erwähnt, bei seiner Bildung statt der Arteria radialis die Arteria mediana oder interossea eintreten. Der Bogen kann sehr schwach sein, er kann ganz fehlen (vgl. Jaschtschinski 1896). Die Stärke des tiefen Hohlhandbogens wechselt. Der Ursprung der Fingerarterien variiert vielfach, ein Teil derselben kann aus dem tiefen Bogen oder aus den Arterien der Daumen- oder Kleinfingerseite entspringen.

Praktische Bemerkungen. Die Stämme der Arterien liegen allenthalben so, daß sie leicht erreichbar sind, nur ein Teil des Unterarmes und die Hohlhand machen eine Ausnahme. Durch zahlreiche und große Anastomosen der Arterien ist eine Wiederherstellung des Kreislaufes nach Kontinuitätsunterbrechungen stets gesichert; selbst die Hauptarterie des Armes kann unterbunden werden, ohne daß schwere Ernährungsstörungen zu befürchten sind. Für die Ausführung von Unterbindungen ist es nicht günstig, daß die Arterien überall zahlreiche Varietäten aufweisen, welche dem Operateur unangenehme Überraschungen bereiten können.

<h2 style="text-align:center">Venen.</h2>

Die tiefen Venen des Armes verlaufen vollkommen mit den Arterien, welche sie überall in der Zweizahl begleiten. Sie bedürfen daher keiner gesonderten Beschreibung. Erwähnt sei, daß die beiden Begleitvenen der Arterien durch mehr oder weniger zahlreiche Anastomosen miteinander verbunden sind, auch senden sie den oberflächlichen Venen Anastomosen zu.

<h3 style="text-align:center">Blutgefäße der Brust.</h3>

<h3 style="text-align:center">Kurze Übersicht.</h3>

<h3 style="text-align:center">Arterien.</h3>

Viscerale Äste sind:

Arteriae bronchiales.
Arteriae oesophageae.
Arteriae mediastinales posteriores.

Parietale Äste:

Arteriae intercostales.
Ramus anterior.
Ramus posterior.

<h3 style="text-align:center">Venen.</h3>

Vena azygos.
Vena hemiazygos.

Sie nehmen auf:

Venae bronchiales.
Venae oesophageae.
Venae mediastinicae.
Venae intercostales.

In diese ergießen sich die

Plexus venosi vertebrales externi und *interni.*

Hautgefäße von Brust und Bauch (53).

Die oberflächlichen Gefäße von Brust und Bauch sind von den tiefen weit deutlicher getrennt wie an Kopf und Hals, wo beide Gebiete mehr ineinander fließen. Die Arterien sind kleine perforierende Zweige, welche von den segmentalen Stämmen abgegeben werden und in Begleitung der Hautnerven verlaufen. Ganz oben und seitlich kommen noch solche Zweige hinzu, welche von den Arteriae subclavia und axillaris stammen; von unten her beteiligt sich die Arteria femoralis durch die Arteriae epigastrica superficialis und circumflexa ilium superficialis an der Versorgung der Haut.

Die Venen verlaufen nur selten an die Arterien angeschlossen; sie bilden weitläufige Netze, welche schließlich einesteils in die Vena axillaris, andererseits in die Vena femoralis einmünden.

Genauere Beschreibung.

Arterien.

Die Aorta thoracalis liegt, wie bekannt (S. 89), an der linken Seite der Wirbelkörper und nähert sich allmählich der Mittellinie, ohne sie jedoch oberhalb des Zwerchfelles vollständig zu erreichen. Ihre visceralen Äste sind nur unbedeutend, da die Blutversorgung des Inhaltes der Brusthöhle in der Hauptsache von anderer Seite geliefert wird; die Lungen werden von der Arteria pulmonalis gespeist, das Herz von den Arteriae coronariae, welche vom Anfangsstück der Aorta ausgehen. Es bleibt nur das wenig voluminöse Mediastinum mit kleinen Ästen zu versorgen. In der Hauptsache ist es also die Brustwand, welcher Arterien zu liefern sind; diese sind die im Anschluß an deren ganzen Bau segmental angeordneten Arteriae intercostales.

Beide, die visceralen wie die parietalen Äste werden durch Zuzug von der Arteria subclavia her (S. 113) unterstützt.

Viscerale Äste.

Klein und unbeständig sowohl in ihrem Ursprung wie in ihrer Verbreitung unterscheidet man:

Arteriae bronchiales (posteriores).

Meist drei an Zahl, eine rechte und zwei linke. Die rechte entspringt oft aus der rechten obersten Arteria intercostalis aortica. Sie begleiten die Bronchien in allen ihren Verzweigungen durch die Lungen (4. Abt. S. 128).

Arteriae oesophageae (superiores).

Drei bis sieben kurze, aus der vorderen Wand der Aorta entspringende Äste zum Brustteil der Speiseröhre.

Arteriae mediastinales posteriores.

Eine Anzahl kleiner Ästchen, welche teils aus der Aorta, teils aus den Speiseröhren- oder Interkostalarterien entspringen und sich im Bindegewebe und den Lymphdrüsen des Mediastinum posterius verbreiten, sowie die hintere Wand des Herzbeutels (Rami pericardiaci) versorgen. Die untersten, Arteriae phrenicae superiores, gelangen zur oberen Fläche des Zwerchfelles.

Parietale Äste.

Arteriae intercostales (IV) *(56, 58)*.

Wie gesagt, sind sie, wie die anderen Teile der Rumpfwand, segmental angeordnet. Die beiden obersten werden von der Arteria subclavia abgegeben (S. 121), so daß also aus der Aorta nur neun Paare für die Interkostalräume vom dritten ab vorhanden sind (Arteriae intercostales aorticae). Sie entspringen aus der hinteren Wand der Aorta in zwei vertikalen Reihen. Da diese letztere an der linken Seite der Wirbelkörper liegt, so können nur die linken Interkostalarterien direkt in ihren Interkostalraum gelangen, während die rechten erst quer über die Wirbelkörper verlaufen müssen. Die obersten steigen wegen der Lage der Aorta spitzwinkelig auf, um ihren Interkostalraum zu erreichen; die folgenden gehen allmählich in einen von Anfang an horizontalen Verlauf über.

Diesseits des medialen Randes des Ligamentum costotransversarium anterius spaltet sich jede Interkostalarterie in einen Ramus posterior und Ramus anterior. Der erstere teilt sich in zwei Zweige. Ein Ramus muscularis durchsetzt und versorgt die kurzen und langen Rückenmuskeln und sendet seine letzten Verzweigungen in die Rückenhaut (2). Ein Ramus spinalis (60) tritt durch das Foramen intervertebrale in die Wirbelhöhle ein. Dort zerfällt er in drei Äste, einen für den Wirbelkörper, einen für den Bogen, einen für das Rückenmark. Die letzteren anastomosieren mit den Arteriae spinales (S. 118). Der Ramus anterior verläuft, anfangs nur von der Pleura, dann vom M. subcostalis gedeckt seitwärts und tritt zwischen die beiden Interkostalmuskeln (2). Er hat sich in der Regel schon vorher in zwei Äste geteilt, von welchen der obere, stärkere, an dem unteren Rand der oberen Rippe, im Schutze des Sulcus costalis inferior und in allen seinen Verzweigungen begleitet von dem Nervus intercostalis hinzieht. Der untere liegt auf dem oberen Rand der unteren Rippe. Rami musculares entspringen aus der ganzen Länge der Arterien; sie versorgen die Interkostalmuskeln und die Zacken des Zwerchfelles. Aus den seitlichen Teilen der Arterien gehen Rami cutanei laterales ab, welche die Muskeln, die die Brustwand decken, durchsetzen, und mit einem vorderen und hinteren Zweig in die Haut gelangen. Die oberen treten zur Brustdrüse und versorgen sie mit Blut (Rami mammarii, laterales und mediales). Von den Verbindungen der Interkostalarterien mit der Arteria mammaria interna und von den vorderen perforierenden Ästen war schon oben (S. 120) die Rede.

Varietäten. Sehr selten ist ein unpaariger Ursprung der Interkostalarterien aus der Aorta (P. Ernst 1899). Eine Arteria intercostalis teilt sich und versorgt mehrere Zwischenrippenräume.

Venen.

Die Venen, welche das Blut aus dem Gebiet der Brust abführen, sammeln sich in Stämmen, welche zwar entwickelungsgeschichtlich einen hohen Rang einnehmen, welche aber in der Folge der Aorta gegenüber an Bedeutung einbüßen, da sie ihren Bezirk im wesentlichen auf die Brust beschränken, die Entleerung des Unterkörpers aber der Vena cava inferior überlassen, während die Aorta, wie bekannt, auch für diesen bestimmt ist. Es sind dies die beiden embryonalen Venae cardinales (1. Abt. S. 214 ff.), welche sich im Laufe der Entwickelung zu den Venae azygos und hemiazygos umgestalten (59).

Sie bereiten sich schon in der Bauchhöhle vor durch Äste, welche die Lumbalvenen untereinander verbinden und in ihrer Gesamtheit ein die Lumbalvenen rechtwinkelig kreuzendes Gefäß darstellen, welches man als **Vena lumbalis adscendens** bezeichnet. Dieses Gefäß steigt, bedeckt vom M. psoas, auf und tritt durch eine Spalte der medialen Zacke des Lumbalteiles des Zwerchfelles in die Brusthöhle, wo sich seine Fortsetzung rechts und links verschieden verhält.

Die **Vena azygos**, der rechte Stamm, geht auf der Vorderfläche der Wirbelkörper gerade aufwärts und im Bogen über den rechten Bronchus in die Vena cava superior. Medianwärts von ihr liegt der Ductus thoracicus, lateralwärts der Grenzstrang des Nervus sympathicus, beide jedoch nicht unmittelbar an sie angeschlossen. Gedeckt wird sie von der Pleura parietalis, durch welche man sie durchschimmern sieht.

Die **Vena hemiazygos**, der linke Stamm, verhält sich in ihrem unteren Teil ganz wie der rechte. Sie steigt neben der Aorta auf, setzt sich aber schon in der Gegend des neunten Brustwirbels durch eine quere Anastomose mit der Vena azygos in Verbindung. Nur in seltenen Fällen ist diese Anastomose einfach, so daß sich ein auf- und ein absteigender Ast zu demselben vereinigen. Häufiger sammeln sich die oberen Zuflüsse in einen besonderen queren Stamm, **Vena hemiazygos accessoria**, der an seinem oberen Ende mit der Vena anonyma zusammenzuhängen pflegt und für sich in die Vena azygos mündet, und am häufigsten sind beide, die Vena hemiazygos und hemiazygos accessoria, durch ein Stämmchen miteinander verbunden.

Die Kollateraläste der genannten Venen sind viscerale und parietale. Die visceralen sind **Venae oesophageae, mediastinicae posteriores** und **bronchiales**, die parietalen die **Venae intercostales**. Diese letzteren begleiten einfach die gleichnamigen Arterien und münden, die unteren meist klappenlos, die oberen häufiger mit Klappen versehen, in die Stämme. Auf der linken Seite nimmt jeder der drei Teile, Vena hemiazygos, hemiazygos accessoria und Verbindungsstamm eine Anzahl von Interkostalvenen auf. Die Vena intercostalis suprema gelangt meist nicht in das Azygossystem, sondern ergießt sich in die Vena anonyma.

Wie bei den Arterien, ist auch bei den Interkostalvenen eine anastomotische Verbindung mit den Venae mammariae internae vorhanden, was für den Abfluß des Blutes aus der Brustwand von Bedeutung ist.

Die Venen, welche den dorsalen Ästen der Interkostalarterien entsprechen, zeigen ein von diesen abweichendes Verhalten, indem sie ihren Ursprung aus Geflechten nehmen, welche an der äußeren Fläche der Wirbelsäule und im Wirbelkanal liegen.

Plexus venosi vertebrales externi anteriores und **posteriores**. Die vorderen Geflechte sind auf die Vorderflächen der Wirbelkörper der Hals- und Sakralgegend beschränkt, die hinteren bilden ein weitmaschiges Geflecht auf der Rückseite sämtlicher Wirbelbogen.

Plexus venosi vertebrales interni (*60*). In der Höhe eines jeden knöchernen Wirbels wird das Rückenmark von einem reichen Geflecht umgeben, während in der Höhe der Bandscheiben nur Verbindungsäste vorhanden sind, durch welche die einzelnen Venenkränze miteinander zusammenhängen. Die Anastomosenkette, welche auf der Rückseite der Wirbelkörper liegt, nennt man in ihrer Gesamtheit **Sinus vertebrales longitudinales**. Die Zuflüsse der Wirbelhöhlengeflechte sind: 1. **Venae basivertebrales**, ansehnliche Venen aus der Diploë der Wirbel; 2. Venen aus den Rückenmarkshäuten; 3. **Venae spinales internae** aus dem Rückenmark, welche sich in die an der Oberfläche desselben in der Pia mater liegenden **Venae spinales externae anteriores** und **posteriores** ergießen. Dieselben senden Zweige ab, welche längs der Nervenwurzeln zu den Plexus vertebrales interni verlaufen.

Der Austritt der Venen aus der Wirbelhöhle geschieht durch Vermittelung kleinerer Gefäßkränze, Venae intervertebrales, welche die Rückenmarksnerven bei ihrem Eintritt in das Foramen intervertebrale umgeben. Dieselben umschließen die Nerven sehr eng und können bei starker Füllung auf dieselben drücken. Von ihnen aus gelangen die Abflüsse in die Venae intercostales und die diesen homologen Venen an den übrigen Teilen der Wirbelsäule.

Die reichen Geflechte der Wirbelhöhle haben die wichtige physiologische Funktion, mit der Arachnoidealflüssigkeit in der Ausfüllung der Wirbelhöhle zu alternieren. Bei jeder Einatmung wird das in ihnen enthaltene Blut von der Brusthöhle aspiriert, den frei gewordenen Raum füllt der von oben herabströmende Liquor cerebrospinalis, welcher zurückflutet, wenn bei der Exspiration die Venenplexus wieder anschwellen. Beim Vorhandensein der Fontanellen des Schädels werden diese dann vorgewölbt, bei verknöchertem Schädel werden vermutlich die Membranae obturatoriae an beiden Seiten des hinteren Atlasbogens die respiratorischen Schwankungen besorgen.

Die Varietäten der Vena azygos und hemiazygos erklären sich aus der Entwickelungsgeschichte, indem alle einmal angelegten Wege erhalten bleiben oder schwinden können. Hervorgehoben sei, daß die Vena azygos ihre Mündung verschieben kann, einerseits bis hinauf zur Anonyma und Subclavia, andererseits bis zum Vorhof des Herzens. Sie kann mehr medianwärts verlaufen wie gewöhnlich, sie kann die Pleura mesenteriumartig aufheben und in der Lunge eine Furche erzeugen. Auch die Vena hemiazygos kann in die Subclavia münden. Die Kollateraläste beider Seiten können sich vermehren oder vermindern.

Blutgefäße des Bauches.

Die Versorgung des Inhaltes der Bauchhöhle mit Blut ist von der des Inhaltes der Brusthöhle grundverschieden. Dort haben die Lungen ihren eigenen Kreislauf und das Herz erhält seine Gefäße aus dem ersten Anfang der Aorta. Hier sind die Eingeweide ganz allein auf die Aorta abdominalis angewiesen. Dazu kommt noch, daß die Baucheingeweide ihrer Funktionen wegen ganz erhebliche Blutmengen nötig haben, so daß die Gefäße eine sehr bedeutsame Rolle spielen.

Kurze Übersicht.

Arterien.

Unpaarige viscerale Äste:

Arteria coeliaca.

Von ihr gehen aus:

1. Arteria gastrica sinistra.

   Zur kleinen Kurvatur des Magens.

2. Arteria hepatica.

   Zur Leber. Sie gibt ab:

   Arteria gastrica dextra.

   Zur kleinen Kurvatur des Magens.

   Arteria gastro-duodenalis.

   Teilt sich in Arteria gastroepiploica dextra zur großen Kurvatur und zum großen Netz und Arteria pancreatico-duodenalis superior zu Duodenum und Pankreas.

   Arteria pancreatico-duodenalis superior.

   Für Duodenum und Pankreas.

Arteria cystica.
Zur Gallenblase.

3. **Arteria lienalis.**
Zur Milz. Von ihr gehen aus:

Arteria gastroepiploica sinistra.
Zur großen Kurvatur des Magens und zum großen Netz.

Arteriae gastricae breves.
Zum Fundus des Magens.

Arteria mesenterica superior.
Zum Darmrohr. Ihre Kollateraläste sind:

Arteriae intestinales.
Arteria pancreatico-duodenalis inferior.
Arteria colica media.
Arteria colica dextra.
Arteria ileocolica.
Arteria appendicularis.
Das Versorgungsgebiet dieser Äste ist in den Namen ausgedrückt.

Arteria mesenterica inferior.
Ihre Äste sind:

Arteria colica sinistra.
Arteriae sigmoideae.
Arteria haemorrhoidalis superior.
Letztere zum Mastdarm.

Paarige viscerale Äste:
Arteria suprarenalis media.
Arteria renalis.
Arteria spermatica interna.
(Arteria testicularis).
(Arteria ovarica).

Parietale Äste:
Arteriae lumbales.
Verhalten sich wie die Interkostalarterien.

Arteriae phrenicae inferiores.
Zum Zwerchfell; auch zu den Eingeweiden der Gegend.

Venen.

Vena portae.
Sammelt das Blut aus dem Darmkanal und der Milz und führt es der Leber zu.

Venae hepaticae (revehentes).
Aus der Leber zur Vena cava inferior.

Die paarigen Venen, viscerale und parietale, wie die Arterien. Sie münden mit geringen Ausnahmen in die Vena cava inferior.

Genauere Beschreibung.

Arterien.

Die Aorta abdominalis, welche in der Bauchhöhle fast genau vor der Mitte der Wirbelsäule liegt, nimmt in ihrem Kaliber durch die Abgabe großer Kollateraläste dauernd ab und reduziert sich, wie bekannt (S. 89), in der Gegend des vierten Bauchwirbels durch Abgabe der mächtigen für das Becken und die untere Extremität bestimmten Stämme, plötzlich auf die kaum 3 mm im Durchmesser habende Arteria sacralis media.

Die Kollateraläste der Aorta abdominalis gehen während der Entwickelung aus drei Reihen segmentaler Arterien hervor, welche in ausgebildetem Zustand zum Teil in ihrem ursprünglichen Zustand erhalten bleiben, zum Teil verschwinden, wodurch die Reihen sehr lückenhaft werden (1. Abt. S. 213). Die eine Reihe verläßt die Aorta an ihrer ventralen Seite, sie ist im wesentlichen für den Darm und seine Anhangsorgane bestimmt, die zweite Reihe geht aus dem lateralen Umfang der Aorta hervor, sie versorgt hauptsächlich den Urogenitalapparat; die dritte Reihe bildet sich, in Fortsetzung der gleichartigen Arterien der Brust, zu denen der Bauchwand aus.

Unpaarige viscerale Äste.

Von den zahlreichen, während der Entwickelung vorhandenen Zweigen, welche den ventralen Umfang der Bauchaorta verlassen, bleiben nur drei unpaarige Stämme übrig, welche sich nach den embryonalen Hauptabschnitten des Darmrohres verteilen, der Nabelschleife (1. Abt. S. 187, 4. Abt. S. 79) in der Mitte und dem einerseits kranialwärts, andererseits kaudalwärts davon gelegenen Abschnitt. Das obere Arteriengebiet umfaßt den Magen, das Duodenum und die von ihm ausgehenden großen Darmdrüsen, Leber und Bauchspeicheldrüse, zu welchen sich die Milz gesellt. Es wird von der Arteria coeliaca versorgt. Das mittlere Gebiet, die ehemalige Nabelschleife, erstreckt sich vom Anfang des Intestinum mesenteriale bis zur Flexura coli sinistra; sie erhält die Arteria mesenterica superior. Das untere Gebiet umfaßt den Rest des Darmrohres; es wird von der Arteria mesenterica inferior versorgt.

Diese Arterien und ihre Äste benutzen die Lamina mesenterii propria, um zu ihren Verbreitungsbezirken zu kommen; allen ist eine ausgedehnte Anastomosenbildung gemeinsam, durch welche eine gleichmäßige Versorgung der einzelnen Teile gewährleistet wird. (Vgl. 4. Abt. S. 63, 79.)

Arteria coeliaca[1]) (I) (*62, 64*).

Entspringt in der Höhe des ersten Lendenwirbels zwischen den Schenkeln des Zwerchfelles aus der Aorta. Der Stamm ist unmittelbar über dem oberen Rand des Pankreas sichtbar und ist so kurz, daß er sich meist noch über diesem Rand in seine Äste, drei an Zahl, teilt. Der Ursprung der Arteria coeliaca und der der dicht unter ihr entspringenden Arteria mesenterica inferior ist umgeben von den dicken und unregelmäßigen Massen des sympathischen Plexus coeliacus (*76*); auch Lymphdrüsen finden sich in ihrer Umgebung.

---

[1]) Tripus Halleri.

Arteria gastrica sinistra[1]) (III) (*62, 64*).

Sie steigt zur Cardia auf und geht sodann der kleinen Kurvatur des Magens entlang der Arteria gastrica dextra entgegen. Nächst ihrem Ursprung gibt sie Rami oesophagei ab, welche mit den untersten Speiseröhrenarterien aus der Aorta thoracalis anastomosieren, dann verbinden sich ihre Zweige mit solchen der Arteriae gastricae breves.

Arteria hepatica (II) (*62, 64*).

Wendet sich nach rechts und verläuft über dem oberen Rand des Pankreas, ihm parallel zur Leber, deren Pforte sie im Ligamentum hepatoduodenale vor der Pfortader und an der linken Seite des Gallenganges erreicht. In der Transversalfurche der Leber teilt sie sich in einen rechten und linken Ast.

Die Kollateraläste sind die folgenden:

Arteria gastrica dextra[2]) (*62, 64*).

Schwächer als die linke, geht sie dieser an der kleinen Kurvatur des Magens entgegen, um mit ihr zu anastomosieren.

Arteria gastroduodenalis (*62*).

Kaum schwächer als der Stamm, so daß man auch sagen könnte, die Arteria hepatica teilt sich in die Arteria hepatica propria und Arteria gastroduodenalis. Sie zieht hinter dem Pylorus und vor dem Kopf des Pankreas abwärts und teilt sich in zwei Äste. Der eine, Arteria gastroepiploica dextra[3]), verläuft im großen Netz der großen Kurvatur des Magens entlang der gleichnamigen Arterie der linken Seite entgegen und gibt von Strecke zu Strecke aufwärts Zweige zum Magen und abwärts einige lange und dünne Zweige zum großen Netz (Rami epiploici) (*64*). Der andere Teilungsast ist die Arteria pancreatico-duodenalis superior. Sie bildet das obere Stück eines Gefäßkranzes, welcher mit einem entsprechenden Ast der Arteria mesenterica superior dem konkaven Rand der Hufeisenkrümmung des Duodenum folgt und diesem Darmstück Rami duodenales, der Bauchspeicheldrüse Rami pancreatici abgibt (*62*).

Aus dem rechten Ast der Arteria hepatica endlich entspringt bei seinem Eintritt in die Leberpforte die Arteria cystica, welche die Gallenblase und das die Furche der Gallenblase begrenzende Leberparenchym versorgt (*62, 69*).

Arteria lienalis[4]) (II) (*62*).

Der stärkste Ast der Arteria coeliaca. Sie verläuft geschlängelt am oberen Rand des Pankreas zur Milz, in deren Hilus sie sich rasch in sechs bis zwölf Äste spaltet. Auf ihrem Weg sendet sie dem Pankreas eine Anzahl kleiner Rami pancreatici zu und gibt dann die Arteria gastroepiploica sinistra ab, welche schwächer ist als die gleichnamige Arterie der Gegenseite und mit ihr zusammenfließt. Die oberen Äste der Milzarterie senden einige Arteriae gastricae breves zum Fundus des Magens.

---

[1]) Arteria coronaria ventriculi sinistra.
[2]) Arteria coronaria ventriculi dextra.
[3]) Arteria coronaria ventriculi inferior dextra.
[4]) Arteria splenica.

Varietäten. Die drei Äste der Arteria coeliaca entspringen gesondert aus der Aorta. Neben den normalen Ästen der Coeliaca kommen überzählige Äste zu den benachbarten Organen vor, oder es versetzt sich der Ursprung benachbarter Arterien auf die Coeliaca.

Aus der Arteria gastrica sinistra entspringt nicht selten der Ramus hepaticus sinister, auch eine oder beide Arteriae phrenicae inferiores. — Die Arteria hepatica entspringt in mehreren Zweigen. Sie gibt überzählige Äste an Magen und Gallenblase. — Die Arteria lienalis spaltet sich bald in zwei Äste. Sie gibt überzählige Äste an Magen, Leber, Colon.

Arteria mesenterica superior (*65*).

Entspringt der Arteria coeliaca sehr nahe vom vorderen Umfang der Aorta, verläuft hinter dem Pankreas abwärts und tritt hinter seinem unteren Rand und vor dem unteren Querteil des Duodenum in das Dünndarmgekröse. Man bekommt sie zu Gesicht, wenn man das Quercolon nach aufwärts zurückschlägt und die Windungen des Dünndarmes an der linken Seite der Bauchhöhle ausbreitet. Sie läuft fast gerade bis gegen den Beckeneingang herab und gibt von der linken und von der rechten Seite ihre Äste ab. Die linken sind 15 bis 20

Arteriae intestinales (jejunales und *iliacae) (65)*,

welche den Dünndarm versorgen. Sie teilen sich und ihre Äste bilden anastomosierend arkadenartige Bogen erster, zweiter, selbst dritter Ordnung, welche den Dünndarm bis nahe an seine Einmündung in das Colon versorgen. Die aus der rechten Seite des Stammes entspringenden Äste sind:

Arteria pancreatico-duodenalis inferior (62).

Sie entspringt hoch oben sogleich nach dem Vortreten des Stammes am unteren Rand des Pankreas, wendet sich aufwärts und läuft am medialen Rand des Duodenum der gleichnamigen oberen Arterie, aus der Arteria gastroduodenalis, entgegen, um sich mit ihr zu verbinden.

Arteria colica media (65).

Geht eine kurze Strecke unter der vorigen aus dem Stamme ab, wendet sich ebenfalls aufwärts und versorgt mit ihren Ästen das Colon transversum.

Arteria colica dextra (65).

Zieht zum Colon adscendens herüber und versorgt mit aufsteigenden und absteigenden Ästen dieses Darmstück. Sie entspringt häufig mit der Arteria colica media oder der Arteria ileocolica aus einem gemeinsamen Stamm.

Arteria ileocolica (65).

Der letzte Ast der rechten Seite für den untersten Teil des Ileum, des Caecum und den Anfangsteil des Colon adscendens. Von den für das Caecum bestimmten Zweigen läuft einer, Arteria appendicularis, am Wurmfortsatz entlang.

Alle Äste der rechten Seite anastomosieren unter sich, sowie mit der Arteria colica sinistra und den Rami intestinales, so daß also eine fortlaufende Anastomosenkette den ganzen Darm entlang vorhanden ist.

Varietäten im Ursprung der Äste der Arteria mesenterica superior sind häufig, bald stehen ihre Ursprünge in regelmäßigen Abständen, bald mehr bald weniger zusammengerückt. Die Arteria colica dextra fehlt nicht selten. Man sieht einerseits, daß mehrere Äste aus einem

Stamm entspringen, andererseits, daß mehrere Ursprünge, wie gewöhnlich vorhanden sind. Sie gibt Äste ab, welche dem Gebiet der Arteria coeliaca angehören. Sie kann die ganze Arteria mesenterica inferior entsenden.

Arteria mesenterica inferior (III—IV) (*66*).

Entspringt in der Höhe des dritten Bauchwirbels und verläuft nach links unten. Schon nach kurzem Verlaufe teilt sie sich in ihre Äste:

> *Arteria colica sinistra.*
> Für das Colon descendens.
> *Arteriae sigmoideae.*
> Für den gleichnamigen Dickdarmteil.
> *Arteria haemorrhoidalis superior*[1]).
> Für den Mastdarm.

Ebenso wie die Äste der Arteria mesenterica superior stehen auch die der Arteria mesenterica inferior mit den Nachbarn in Verbindung und vervollständigen somit die Anastomosenkette des Darmkanales. Die sehr reichliche und sorgfältig geregelte Blutversorgung des ganzen Darmrohres erklärt sich aus der Funktion des Organes, welche für die Tätigkeit der Verdauung eine besonders reichliche Ernährung benötigt.

Varietäten. Kann einerseits von der Arteria mesenterica superior ersetzt werden, kann andererseits die Arteria colica media abgeben. Die Anastomose zwischen Arteria colica media und sinistra fehlt (Tierähnlichkeit).

Paarige viscerale Äste.

Arteria suprarenalis media (VI) (*67*).

Kommt oberhalb der Arteria mesenterica superior aus der Seitenwand der Aorta und geht zur Nebenniere, wo sie mit der oberen und unteren Nebennierenarterie anastomosiert.

Varietät. Gibt die Arteria spermatica interna ab.

Arteria renalis (II) (*67*).

Verläßt den Seitenrand der Aorta unter dem Ursprung der Arteria mesenterica superior in der Höhe des zweiten Bauchwirbels, rechts gewöhnlich etwas tiefer als links. Sie verläuft im rechten Winkel zur Aorta nach dem Hilus der Niere, wobei die rechte hinter der Vena cava inferior liegt. Der Nebenniere gibt sie die Arteria suprarenalis inferior ab (*67*), auch die Umgebung der Niere versorgt sie mit feinen Zweigen.

Varietäten sind zahlreich. Besonders häufig findet man, daß sich ein Zweig oder auch eine besondere accessorische Nierenarterie nicht in den Hilus, sondern in den oberen oder unteren Teil der Niere einsenkt. Zu allen benachbarten Organen kann die Nierenarterie Zweige senden, so zum Pankreas, zur Nebenniere eine Arteria suprarenalis accessoria, zum Hoden eine Arteria spermatica accessoria, da ja auch der Hoden ursprünglich in der Nähe der Nieren lag. Wenn die Nieren starke Abweichungen der Lage oder der Form von der Regel zeigen, sind auch die Arterien mehr oder minder abnorm.

Arteria spermatica interna (V) (*67*).

Die langen und dünnen Arterien beider Seiten entspringen, meist nicht in gleicher Höhe, aus der vorderen Wand der Aorta und verlaufen hinter dem Bauchfell und vor

---

[1]) Arteria haemorrhoidalis interna.

dem M. psoas abwärts. Sie kreuzen dabei die hinter ihnen liegenden Ureteren. Beim Mann durchsetzen sie im Samenstrang den Leistenkanal, zerfallen zuletzt in 2—4 Äste und enden im Hoden (Arteria testicularis). Auch der Kopf des Nebenhodens erhält einen Zweig. Anastomosen mit der Arteria deferentialis und Arteria spermatica externa.

Beim weiblichen Geschlecht gelangen die Arterien durch das Ligamentum suspensorium ovarii zum Eierstock (Arteria ovarica). Sie endet an ihm und der Ampulle der Tuba uterina mit zwei Ästen, ein dritter anastomosiert mit der Arteria uterina.

Varietäten. Die beiden Arteriae spermaticae internae beider Seiten entspringen aus einem Stamm; es können auch auf einer Seite zwei Spermaticae vorhanden sein. Sie entspringt zuweilen aus der Arteria renalis. Sie macht einen ungewöhnlichen Weg; sie wird durch Äste von anderen Stellen der Aorta ersetzt; sie gibt Äste zu benachbarten Organen.

Parietale Äste.

Arteriae lumbales (IV—V) (*67, 68*).

Sie sind die Fortsetzung der segmentalen Interkostalarterien der Brust. Wie diese entspringen sie aus dem hinteren Umfang der Aorta, jederseits vier an Zahl, und verlaufen unter rechtem Winkel auf dem ersten bis vierten Bauchwirbel seitwärts unterhalb der Sehnenbogen, an welchen der M. psoas seinen Ursprung nimmt. Der hintere Ast entspricht vollkommen dem der Interkostalarterien, der vordere verläuft gedeckt vom M. quadratus lumborum vorwärts und versorgt diesen Muskel, den M. psoas und die hintersten Teile der Bauchmuskeln, deren vordere Teile noch Zweige von den stark absteigenden Interkostalarterien erhalten. Von der ersten und zweiten Lendenarterie gelangen Zweige zur Fettkapsel der Niere, zum Zwerchfell, zur Leber. Die unterste sendet Zweige zu den Mm. glutaeus maximus und iliacus internus. Anastomosen mit allen benachbarten Arterien.

Varietät. Eine fünfte Lendenarterie für den letzten Bauchwirbel.

Arteria phrenica inferior[1]) (V) (*67, 68*).

Die Arterien beider Seiten entspringen einzeln oder aus einem gemeinsamen Stamm aus der Aorta dicht über der Arteria coeliaca oder aus dieser selbst und gelangen, die rechte hinter der Vena cava inferior, die linke hinter dem Ösophagus, zur unteren Fläche des Zwerchfelles, an welcher sie sich, jede mit einem vorderen und einem hinteren Ast, verbreiten. Kleine Zweige treten zur Nebenniere (Arteriae suprarenales superiores) (*67*), andere zur Leber. Die rechte gibt auch zum Pankreas, die linke zur Milz und zum Ösophagus Zweige. Anastomosen der Arterien beider Seiten unter sich, mit den Arterien des Herzbeutels, mit den Interkostal- und Lumbalarterien.

Varietät. Eine Arteria phrenica inferior kann ihren Ursprung auf die Arteria renalis verschieben.

Venen.

Der große Stamm, welcher die Venen des Bauches, auch die des Beckens und der unteren Extremität sammelt, ist bekanntlich (S. 90) die Vena cava inferior. Ihre Kollateraläste verhalten sich zwar im großen und ganzen ähnlich, wie die ent-

---

[1]) Arteria diaphragmatica.

sprechenden Arterien, doch besteht ein wesentlicher Unterschied darin, daß die Venen, welche das Blut der unpaarigen Visceralarterien zurückführen, nicht direkt, sondern erst auf dem Umweg durch die Leber in die Vena cava münden.

Unpaarige viscerale Äste.

Vena portae[1]) (63).

Die unpaarigen visceralen Venen treten hinter dem Kopf des Pankreas zur Pfortader, Vena portae, zusammen, und zwar erscheint sie als die Fortsetzung der Vena mesenterica superior (65), welche rechts von ihrer Arterie im Mesenterium aufsteigt. In sie mündet die Vena lienalis im rechten Winkel. Diese begleitet ihre Arterie zwar im allgemeinen, ist aber nicht eng an sie angeschlossen, sondern verläuft etwas tiefer. Entweder in den Vereinigungswinkel beider oder in eine der genannten Venen öffnet sich die Vena mesenterica inferior (66). Die Pfortader gelangt nach ihrer Entstehung neben die Arteria hepatica und den Ductus choledochus, welche beide vor ihr liegen. Im Ligamentum hepatoduodenale erreicht sie die Leberpforte, in welcher sie sich sofort in zwei Äste für die beiden Leberlappen teilt (64). Der linke Ast versorgt auch den Lobus caudatus und quadratus. Nur die Stämme haben einen von den entsprechenden Arterienstämmen abweichenden Verlauf, die Äste, aus welchen sie entstehen, begleiten in einfacher Zahl die arteriellen Gefäße. Die kollateralen Äste führen die gleichen Namen wie die Arterien. Die Vena mesenterica superior nimmt also an ihrem konvexen Rand die Venae intestinales auf, am konkaven die Venae colicae dextrae und die Vena colica media und Vena iliocolica. Auch die der Arteria gastroduodenalis entsprechenden Äste, eine Vena gastroepiploica dextra und eine Vena pancreatico-duodenalis münden in sie. Die Vena lienalis entsteht außer aus den Venen der Milz aus den Venae gastricae breves und der Vena gastroepiploica sinistra; in der Gegend des Schwanzes des Pankreas geht von ihr ein Verbindungsast zur Vena azygos. Die Vena mesenterica inferior nimmt auf (66) die Venae colica sinistra, sigmoidea und haemorrhoidalis superior. Diese letztere führt den größten Teil des Blutes aus dem Plexus haemorrhoidalis nach der Leber ab. Die Vena coronaria ventriculi [2]), welche von der kleinen Kurvatur des Magens herkommt, und die Vena cystica münden in den Stamm der Pfortader, letztere auch gelegentlich in deren rechten Zweig.

Feine Zweige, welche vom Dünndarm und vom Dickdarm kommen, gelangen in die Vena cava oder Vena renalis. In den Magenvenen jugendlicher Individuen findet man Klappen (Hochstetter 1887).

Es sei daran erinnert, daß der linke Pfortaderzweig vom Nabel her das Ligamentum teres hepatis aufnimmt, zur Vena cava inferior das Ligamentum venosum abgibt (4. Abt. S. 85; 1. Abt. S. 213). Das Ligamentum teres hepatis ist begleitet von 4—5 Venae parumbilicales, welche das System der Hautvenen des Bauches mit dem System der Pfortader in Verbindung setzen. Bei Stauungen im Pfortadergebiet kann dadurch eine Erweiterung der Hautvenen des Bauches entstehen, welches man als Caput Medusae zu bezeichnen pflegt.

Varietäten. Man hat beobachtet, daß die Pfortader vollständig in die Vena azygos mündet und daß die Leber nur von der vergrößerten Arteria hepatica gespeist wird. Sehr selten ist ein direkter Übergang der Pfortader in die untere Hohlvene.

----

[1]) Vena portarum.
[2]) Vena gastrica superior.

Venae hepaticae (revehentes) *(67)*.

Wenn das Blut die Leber durchströmt hat, sammelt es sich in zwei bis drei großen und einer unbestimmten Zahl kleinerer Venen, welche schräg aufsteigend in die vordere Wand der Vena cava inferior eindringen, während sie mit der zu ihrer Aufnahme bestimmten Furche der Leber in Verbindung steht.

Paarige viscerale Äste.

Vena spermatica interna (67).

Die beim Manne aus dem Hoden und Nebenhoden hervorgehenden Gefäße (Venae testiculares) sammeln sich zu einem Geflecht mit spärlichen Klappen (Plexus pampiniformis[1])), welches im Samenstrang aufwärts zieht und durch den Leistenkanal in die Bauchhöhle gelangt. Bei dem Eintritt in diese reduzieren sich die Gefäße auf zwei oder drei, welche die Arteria spermatica interna netzförmig umgeben. Zuletzt bleibt nur ein einziges Stämmchen übrig, welches rechterseits in die Vena cava inferior, linkerseits, wo es die Cava nicht erreichen kann, in die Vena renalis einmündet.

Eine häufige Erkrankung ist die Varicocele, eine starke Ausdehnung sämtlicher Äste des Plexus pampiniformis, welche sich jedoch in der weitaus überwiegenden Zahl der Fälle auf den linken Samenstrang beschränkt. Vielleicht liegt der Grund der Stauung darin, daß der Druck des gefüllten Colon sigmoideum auf der Vene nach ihrem Eintritt in die Bauchhöhle lastet. Die fast rechtwinkelige Einmündung der Vena spermatica interna in die Vena renalis kann nicht wohl, wie man angenommen hat, der Grund der Stauung sein, da gerade der in der Bauchhöhle liegende Teil der Vene an ihr nicht teilnimmt.

Im weiblichen Geschlecht verlassen die Venen (Venae ovaricae) den Eierstock in Form eines klappenlosen Geflechtes, welches sich medianwärts ununterbrochen in den Plexus uterinus fortsetzt. Das Geflecht verläuft dem Eileiter parallel im Ligamentum latum. In ihrem letzten Teil verhält sich die Vene ganz ebenso wie die des Mannes.

Vena renalis (67).

Die aus dem Hilus der Niere austretenden Äste sammeln sich sogleich vor der Arteria renalis zu einem ansehnlichen Stamm. Die rechte mündet nach kurzem Verlauf in die Vena cava, die linke meist erst quer über die Vorderseite der Aorta hinweggehend, ehe sie die Cava erreicht. Die Mündungen der Nierenvenen sind mit Klappen versehen, vollständiger rechts, als links. Anastomosen mit den Lumbalvenen, der Vena azygos und hemiazygos.

Vena suprarenalis (67).

Das relativ starke Gefäß tritt in der vorderen Furche der Nebenniere aus und ergießt sich in die Vena renalis, rechterseits auch direkt in die Vena cava inferior.

Parietale Äste.

Venae lumbales (67, 68).

Verlaufen mit den gleichnamigen Arterien und sind den Venae intercostales gleichwertig. Sie unterscheiden sich von ihnen jedoch durch vertikale Verbindungszweige, Vena lumbalis adscendens, welche sich als Vena azygos und hemiazygos in die Brusthöhle fortsetzen.

---

[1]) Pampinus, Weinranke. Plexus spermaticus.

Venae phrenicae inferiores.

Begleiten die gleichnamige Arterie in doppelter Zahl. Ihre Mündung versetzt sich gelegentlich auf die Vena suprarenalis, rechts auch auf eine Vena hepatica.

Blutgefäße des Beckens und der unteren Extremität.

Kurze Übersicht.

I. Arterien.

Arteria sacralis media.

Die sehr unbedeutende Fortsetzung der Aorta abdominalis.

Arteria iliaca communis.

Die beiden scheinbaren Endäste der Aorta abdominalis versorgen das Becken und die untere Extremität. Sie zerfallen jederseits in die Arteria hypogastrica und iliaca externa.

A. Arteria hypogastrica[1]).

Versorgt die Wände des Beckens (parietale Äste) und die in ihm befindlichen Eingeweide (viscerale Äste).

a) Parietale Äste.

Arteria iliolumbalis.

Versorgt mit einem Ast (Ramus iliacus) den M. iliacus und geht mit einem zweiten (Ramus lumbalis) bis zum Wirbelkanal.

Arteria sacralis lateralis.

Für die vordere Seitenfläche und die Rückenfläche des Kreuzbeines.

Arteria obturatoria.

Durch den Canalis obturatorius zur äußeren Oberfläche der vorderen Beckenwand. Eine von ihr abgegebene Arteria acetabuli gelangt ins Hüftgelenk.

Arteria glutaea superior.

Durch das Foramen suprapiriforme in die Mm. glutaei.

Arteria glutaea inferior.

Der eine Endast der Arteria hypogastrica. Durch das Foramen infrapiriforme zum M. glutaeus maximus, zu den tiefen äußeren Hüftmuskeln, zu den Beugemuskeln und den Adduktoren. Eine Arteria comitans nervi ischiadici folgt diesem Nerven.

b) Viscerale Äste.

Arteria umbilicalis.

Nach Obliteration der Arterie nach der Geburt erhält sich von ihr nur das Anfangsstück durchgängig als Arteria vesicalis superior zum oberen Teil der Harnblase.

Arteria vesicalis inferior.

Zum unteren Teil der Blase und zu den angrenzenden Teilen des Geschlechtsapparates.

---

[1]) Arteria iliaca interna.

Arteria deferentialis.

Zum Ductus deferens.

Arteria uterina.

Zu Uterus, Vagina und zum Ovarium.

Arteria haemorrhoidalis media.

Zum Rectum, zur Vesicula seminalis, zur Prostata.

Arteria pudenda interna.

Der zweite Endast der Arteria hypogastrica. Zu den unteren Teilen des Rectum (Arteriae haemorrhoidales inferiores), zum Bulbus urethrae (Arteria perinei), zum Hodensack (Arteriae scrotales posteriores), zu den weiblichen Labien (Arteriae labiales posteriores), zum Penis (Arteria penis). Dieselbe gibt ab die Arteriae bulbi urethrae und urethralis und teilt sich sodann in ihre Endäste (Arteria profunda penis und dorsalis penis).

Die Arteria clitoridis zerfällt in die Arteria bulbi vestibuli, urethralis, profunda und dorsalis clitoridis.

B. Arteria iliaca externa.

Die Arterie der unteren Extremität. Sie führt diesen Namen bis zum Austritt aus dem Becken durch die Lacuna vasorum unter dem Ligamentum inguinale.

Kollateraläste.

Arteria epigastrica inferior.

Für die Bauchwand, besonders für den M. rectus abdominis. Ein Ramus pubicus, welcher quer hinter dem Adminiculum lineae albae verläuft, sendet einen Ramus obturatorius abwärts.

Arteria circumflexa ilium profunda.

Versorgt die Muskeln des Bauches und des großen Beckens.

Arterien des Oberschenkels.

C. Arteria femoralis.

So heißt die Arterie der unteren Extremität von ihrem Austritt aus der Lacuna vasorum bis zum Durchtritt durch den Hiatus tendineus adductorius.

Kollateraläste.

Rami inguinales.

Für Haut und oberflächliche Lymphdrüsen.

Arteria epigastrica superficialis.

Zur äußeren Fläche der vorderen Bauchwand.

Arteria circumflexa ilium superficialis.

Zur Gegend der Spina iliaca anterior superior.

Arteriae pudendae externae.

Eine bis drei an Zahl. Enden als Arteriae scrotales (labiales) anteriores.

Arteria profunda femoris.

Stärkster Kollateralast der Arteria femoralis. Sie gibt ab: Arteria circumflexa femoris medialis; zum Hüftgelenk. Arteria circumflexa femoris lateralis; ebenfalls zum Hüftgelenk und zu den Streckmuskeln am Oberschenkel. Rami perforantes; meist ihrer drei. Versorgen die Muskeln der Rückseite des Oberschenkels und des Oberschenkelbeins.

Arteria genus suprcma.

Zum Kniegelenk.

D. Arteria poplitea.

So heißt die Arterie der unteren Extremität vom Durchtritt durch den Hiatus tendineus adductorius bis zur Teilung in ihre beiden Endäste.

Kollateraläste.

Rami musculares superiores.

Zu den Muskeln in der Umgebung des Kniegelenkes.

Arteriae surales mediales und *laterales.*

Zu den Wadenmuskeln.

Arteriae genus.

Eine Arteria genus superior lateralis und medialis, ebenso eine Arteria genus inferior lateralis und medialis und eine Arteria genus media bilden das Rete articulare genus.

Arterien des Unterschenkels und des Fußes.

Die Arteria poplitea teilt sich in die Arteria tibialis anterior und posterior.

a) Arteria tibialis anterior.

Geht durch ein Loch am oberen Ende der Membrana interossea nach vorne und versorgt die Vorderseite des Unterschenkels, sowie den Fußrücken mit ihren Ästen.

Sie gibt folgende Kollateraläste ab:

Arteria recurrens tibialis posterior.

Verläßt den Stamm vor dem Durchtritt durch die Membrana interossea. Zum Gelenknetz.

Ramus fibularis.

Zu Muskeln und Gelenk.

Arteria recurrens tibialis anterior.

Nach dem Durchtritt zum Gelenknetz.

Rami musculares.

Zu den vorderen Unterschenkelmuskeln.

Arteria malleolaris anterior lateralis und *medialis.*

Zum Rete malleolare.

Beim Übertritt auf den Fußrücken nimmt die Arteria tibialis den Namen Arteria dorsalis pedis an.

Kollateraläste.

Arteria tarsea medialis.

Zum medialen Fußrand.

Arteria tarsea lateralis.

Bildet im Verein mit einer Arteria arcuata das Rete dorsale pedis.

Arteriae metatarseae dorsales.

Ziehen in den Intermetatarsalräumen vorwärts. Die Arteria metatarsea prima ist die Fortsetzung der Arteria dorsalis pedis.

Arteriae digitales dorsales.

Sind die Teilungsäste der Arteriae metatarseae zu den Zehen.

b) Arteria tibialis posterior.

Sie führt diesen Namen bis zum Eintritt in die Sohle unter dem Ligamentum laciniatum.

Kollateraläste.

Arteria nutricia tibiae.
Rami musculares.

Zu den tiefen Unterschenkelmuskeln.

Arteria peronaea.

Ebenfalls zu den tiefen Unterschenkelmuskeln. Von ihr werden abgegeben: Arteria nutricia fibulae; Ramus perforans durch das untere Ende der Membrana interossea nach vorne; Arteria malleolaris posterior lateralis zum Rete malleolare laterale; Rami calcanei laterales; die Endäste der Arteria peronaea.

Arteria malleolaris posterior medialis.

Zum Rete malleolare mediale.

Rami calcanei mediales.

Einer bis drei an Zahl zum Rete calcaneum.

Die Endäste der Arteria tibialis posterior in der Sohle sind:

a) *Arteria plantaris medialis.*

In zwei Äste geteilt zu den Muskeln des medialen Fußrandes.

b) *Arteria plantaris lateralis.*

Die stärkere von beiden. Sie bildet den Arcus plantaris, dessen Ramus perforans im ersten Intermetatarsalraum zur Arteria dorsalis pedis aufsteigt, um sich mit ihr zu verbinden.

Von den tiefen Arterien der unteren Extremität werden die Hautarterien abgegeben.

II. Venen.

Die Venen folgen im allgemeinen den Arterien und führen die gleichen Namen, wie sie. An den Eingeweiden des kleinen Beckens ist dies nicht der Fall, dort werden die einzelnen Venen durch Venengeflechte ersetzt.

Plexus pudendalis.

Plexus vesicalis.

Plexus uterovaginalis.

Plexus haemorrhoidalis.

Wie an der oberen Extremität, so sammelt sich auch am Bein das aus der Haut stammende Venenblut in starken Stämmen, der Vena saphena magna und parva.

Genauere Beschreibung.
Vasa sacralia media (58, 67).

Die Arteria sacralis media, das reduzierte Ende der Aorta, zieht auf der Vorderfläche des letzten Bauchwirbels und des Kreuzbeines bis zum Steißbein herab, um schließlich im Glomus caroticum zu enden. Sie gibt meist die Arteria lumbalis ima ab und sendet seitliche Zweige an die Vorderfläche des Kreuzbeines.

Die zugehörige Vene mündet nicht in den Teilungswinkel der Venae iliacae, sondern in die linke Vene.

Vasa iliaca communia[1]) (67, 68).

Die beiden Arterien des Placentarkreislaufes (1. Abt. S. 160) verlassen beim Embryo die Aorta nahe ihrem unteren Ende, um durch die Nabelöffnung in den Nabelstrang einzutreten. Auf ihrem Wege dahin versorgen sie die benachbarten Gebilde, also das Beckenende des Körpers und die Knospen der unteren Extremitäten. Mit dem Größerwerden der Beckenorgane und der unteren Extremitäten wachsen die erst unbedeutenden Äste stark heran und stellen nun die Arteria iliaca communis mit ihren Teilungsästen, der Arteria iliaca externa und hypogastrica, dar. Von dieser letzteren scheint nunmehr der ursprüngliche Hauptstamm, die Nabelarterie, als Kollateralast abzugehen, bis sie mit der Geburt ihre Funktion überhaupt einstellt und nur noch als das undurchgängige Ligamentum umbilicale laterale (69) übrig bleibt.

Die unter spitzem Winkel divergierenden scheinbaren Endäste der Aorta abdominalis, die Arteriae iliacae communes, gehen am unteren Ende des vierten Lendenwirbels von dieser ab, verlaufen am medialen Rand des M. psoas zur Articulatio sacroiliaca und teilen sich dort in die Arterie des Beckens, Arteria hypogastrica, und die Arterie der unteren Extremität, Arteria iliaca externa. Die Arteria iliaca communis gibt während ihres ganzen Verlaufes nur einige ganz unbedeutende Ästchen in die Umgebung ab.

Die Venae iliaca externa und hypogastrica verlaufen symmetrisch am medialen Rand ihrer Arterien. Da aber die Vena cava inferior, in welche sie einmünden sollen, an der rechten Seite der Aorta abdominalis liegt, müssen die beiden Venae iliacae communes die gleichnamige Arterie der rechten Seite spitzwinkelig kreuzen. Sie vollziehen diese Kreuzung in der Art, daß sie hinter der Arterie hinweg gehen, die Vena iliaca communis dextra am unteren, die Vena iliaca communis sinistra am oberen Ende derselben. Diese Anordnung bringt es mit sich, daß, wie erwähnt, die Vena sacralis media nicht in den nach rechts verschobenen Teilungswinkel, sondern in die linke Vena iliaca communis einmündet.

---

[1]) Hüftgefäße.

Varietäten der Arteria iliaca communis. Die beiden Arterien gehen höher ab als gewöhnlich, sind daher länger, oder es ist das Umgekehrte der Fall. Die Spaltung in die beiden Äste erfolgt früher oder später als gewöhnlich. Eine Arteria iliaca communis fehlt ganz, indem beide Teilungsäste gesondert aus der Aorta kommen (Tierähnlichkeit). Sie gibt Arteriae lumbales ab oder Eingeweideäste für Colon oder Niere. Äste der Arteria hypogastrica rücken auf sie hinauf.

Gefäße des Beckens.

Vasa hypogastrica.

I. Arterien.

Arteria hypogastrica[1]) (II) (*69, 72*).

Da die Arteria hypogastrica eine geringere Körpermasse zu versorgen hat, wie die Arteria iliaca externa, ist sie die schwächere von beiden. Sie geht fast vertikal, nur einen ganz leichten, nach vorne konvexen Bogen bildend, in die Beckenhöhle hinab, wobei sie auf der Symphysis sacroiliaca und dem Grenzstrang des Sympathicus liegt, während sie von dem Ureter spitzwinkelig überkreuzt wird. Ihre Länge beträgt nicht mehr als etwa 4 cm. Sie ist, abgesehen von der Arteria sacralis media und anastomotischen Verbindungen, die einzige Arterie für die Versorgung des gesamten Beckens und zerfällt in eine Anzahl von zehn Ästen, deren Abgang vom Hauptgefäß zwar eine sehr große Mannigfaltigkeit zeigt, deren Anordnung aber doch keineswegs unverständlich ist. Die Arteria umbilicalis bildet, ehe sie sich zur Arteria hypogastrica umwandelt, einen Bogen mit nach unten und hinten gerichteter Konvexität, der an der Seite der Harnblase zum Nabel aufsteigt. Die von ihr abgehenden Kollateraläste sind im Prinzip, oft auch in der Wirklichkeit, nur zwei, ein hinterer im wesentlichen für die Beckenwandungen, ein vorderer für die Beckeneingeweide und das zu ihnen gehörige Perineum bestimmt; sie werden beide vom hinteren Teil des von der Nabelarterie beschriebenen Bogens, und zwar aus dessen Konvexität abgegeben. In der postfetalen Zeit wird der aufsteigende Teil des Bogens zu dem erwähnten Ligamentum umbilicale laterale, der absteigende zur Arteria hypogastrica.

Die beiden Hauptäste der Arteria hypogastrica sind die Arteria glutaea superior und die Arteria pudenda interna, ein dritter Ast, die Arteria glutaea inferior, welche man eigentlich als einen, allerdings ansehnlichen, Kollateralast der Arteria glutaea superior erwarten sollte, verschiebt ihren Ursprung und es teilt sich in der Mehrzahl der Fälle die Arteria hypogastrica in zwei Hauptäste, deren hinterer die Arteria glutaea superior ist, während der vordere sich in die Arteria glutaea inferior und pudenda nterna spaltet.

Parietale Äste.

Arteria iliolumbalis (V) (*68*).

Entspringt in der Regel aus dem hinteren Ast der Arteria hypogastrica und verläuft hinter dem M. psoas seit- und vorwärts. Ihr Hauptzweig, Ramus iliacus, versorgt, mit der Arteria circumflexa ilium profunda anastomosierend, den M. iliacus. Ein Nebenzweig ist der Ramus lumbalis. Derselbe geht am medialen Rand des M. psoas rückwärts und versorgt diesen Muskel und den M. quadratus lumborum. Er verzweigt sich den dorsalen Ästen der Interkostalarterien gemäß und sendet wie diese einen Ramus spinalis zum Wirbelkanal, welcher durch das Foramen intervertebrale unter dem letzten Lendenwirbel in denselben eindringt.

---

[1]) Arteria iliaca interna. Beckenarterie.

Arteria sacralis lateralis (V).

Gewöhnlich der zweite Zweig des hinteren Astes; oft wird sie auch von der Arteria iliolumbalis oder der Arteria glutaea superior abgegeben. Sie läuft auf der vorderen Fläche des Kreuzbeines vor den Foramina sacralia herab, wobei sie auf den austretenden Sakralnerven und den Ursprüngen des M. piriformis liegt. Sie schickt nach beiden Seiten rechtwinkelig Äste ab, welche zu den inneren Beckenmuskeln, zum M. levator ani, zu den Strängen des Plexus sacralis Zweige abgeben. Die medialen Zweige anastomosieren mit solchen der Arteria sacralis media, die lateralen verhalten sich den Interkostalarterien ähnlich und senden ihre Rami spinales durch die Foramina sacralia in den Wirbelkanal und zu den die Rückseite des Kreuzbeines bedeckenden Muskeln. Sehr oft zerfällt die Arterie so in zwei gesonderte Stämme, daß der obere einem Kreuzwirbelabschnitt, die untere den übrigen entspricht.

Arteria obturatoria (IV) *(69, 72)*.

Geht meist als erster Ast des vorderen Zweiges ab, doch versetzt sich ihr Ursprung auch öfters auf eine der benachbarten großen Arterien. Sie zieht an der Seitenwand des Beckens etwa zwei Finger breit unterhalb der Linea terminalis unter dem Peritonaeum in lockerem Bindegewebe vorwärts und gelangt in der Mitte zwischen dem gleichnamigen Nerven, der über ihr und der begleitenden Vene, die unter ihr liegt, zum Canalis obturatorius, durch welchen sie das Becken verläßt. Während ihres Verlaufes in der Beckenhöhle gibt sie Äste ab zum M. iliacus, zu den lumbalen Lymphdrüsen, zur unteren Region der Beckeneingeweide, zum M. obturator internus, zu den Ursprüngen des M. levator ani und zum M. ischiococcygeus. Ein Ramus pubicus (72) verläuft an der inneren Fläche des oberen Schambeinastes; er ist bemerkenswert wegen eines Zweiges, der am medialen Rande des Schenkelringes mit einem Zweig der Arteria epigastrica inferior anastomosiert und dadurch Anlaß des abnormen Ursprunges der Arteria obturatoria aus der Arteria epigastrica werden kann (s. unten).

Unmittelbar nach dem Austritt aus dem Becken zerfällt die Arterie in zwei divergierende Äste. Sie versorgen gemeinschaftlich den M. obturator externus, der mediale Ast, Ramus anterior, zugleich die Beckenursprünge der Adduktoren, der laterale, Ramus posterior, der oberhalb des Sitzhöckers rückwärts läuft, die tiefe Schichte der äußeren Hüftmuskeln und mit einer Arteria acetabuli, welche durch die Incisura acetabuli in das Ligamentum teres gelangt, den Schenkelkopf.

Arteria glutaea superior[1]) (III) *(72, 107)*.

Ist die Fortsetzung des hinteren Hauptastes der Arteria hypogastrica. Sie krümmt sich hakenförmig um den Stamm des letzten Lumbalnerven herum, kurz bevor sie sich in den Plexus sacralis einsenkt, und hat unter sich den ersten Sakralnerven. Innerhalb des Beckens gibt sie unbeständige Äste an die Mm. piriformis, obturator internus und levator ani. Das Becken verläßt sie durch das Foramen suprapiriforme. Auf dessen Außenseite angelangt, gibt sie dem M. glutaeus maximus einen Seitenzweig ab und teilt sich sogleich in zwei Äste: der Ramus superior läuft im Bogen an der Ursprungslinie des M. glutaeus minimus hin und endigt in ihm und dem M. glutaeus medius, der Ramus inferior löst sich im M. glutaeus medius auf und gibt auch dem M. piriformis, dem Hüftgelenk und dem Periost Zweige ab. Die Arterie anastomosiert nach oben mit den Arteriae lumbales und iliolumbalis, abwärts mit den Arteriae glutaea inferior und circumflexa femoris lateralis.

---

[1]) Arteria glutaea.

Arteria glutaea inferior[1]) (IV) (*72, 107*).

Meist zweite Endarterie des vorderen Astes der Arteria hypogastrica. Steigt vor dem Plexus sacralis und M. piriformis fast vertikal ab und verläßt das Becken zwischen der Arteria pudenda interna und dem N. ischiadicus durch das Foramen infrapiriforme. Entweder schon innerhalb des Beckens oder bei ihrem Austritt geht sie zwischen den Wurzeln des Plexus sacralis durch. Sogleich nach ihrem Austritt zerfällt sie in eine Anzahl divergierender Äste, deren stärkste nach hinten in den unteren Teil des M. glutaeus maximus eintreten, während andere lateralwärts zu den Mm. obturator internus, gemelli und quadratus femoris gelangen. Eine dritte Gruppe wendet sich zu den Beugern und Adduktoren am Oberschenkel. Unter ihnen muß besonders ein feiner Ast hervorgehoben werden, die Arteria comitans nervi ischiadici (*107*), welche erst dem Nerven angeschmiegt ist, dann aber in denselben eintritt und bis gegen das Ende des Oberschenkels verfolgt werden kann. Auf sie wird unten nochmals zurückzukommen sein.

An die Zweige der Arteria glutaea inferior sind diejenigen des gleichnamigen Nerven zumeist eng angeschlossen. Einer derselben geht gewöhnlich ohne begleitende Arterie weit nach oben bis über den Stamm der Arteria glutaea superior, um dann in den M. glutaeus maximus einzutreten.

Viscerale Äste.

Arteria umbilicalis.

Wie es bekannt ist, führt die Arterie während des intrauterinen Lebens das Blut zum Nabel und über denselben hinaus zur Placenta. Nach der Geburt verödet sie zum größten Teil und wandelt sich in das Ligamentum umbilicale laterale um; sie bleibt nur wegsam bis zum Abgang des kollateralen Astes, Arteria vesicalis superior, der sich im Gipfel der Harnblase verbreitet (*69*).

Arteria vesicalis inferior (*69*).

Sehr variabel in Ursprung und Verlauf. Sie tritt zum Boden der Harnblase und zu den angrenzenden Teilen des Geschlechtsapparates, beim Manne zur Samenblase und Prostata, bei der Frau zur Scheide.

Arteria deferentialis (*69*).

Meist von der vorgenannten abgegeben, erreicht die feine Arterie am Blasengrund den Ductus deferens und teilt sich in Äste, welche einerseits nach dem Hoden zu verlaufen, andererseits die Samenblase erreichen.

Arteria uterina (*71*).

Sie wird entweder direkt von der Arteria hypogastrica abgegeben oder entspringt von ihr gemeinsam mit der Arteria umbilicalis oder von einem der Hauptäste. Sie verläuft erst, an die Fascie des M. obturator internus angeheftet, an der Beckenwand abwärts. Auf dieser Strecke liegt vor ihr in nächster Nähe der Eierstock und der Ureter, der an ihrer medialen und hinteren Seite herabzieht. Dann wendet sie sich im Bogen median- und vorwärts, wobei sie den Ureter in der Höhe des inneren Muttermundes kreuzt. An der Seitenkante des Uterus angekommen, steigt sie im Ligamentum

---

[1]) Arteria ischiadica.

latum bis zum oberen Winkel des Organes auf, wobei sie eine Anzahl von Windungen macht, um dort in ihre Endäste zu zerfallen. Auf ihrem Weg gibt sie einen Ramus uretericus ab, sodann die Arteria cervicovaginalis für Uterushals und Scheide. Weiter gelangen von ihr die rechtwinkelig abgehenden Rami uterini an die Gebärmutter, welche über die Mittellinie hinweg mit denen der anderen Seite anastomosieren. Unter ihnen ist der Ramus fundi der stärkste. Als Endäste sind anzusehen ein Ramus tubarius und ein Ramus ovarii, welch letzterer mit der Arteria ovarica anastomosiert.

Die Arterie besitzt schon in jugendlichem Alter ein stärkeres Kaliber wie die entsprechende Arterie des männlichen Geschlechtes, während der Menstruation ist sie mit allen ihren Ästen strotzend gefüllt, in der Schwangerschaft wird ihr Kaliber immer größer.

Arteria haemorrhoidalis media (69).

Entspringt in der Regel aus der Arteria hypogastrica, oft zusammen mit der Arteria pudenda interna. Sie verläuft über der oberen Fläche des M. levator ani an der Seite des Mastdarmes. Außer an diesen gibt sie Äste an den genannten Muskel, an die Harnblase, die Samenblasen und die Prostata. Sie anastomosiert mit der Arteria vesicalis inferior und den Arteriae haemorrhoidalis superior und inferior.

Arteria pudenda interna[1]) (IV) *(69, 71, 72, 73, 74).*

Wie erwähnt, die Endarterie des vorderen Astes der Arteria hypogastrica. Sie steigt vor dem Plexus sacralis und dem M. piriformis ab und verläßt das Becken durch das Foramen infrapiriforme medianwärts von der Arteria glutaea inferior, von ihr nur durch etwas Fett getrennt. Sie krümmt sich dann um die Außenseite der Spina ischiadica herum und kehrt sogleich, begleitet vom Nervus pudendus, durch das Foramen ischiadicum minus in das Becken zurück. Auf diesem Weg gibt sie kleine Zweige zu den Nervenstämmen und den Muskelursprüngen der Gegend.

Ins Becken zurückgekehrt, liegt sie in der Nähe des unteren Beckenrandes in einem schlitzförmigen Kanal der Fascia obturatoria zusammen mit der gleichnamigen Vene und dem Nerven. Dem After gegenüber entspringen aus ihr ein bis drei Äste, Arteriae haemorrhoidales inferiores[2]) *(73, 74).* Sie durchbohren die Fascie und verlaufen in querer Richtung zum After, um dessen Haut und Muskulatur sowie das Fett der Fossa ischiorectalis zu versorgen. Über die Mittellinie hinweg stehen sie mit den gleichnamigen Arterien der Gegenseite in Verbindung.

Am hinteren Rand des Diaphragma urogenitale verläßt die Arteria pudenda ihre Scheide und zerfällt alsbald in ihre Endäste.

Männliches Geschlecht *(73).* Der eine Endast, Arteria perinei, geht an diesem Rande entlang medianwärts, wendet sich aber bald vorwärts, um über, unter oder durch den M. transversus perinei superficialis vorwärts zu laufen. Er versorgt mit einer Anzahl von Zweigen die Muskeln der Gegend, nämlich M. sphincter ani externus, bulbocavernosus und ischiocavernosus. Ihre vordersten Äste, Arteriae scrotales posteriores, ziehen an der hinteren Wand und dem Septum scroti herab.

Der zweite Endast, Arteria penis, verläuft in dem seitlichen Anheftungsrand des Diaphragma urogenitale, wo sie von unten her durch die Wurzel des Corpus cavernosum penis und den M. ischiocavernosus gedeckt wird. Zuerst gibt sie die Arteria

---

[1]) Arteria pudenda communis.
[2]) Arteria haemorrhoidalis externa.

bulbi urethrae [1]) ab, welche am hinteren Rand des Diaphragma urogenitale oder in diesem verläuft und sich im Bulbus urethrae, in der Prostata und in sämtlichen zum Diaphragma urogenitale gehörigen Gebilden verzweigt. Die Arteria bulbi urethrae kann auch von der Arteria perinei abgegeben werden. Etwa zwei Finger breit weiter vorne geht aus dem Stamm der Arteria penis oder aus der Arteria profunda penis die Arteria urethralis [2]) ab, welche in das Corpus cavernosum urethrae dort eintritt, wo sich dasselbe in die Urethralfurche des Corpus cavernosum penis hineinlegt. Sie gelangt bis zur Glans penis und anastomosiert dort mit Ästen der anderen Penisarterien.

Am vorderen Rand des Diaphragma urogenitale teilt sich die Arteria penis in ihre beiden Endäste, Arteria profunda penis [3]) und Arteria dorsalis penis. Von ihnen war schon in der vierten Abteilung (S. 165) die Rede. Hier sei noch hinzugefügt, daß die Arteria profunda penis im Corpus cavernosum penis nicht ganz in der Achse, sondern der Mittellinie etwas genähert nach vorne verläuft, während die Arteria dorsalis penis entlang der Crura penis zur Rückenfläche des Gliedes gelangt. Die Arterien beider Seiten legen sich zwischen Fascia und Albuginea penis in die mediane Furche der Oberseite der Corpora cavernosa penis, nur durch die unpaarige gleichnamige Vene voneinander getrennt. Sie sind im wesentlichen für die Versorgung der Eichel bestimmt, in welcher die Enden der beiden Arterien, einen Bogen bildend, ineinander übergehen.

Weibliches Geschlecht (74). Schon der Stamm der Arteria pudenda interna ist von geringerem Kaliber als beim Mann, was man leicht versteht, da statt des voluminösen Penis nur die kleine Clitoris zu versorgen ist. Die Arteriae scrotales posteriores sind bei gleichem Verlauf im weiblichen Geschlecht Arteriae labiales posteriores. Der Arteria penis entspricht die Arteria clitoridis. Sie unterscheidet sich von der ersteren nur durch das geringere Kaliber des Stammes und der Äste. Sie führen die Namen Arteria bulbi vestibuli, Arteria urethralis, Arteria profunda und dorsalis clitoridis.

Die Nerven, welche dem Nervus pudendus entstammen, schließen sich dem Verlauf der Arterien in den größeren Stämmen einigermaßen, in den kleineren genau an.

Varietäten. Ein Stamm der Arteria hypogastrica kann ganz fehlen, indem sogleich einige größere Zweige von der Arteria iliaca communis abgegeben werden. Die Äste der Arteria hypogastrica in Ursprung und Verlauf sind überaus zahlreich und mannigfaltig, wovon schon mehrfach die Rede war. Wichtiger ist nur der Ursprung der Arteria obturatoria aus der Arteria epigastrica inferior, wovon unten noch zu sprechen sein wird. Die Gebiete der einzelnen Äste werden nicht streng eingehalten. Wenn mehrere Äste aus einem gemeinsamen Stamm abgehen, wird dieser natürlich dicker. Andererseits sieht man wieder, daß eine Anzahl von überzähligen Ästen vorkommen kann, welche die Versorgung von Teilen der Beckeneingeweide den Arterien normalen Verlaufes abnehmen.

II. Venen.

Die Vena hypogastrica liegt dorsal von der gleichnamigen Arterie. Sie nimmt die dieser letzteren entsprechenden Venen auf mit Ausnahme der Vena umbilicalis, welche sich beim Embryo schon am Nabel von der Arteria umbilicalis trennt, um unter der Leber hin direkt in die Vena cava inferior zu münden (später Ligamentum teres hepatis und Ligamentum venosum). Die den Beckenrändern angehörigen Venen

---

[1]) Arteria bulbosa.
[2]) Arteria bulbourethralis.
[3]) Arteria cavernosa penis.

halten sich ziemlich genau an die Verzweigungen der Arterien; sie begleiten sie in doppelter Zahl und sind außerhalb des Beckens mit Klappen versehen. So die Venae iliolumbalis, obturatoria, sacralis lateralis, glutaea superior und inferior. Ein weitmaschiger Plexus sacralis anterior entleert sein Blut in die benachbarten Venen, besonders in die Vena sacralis lateralis und media.

Auch die Vena pudenda interna stimmt, soweit sie parietales Gefäß ist, mit der Arterie gleichen Namens überein. Die Venen des Penis und der Clitoris aber haben einen von den Arterien abweichenden Verlauf. Sie scheiden sich wie die Arterien in ein oberflächliches Gebiet für die Hüllen und ein tiefes für die kavernösen Körper; beide Gebiete sind durch zahlreiche Anastomosen in Verbindung gesetzt. Die oberflächlichen Venen sammeln sich zum größten Teil in der einfachen oder doppelten Vena dorsalis subcutanea[1] (70), welche unter der Haut der oberen Mittellinie des Gliedes liegt. An dessen Wurzel mündet sie beiderseits in die Vena saphena oder in die Vena femoralis oder in die Vena dorsalis profunda.

Für die tiefen Venen, welche aus den Schwellkörpern stammen, ist der wesentliche Abzugskanal die Vena dorsalis penis profunda (70), ein unpaariges, ansehnliches und klappenreiches Gefäß, welches unter der Fascia penis, von den beiden gleichnamigen Arterien in die Mitte genommen, verläuft. Sie entsteht aus zwei die Corona glandis umgreifenden Ästen, welche zahlreiche und dicht gedrängte Zweige aus der Eichel und der Vorhaut aufnehmen. In ihrem weiteren Verlauf verdoppelt sie sich zuweilen für eine gewisse Länge und es münden in den Stamm von Strecke zu Strecke die Venae circumflexae penis, die ihrerseits aus dem Corpus cavernosum urethrae hervortreten und aufsteigend das Corpus cavernosum penis umkreisen. Sowohl diese Venen wie auch der Stamm der Vena dorsalis selbst nehmen Venen der Corpora cavernosa penis auf, welche deren Albuginea durchbrechen und nach ganz kurzem Verlauf ihr Ende finden. Die Vena dorsalis profunda tritt endlich zwischen Ligamentum arcuatum und transversum pelvis in die Beckenhöhle ein, in welcher sie sich sogleich in zwei divergierende Äste spaltet, die sich in den Plexus pudendalis einsenken. Jeder dieser Äste gibt einen anastomotischen Zweig zur Vena obturatoria seiner Seite (Vena communicans obturatoria).

Die Venae profundae penis kommen aus den Wurzeln der kavernösen Körper, größtenteils an deren medialer Fläche hervor und verlaufen zwischen den Muskellagen des Diaphragma urogenitale zur Vena pudenda. Sie sind meist sehr stark und bilden die Hauptabflußwege aus den Corpora cavernosa penis. Auch aus dem Bulbus urethrae gehen starke Venen ab, welche an der Unterfläche des Bulbus erscheinen und in den Plexus pudendalis einmünden.

Die Venen der Schwellkörper des weiblichen Geschlechtes verhalten sich zwar im allgemeinen ebenso wie beim Mann, doch wird dadurch, daß Clitoris und Bulbus nicht miteinander in Kontakt stehen, wie es bei den männlichen Schwellkörpern der Fall ist, eine Modifikation herbeigeführt. Ihre Venen werden durch Zwischenvenen (Pars intermedia) in Zusammenhang gesetzt, welche den Raum einnehmen, der zwischen dem Gipfel des Bulbus und der unteren Seite des Clitoriskörpers bleibt. Sie bilden einen Plexus, welcher auch Zuflüsse aus den kleinen Schamlippen, dem Frenulum und aus der Eichel der Clitoris aufnimmt. Im übrigen sind die Abflüsse die gleichen wie beim Mann.

---

[1]) Vena dorsalis superficialis.
[2]) Vena dorsalis penis subfacialis.

Die Stelle der visceralen Äste der Arteria hypogastrica wird im venösen System von Geflechten eingenommen, welche zur Seite der unteren Enden der Beckenorgane liegen. Vor, hinter und zwischen diesen hängen sie von beiden Seiten zusammen und gehen aufwärts an den Wänden der Harnblase und des Mastdarmes in weitmaschige Netze über, während sie in der Umgebung des Uterus mit dem dichten Plexus der Vena spermatica interna sich verbinden. Die Geflechte sind:

1. Plexus pudendalis[1]) (*70*).

Ein unpaariges Geflecht hinter dem Ligamentum arcuatum pelvis und dem untersten Teil der Symphyse, zwischen ihnen und der vorderen Seite der Prostata. Er nimmt außer den vom Penis (Clitoris) kommenden Venen noch kleine Äste aus der Prostata und aus dem unteren vorderen Teil der Blasenwand auf. Nach hinten weichen die Gefäße des Plexus pudendalis auseinander, um beiderseits die Prostata zu umgreifen. Das Geflecht geht nun an der Prostata entlang und steigt zur Seitenwand der Blase auf.

2. Plexus vesicalis (*70, 71*).

Das zur Seite der Blase liegende Geflecht. Ebenso wie nach vorne mit dem Plexus pudendalis hängt es nach hinten mit dem Plexus haemorrhoidalis zusammen. Der Plexus nimmt die Venen der Blase und der Prostata auf; die Venen der Samenbläschen und des Ductus deferens bilden jederseits für sich einen kleinen Plexus, welcher sich jedoch ebenfalls in den Plexus vesicalis ergießt.

3. Plexus uterovaginalis (*71*).

Entspricht dem kleinen Plexus um die männlichen Samenbläschen, ist aber ein Geflecht von erheblicher Größe zu den Seiten des Uterus und der Vagina. Die größeren Äste des Geflechtes zeigen einen trabekulären Bau und werden durch Muskelfasern, welche sich von außen her an ihre Wand ansetzen, klaffend erhalten, so daß sie gewissermaßen einen kavernösen Charakter zeigen. Das Geflecht ist nicht selten der Sitz von Thrombosen.

Zuletzt münden die sämtlichen Geflechte, durch Vermittelung einer Anzahl von Venen, entweder in den Stamm der Vena hypogastrica oder in ihre Hauptäste ein.

4. Plexus haemorrhoidalis (*71*).

Ein reiches Geflecht, welches den Mastdarm in seiner ganzen Länge umgibt und je näher der Afteröffnung, um so reicher wird. Der Hauptabflußweg führt in die Vena haemorrhoidalis superior. Da diese letztere keine Klappen enthält, können sich Stauungen im Pfortadergebiet bis in den Plexus hinein geltend machen. Die Vena haemorrhoidalis media setzt den Plexus mit der Vena hypogastrica in Verbindung; sie nimmt jedoch hauptsächlich das Blut aus Harnblase, Samenbläschen und Prostata auf und erhält vom Mastdarm her nur einige Ästchen. Die Vena haemorrhoidalis externa, welche ebenfalls dem Blut des Mastdarmgeflechtes zum Abfluß dienen kann, begleitet ihre Arterie.

---

[1]) Plexus pubicus impar. Plexus Santorinianus.

Die Venen des Plexus haemorrhoidalis zeigen schon in der Kindheit regelmäßig lakunäre Erweiterungen; bei Erwachsenen können sie Hirsekorn- bis Erbsengröße erreichen. Außerdem sind die kleinen Venenstämmchen oft sehr stark geschlängelt. Beides ist als Anfang von Hämorrhoidalknoten anzusehen.

Varietäten in der Zahl und der Astfolge der in die Vena hypogastrica gelangenden Venen sind nicht selten.

Gefäße der unteren Extremität.

Vasa iliaca externa.

Arterien.

Arteria iliaca externa [1]) (*72*).

Wie oben erwähnt (S. 149), führt die Arterie der unteren Extremität diesen Namen von ihrem Abgang aus der Arteria iliaca communis bis zu ihrem Austritt aus dem Becken durch die Lacuna vasorum. Sie verläuft an der medialen Seite des M. psoas, von ihm durch die Fascia iliaca getrennt, längs der Crista iliopectinea. Sie gibt kleine Zweige zum M. psoas und dessen Fascie, aber kurz vor, manchmal selbst ganz kurz nach ihrem Austritt aus dem Becken die folgenden beiden größeren Äste ab:

Arteria epigastrica inferior [2]) (IV) (*72, 61*).

Sie geht medianwärts aus dem Stamm der Arteria iliaca externa hervor und umschlingt in aufwärts konkavem Bogen die Unterseite des Ductus deferens. Dann steigt sie an der hinteren Fläche der vorderen Bauchwand empor, tritt über den lateralen Rand des M. rectus abdominis hinter diesen Muskel und dringt unter der Linea semicircularis in ihn ein. Ihre Zweige enden zum Teil in ihm, zum Teil anastomosieren sie mit solchen der Lumbal- und unteren Interkostalarterien, sowie mit solchen aus der Arteria epigastrica superior. Diese letzteren Anastomosen sind deshalb bemerkenswert, weil sie das Gebiet der Arteria iliaca mit dem der Arteria subclavia in Verbindung setzen.

Der Anfang des aufsteigenden Teiles der Arteria epigastrica kreuzt den Leistenkanal in der Art, daß der innere Leistenring an ihrer lateralen, der äußere an ihrer medialen Seite liegt. Über die Bedeutung dieser Lage für die Leistenhernien wurde in der dritten Abteilung (S. 32) gesprochen.

Aus dem bogenförmigen Teil der Arteria epigastrica inferior entspringen dicht übereinander zwei Kollateralzweige. Der Ramus pubicus (*72*) läuft dem gleichnamigen Zweig der Arteria obturatoria parallel hinter dem Adminiculum lineae albae und anastomosiert mit der symmetrischen Arterie. Er sendet einen Ramus obturatorius an der inneren Fläche des Ligamentum lacunare abwärts zur Begegnung mit dem Ramus pubicus der Arteria obturatoria. Dieser Bogen erweitert sich sehr häufig (im 3.—5. Fall), der Stamm der Arteria obturatoria verkümmert und es versetzt sich dadurch deren Ursprung auf die Arteria epigastrica. Die Varietät verdient wegen ihrer Bedeutung für die Herniotomie Beachtung.

Der zweite Kollateralast ist die Arteria spermatica externa [3]). Sie tritt durch den inneren Leistenring oder durch eine eigene Lücke in den Leistenkanal zum

---

[1]) Äußere Hüftarterie.
[2]) Arteria epigastrica interna.
[3]) Arteria funiculi spermatici s. cremasterica.

Samenstrang (beim weiblichen Geschlecht als Arteria ligamenti teretis zu diesem Band) und verbreitet sich in den Hüllen des Hodens (der Labia majora).

Arteria circumflexa ilium profunda (V).

Sie entspringt in gleicher Höhe wie die Arteria epigastrica aus der lateralen Seite der Arteria iliaca externa und steigt hinter dem Ligamentum inguinale zur Spina anterior superior ossis ilium auf, verläuft dann dem Beckenrand entlang nach hinten und bildet mit den Ästen der Arteria iliolumbalis einen Gefäßkranz, welcher zu den Bauch- und Beckenmuskeln Äste sendet. An die benachbarten Muskeln werden kleinere Zweige abgegeben, ein größerer läuft seitlich von der Arteria epigastrica in der Bauchwand aufwärts; er ist zuweilen recht stark und kann dann bei Punktion der Bauchwand zu einer gefährlichen Blutung Veranlassung geben.

Venen (68, 72).

Die Vena iliaca externa liegt an der medialen Seite ihrer Arterie, derselben angeschlossen; die Vene der rechten Seite tritt allmählich hinter die Arterie, um zur Vena iliaca communis zu gelangen. Ihre erst paarigen Kollateralvenen, Vena epigastrica inferior und circumflexa ilium profunda, werden vor ihrer Einmündung einfach. Sie entsprechen beide in ihrem Verlauf den gleichnamigen Arterien und es geht die Vena epigastrica inferior die gleichen Anastomosen mit den Venen der Bauchwand ein, wie es von der Arterie gesagt wurde. Eine Verbindung mit der Vena obturatoria kommt beständig vor, sie verbindet das Gebiet der Vena iliaca externa mit den Venen des kleinen Beckens, auch mit dem obersten Teil der Vena femoralis.

Hautgefäße der unteren Extremität.

Die Hautarterien, Hautvenen und Hautnerven schließen sich, wie auch an vielen anderen Stellen, in ihrem Verlauf nicht zusammen. Die Hautarterien sind wie die der oberen Zweige der tiefen Arterien, vorne der Arteria femoralis, der Arteria circumflexa femoris lateralis, des Rete articulare genus, der Arteria tibialis anterior, hinten der Arteriae perforantes, der Arteria poplitea, der Arteria tibialis posterior und deren Äste. Einige derselben, welche der Leistengegend angehören, werden mit besonderen Namen bezeichnet (s. unten).

Die Hautvenen sammeln sich, ebenfalls wie an der oberen Extremität, in großen selbständigen Stämmen, den Venae saphenae, magna und parva[1]) (102, 108, 109). Sie entspringen beide aus dem Rete venosum dorsale pedis, in welches man etwa in der Mitte des Fußrückens einen venösen Bogen, Arcus venosus dorsalis pedis, eingeschaltet findet (108). In die Wurzelgebiete der beiden Venae saphenae mündet an den Fußrändern auch das Rete plantare ein.

Die Vena saphena magna (108, 102), beginnt am Großzehenrand und steigt vor dem Malleolus medialis am medialen Rand der Tibia zum Kniegelenk auf, wobei sie die Venen aufnimmt, welche aus einem Netz an der Vorderseite des Unterschenkels stammen. Sie wird während ihres Verlaufes am Unterschenkel vom Nervus saphenus begleitet. Am Knie und am Oberschenkel folgt sie ziemlich genau der Richtung des M. sartorius. Zuletzt tritt sie, im Bogen das untere Horn der Incisura falciformis überschreitend, dicht unter dem Ligamentum inguinale in die Vena femoralis. Sie nimmt kurz vor ihrem Ende häufig die Venae pudendae externae, epigastrica super-

---

[1]) Große und kleine Rosenader.

ficialis und circumflexa ilium superficialis, sowie die Venae dorsales penis subcutaneae auf, welche in anderen Fällen, jene in die Vena femoralis, diese letzteren in die Vena dorsalis penis sich ergießen. Oft wird ihr ein Teil der Hautvenen des Oberschenkels durch einen zweiten hinteren Stamm, Vena saphena accessoria, zugeführt, welcher sich erst in der Fossa ovalis mit der Vena saphena magna vereinigt.

Die Venà saphena parva (*109*) ist von geringerem Kaliber, wie die Vena saphena magna; sie entsteht am lateralen Fußrand, geht hinter dem lateralen Knöchel in die Höhe, zuerst am lateralen Rand der Achillessehne, dann in der Furche zwischen den beiden Köpfen des M. gastrocnemius, wobei sie vom Nervus cutaneus surae begleitet wird. In der Mitte des Muskelfleisches dieses Muskels geht sie durch einen Schlitz der Fascie in die Tiefe und gewinnt endlich die Kniekehle. Dort nimmt sie die vom Oberschenkel absteigende Vena femoropoplitea auf, welche für eine Strecke weit den Nervus cutaneus femoris posterior begleitet, und mündet endlich in die Vena poplitea. In einer Reihe von Fällen stellt die Vena femoropoplitea die Fortsetzung der Vena saphena parva dar und diese ist nur durch eine Anastomose mit der Vena poplitea verbunden. In diesen Fällen ergießt sich die Vena femoropoplitea durch Vermittelung einer Vena perforans in die Vena profunda femoris.

Die Hautvenen der unteren Extremität sind besonders dickwandig und mit zahlreichen Klappen versehen.

Varietäten. Die Vena saphena magna kann in verschiedener Höhe die Fascia lata durchbohren, die Vena saphena parva zeigt in ihrer Lage wie auch in der Höhe der Mündungsstelle manche Verschiedenheiten.

Praktische Bemerkung. Die Hautvenen des Unterschenkels zeichnen sich durch ihre Neigung, Varicen (Krampfadern) zu bilden, besonders aus.

Tiefer liegende Gefäße der unteren Extremität.

I. Arterien des Oberschenkels.

Arteria femoralis[1]) (*100, 104, 105*).

Die Arterie der unteren Extremität führt diesen Namen, wie bekannt, von ihrem Austritt durch die Lacuna musculorum bis zum Adduktorenschlitz, durch welchen sie nach der Kniekehle übertritt. Der starke Stamm liegt in der Lacuna vasorum auf dem Beckenrand und gelangt sodann in die Fossa iliopectinea, wo er von viel Fett eingehüllt zwischen den Mm. iliopsoas und pectineus liegt. Die Arterie ist daselbst nur von dem oberflächlichen Blatt der Schenkelfascie und von den Inguinaldrüsen bedeckt. An ihre mediale Seite schließt sich die gleichnamige Vene an, ihre laterale Seite grenzt an die Fascia iliaca, welche sie vom Nervus femoralis trennt. Hinter dem unteren Rand des Margo falciformis durchbohrt sie die Fascia lata und liegt in ihrem weiteren Verlauf in dem dreiseitig prismatischen Canalis adductorius (Hunteri) (3. Abt. S. 108). In ihrem distalen Teil findet man neben der Arterie den Nervus saphenus, welcher ebenso wie die Vena femoralis die Arterie auch im Canalis adductorius, vor ihr liegend, begleitet. Auch der Nervus cutaneus femoris medialis kommt der Arterie nahe, jedoch nicht so unmittelbar wie der Nervus saphenus. Ein ansehnlicher Nerv liegt ferner lateral von der Arterie, er ist der motorische Nerv des M. vastus medialis. Gedeckt werden Arterie und Vene auf ihrem ganzen Verlauf vom M. sartorius, welcher jedoch seines schiefen Verlaufes wegen schräg über die Gefäße

---

[1]) Schenkelarterie.

hinzieht, so daß man die Arterie in ihrem proximalen Teil leichter vom medialen Rand dieses Muskels, im distalen vom lateralen Rand aus findet.

Die von der Arteria femoralis abgehenden Kollateraläste sind zuerst einige Hautgefäße, dann aber die sehr starke Arteria profunda femoris, welche fast ohne weitere Unterstützung den Oberschenkel mit Blut versorgt. Weiter distal gehen von dem Stamm der Arteria femoralis noch einige kleinere Zweige aus, in der Hauptsache spart sie sich für den Unterschenkel und Fuß auf.

Rami cutanei.

Rami inguinales; versorgen die Haut und die oberflächlichen Lymphdrüsen der Leistengegend.

Arteria epigastrica superficialis (*100*). Sie steigt entweder aus der Fossa ovalis direkt auf oder tritt durch ein Loch in deren Umrandung hervor und gelangt zur äußeren Fläche der vorderen Bauchwand.

Arteria circumflexa ilium superficialis (*100*). Sie durchbohrt meist die Fascia lata und verläuft parallel dem Ligamentum inguinale Pouparti lateralwärts zur Gegend der Spina iliaca anterior superior (*104*).

Die beiden kleinen Arterien versorgen außer der Haut ebenfalls Lymphdrüsen.

Arteriae pudendae externae (*102*). Gewöhnlich zwei an Zahl. Sie verlassen den Stamm etwas tiefer als die vorgenannten und gehen quer über die vordere Schenkelfläche zu den Genitalien, wo sie als Arteriae scrotales (labiales) anteriores enden; sie anastomosieren mit Zweigen der Arteria pudenda interna.

Arteria profunda femoris (II) (*106*).

Die Arterie, welche im Kaliber dem Stamm nur wenig nachsteht, entspringt aus diesem wie die kleinen Hautarterien in der Fossa iliopectinea, und zwar aus dessen hinterem Umfang in verschiedener Höhe. Sie geht anfangs hinter dem Stamm abwärts, dringt dann aber zwischen den Adduktoren in die Tiefe und löst sich in Muskelzweige auf.

Aus dem Anfang der Arteria profunda femoris, nicht selten noch aus dem Stamm der Arteria femoralis entspringen die beiden Arteriae circumflexae femoris.

Die Arteria circumflexa femoris medialis (*106*) ist für den oberen Teil der Adduktoren und das Hüftgelenk bestimmt. Sie geht zwischen M. pectineus und iliopsoas und vor und unter dem M. obturator externus nach dem Schenkelhals, welchen sie an seinem medialen und hinteren Umfang umkreist und endet in der Fossa trochanterica mit einem Ramus profundus. Ein Ramus superficialis, welcher mit dem vorderen Ast der Arteria obturatoria anastomosiert, gelangt zu den Adduktoren, ein hinterer Ast, Ramus acetabuli, tritt neben dem gleichnamigen Zweig der Arteria obturatoria oberhalb des Trochanter minor zum Hüftgelenk. Er anastomosiert mit dem hinteren Ast der Arteria obturatoria. Außerdem gelangen noch Äste zu den langen Beugemuskeln an der Rückseite des Oberschenkels; sie anastomosieren mit den Arteriae glutaeae und der Arteria perforans prima. Die Arteria circumflexa medialis wird nicht von Nervenzweigen begleitet.

Die Arteria circumflexa femoris lateralis (*100, 106*) windet sich unter dem M. rectus femoris und am Ursprung des M. vastus lateralis um das obere Ende des Schenkelbeines, erreicht die Fossa trochanterica und die Hüftgelenkskapsel und tritt dort mit der Arteria circumflexa medialis in Verbindung. Ein schwächerer Ramus ascendens gelangt zu den Mm. iliopsoas, sartorius, tensor fasciae latae und glutaeus medius, ein stärkerer Ramus descendens tritt zwischen die Abteilungen des M. vastus lateralis und ist im wesentlichen für diesen Muskel bestimmt. Der letzte Zweig tauscht Anastomosen mit solchen der Arteria poplitea aus. An die Äste der Arteria circumflexa lateralis schließen sich die für die Muskeln bestimmten Nervenzweige an.

Arteriae perforantes (*100, 106*). Gewöhnlich sind es ihrer drei, nämlich zwei Seitenäste und das Ende der Arteria profunda, welche man als die dritte Arteria perforans bezeichnet. Sie gehen unter den in dem Ansatz der Adduktoren an der Linea aspera ausgesparten Sehnenbogen zur Rückseite des Oberschenkels. Sind die normalen drei Perforantes vorhanden, dann tritt die erste, vor allem beständige und starke, unter dem Rand des M. pectineus zwischen ihm und dem M. adductor brevis nach hinten, wobei sie beide versorgt. Sie teilt sich in einen aufsteigenden und einen absteigenden Zweig. Der erstere geht zum M. quadratus femoris und zum Ansatz des M. glutaeus maximus, der letztere zu den Beugern, Adduktoren und zum M. vastus lateralis, auch sendet er eine Arteria nutricia superior zum Schenkelbein.

Die zweite durchbohrt den Ansatz des M. adductor magnus dicht unter dem Rand des M. adductor brevis; sie ist die schwächste von den dreien. Sie verbreitet sich in den Adduktoren und den Beugern.

Die dritte geht so weit unten durch die Sehne des M. adductor magnus, daß ihre Durchtrittsöffnung nur durch eine schmale Brücke von dem Adduktorenschlitz getrennt ist. Sie ist wesentlich für den kurzen Kopf des M. biceps bestimmt, außerdem gibt sie noch die Arteria nutricia inferior ab, das Haupternährungsgefäß für den Schaft des Oberschenkels.

Arteria genus suprema (*106*).

Sie geht vom Stamm der Arteria femoralis oberhalb des Sehnenbogens des M. adductor magnus ab und teilt sich in zwei Äste, welche beide bis zum Kniegelenk verlaufen, der tiefere in der Substanz des M. vastus medialis, der oberflächlichere längs dem unteren Horn des genannten Sehnenbogens. Ein Zweig, Ramus saphenus, begleitet den Nervus saphenus bis zur Gegend der Insertion des M. sartorius.

2. Arterien der Kniekehle.

Arteria poplitea[1] (II) (*111*).

Nach dem Durchtritt durch den Adduktorenschlitz nimmt die Arterie der unteren Extremität den Namen Arteria poplitea an und behält ihn bis zur Teilung in ihre beiden Endäste. Sie ist in das Fett der Kniekehle eingebettet und folgt genau deren vertikaler Mittellinie. Dringt man von hinten her in die Tiefe vor, dann findet man unter der Fascie zuerst den Nervus tibialis, die Verlängerung des Nervus ischiadicus, während der Nervus peronaeus communis seitlich am Rand des M. biceps femoris abwärts zieht. Unter dem Nervus tibialis folgt die Vena poplitea und ganz in der Tiefe die Arterie. Die drei Gebilde aber liegen so, daß sie sich nur teilweise decken; der Nerv liegt am weitesten lateral, dann folgt die Vene, etwas nach der medialen Seite hin verschoben und am weitesten medial liegt die Arterie. Dringt man daher an der lateralen Seite des Nerven im Fett der Kniekehle vor, dann sucht man die Arterie vergeblich, während man an seiner medialen Seite alsbald auf die Gefäße stößt. Diese sind während ihres ganzen Verlaufes durch die Kniekehle eng miteinander verbunden,

---

[1]) Kniekehlenarterie.

vom Nerven sind sie anfänglich durch eingeschobenes Fett getrennt, gegen das distale Ende des Schenkelbeines aber legen sich Nerv und Vene unmittelbar aneinander.

Die Äste der Arteria poplitea sind teils für die Muskeln der Gegend, teils für das Kniegelenk bestimmt.

Muskeläste.

Rami musculares superiores. Sie gehen nach beiden Seiten und in verschiedenen Richtungen zu den Mm. vasti zum M. adductor magnus und den Beugern des Unterschenkels.

Arteriae surales, medialis und lateralis (*111*). Sie entspringen einander gegenüber oder mit einem gemeinschaftlichen Stamm in der Höhe der Gelenklinie. Sie teilen sich jede in einen oberflächlichen und einen tiefen Ast. Der oberflächliche Ast erstreckt sich über den Wadenmuskeln besonders an der Fibularseite weit hinab, um im wesentlichen in der Fascie und in der Haut zu endigen. Die tiefen Äste senken sich in die Wadenmuskeln ein. Sie werden von den entsprechenden motorischen Nerven begleitet.

Gelenkäste (*100, 101, 106*).

Es sind ihrer fünf, zwei paarige und ein unpaariger.

Die Arteria genus superior medialis geht oberhalb des Ursprunges des medialen Kopfes des M. gastrocnemius und unter den Muskeln, welche die mediale Wand der Kniekehle bilden, seitwärts und gibt ihnen Zweige ab. Sie endet, wie die anderen Kniearterien, im Rete articulare genus.

Die Arteria genus superior lateralis geht der medialen gegenüber quer über das untere Ende des Oberschenkelbeines nach außen unter dem M. vastus lateralis und biceps und versorgt sie mit Blut.

Die Arteria genus inferior medialis entspringt in der Höhe der Gelenkspalte oder etwas darüber. Sie verläuft schräg abwärts und geht unter dem Ligamentum collaterale tibiale vorwärts. Äste zum M. gastrocnemius und zu den an die Tibia sich inserierenden Muskeln.

Die Arteria genus inferior lateralis umkreist das Gelenk längs dem äußeren Rand der lateralen Bandscheibe und gibt dem unteren Ende des M. biceps, dem lateralen Gastrocnemiuskopfe und dem M. plantaris Zweige.

Die Arteria genus media entspringt nicht immer aus der Arteria poplitea selbst, oft auch aus der Arteria genus superior lateralis. Sie geht gerade vorwärts, um sich über dem Ligamentum popliteum obliquum mit einem oder mehreren Ästen in die hintere Kapselwand einzusenken. Sie ist für die Ligamenta cruciata und die Synovialfortsätze des Kniegelenkes bestimmt.

Rete articulare genus (*100*).

Zu seiner Herstellung tragen bei die paarigen Arteriae genus, die Arteria genus suprema, die Arteria recurrens tibialis anterior und posterior, sowie der Ramus fibularis (s. unten), aber nicht die Arteria genus media. Die hinten entspringenden Arterien geben der hinteren Kapselwand nur kleine Äste ab, sie umkreisen das Gelenk und gelangen noch als ziemlich starke Gefäße bis zum Seitenrand der Kniescheibe und zum Ligamentum patellae. Das Arteriennetz, welches aus den von ihnen ausgetauschten Anastomosen entsteht, versorgt nicht nur das Gelenk, sondern auch die auf der Vorderseite desselben liegenden Weichteile. Ein engmaschiges Netz, welches auf der Vorderseite der Kniescheibe liegt, wird als Rete patellae besonders benannt.

3. Arterien des Unterschenkels (*100, 101*).

Nachdem die Arteria poplitea den M. popliteus passiert hat, tritt sie unter dem Sehnenbogen des M. soleus in die Tiefe und spaltet sich nun in die Arteria tibialis anterior und posterior, welch letztere die eigentliche Fortsetzung des Stammes darstellt. Nach einem Verlauf von 2—3 cm teilt sich der Stamm in die Arteria tibialis posterior im engeren Sinne und die Arteria peronaea.

Arteria tibialis anterior[1]) (IV) (*110*).

Sie geht sogleich vorwärts, dem Hals der Fibula unmittelbar anliegend, über dem oberen Rand der Membrana interossea auf die Vorderseite des Unterschenkels. Sie zieht mit den sie begleitenden Venen in einem von Blättern dieser Membran gebildeten Kanal am lateralen Rand des M. tibialis anterior herab bis zum Knöchelgelenk, dessen Kapsel sie vom lateralen Schenkel des Ligamentum cruciatum gedeckt und in Fettgewebe eingebettet, überschreitet, um auf den Fußrücken zu gelangen (s. unten). Der Nervus peronaeus profundus nähert sich der Arterie rasch in schräg medianwärts absteigendem Verlauf und zieht dann an ihre laterale Seite angeschlossen herab. Der Nervus peronaeus superficialis behält seinen gerade absteigenden Verlauf bei und hat mit der Arterie nichts zu schaffen.

Noch ehe die Arterie auf die Vorderseite des Unterschenkels übergetreten ist, gibt sie zwei Kollateraläste ab.

Arteria recurrens tibialis posterior (*101*).

Zieht gedeckt vom M. popliteus aufwärts, gibt diesem Muskel Zweige ab, versorgt das obere Tibiofibulargelenk und endet im Rete articulare genus.

Ramus fibularis (IV) (*100*).

Versetzt seinen Ursprung nicht selten auf die Arteria poplitea oder tibialis posterior. Er windet sich, gedeckt von den Ursprüngen der Mm. peronaeus longus und extensor digitorum communis, um den Hals der Fibula herum, verästelt sich in diesen Muskeln und sendet Zweige zum oberen Tibiofibulargelenk und zum Kniegelenk.

Die Kollateraläste, welche die Arterie nach ihrem Erscheinen auf der Vorderseite des Unterschenkels entsendet, sind zahlreich; sie gehen nach beiden Seiten in die Muskeln der Streckseite und in die Haut über denselben. Einige gehen auch rückwärts und durchsetzen die Membrana interossea. Außerdem werden noch abgegeben:

Arteria recurrens tibialis anterior (V) (*110*).

Sie versorgt die noch ungetrennte Muskelmasse, aus welcher M. tibialis anterior und M. extensor digitorum communis hervorgehen, durchbohrt sie und steigt am lateralen Rand des Ligamentum patellae auf, um sich in das Rete articulare genus einzusenken.

Arteria malleolaris anterior lateralis (V) (*110*).

Entspringt höher oder tiefer aus dem distalen Ende der Arteria tibialis anterior und geht entweder in absteigender oder in mehr querer Richtung unter den Sehnen

---

[1]) Vordere Schienbeinarterie.

der Mm. extensor digitorum communis longus und peronaeus tertius durchtretend zum lateralen Knöchel, wo sie sich an der Bildung eines Arteriennetzes (Rete malleolare laterale) beteiligt.

Arteria malleolaris anterior medialis (100).

Schwächer als die vorhergehende. Sie gelangt unter der Sehne des M. tibialis anterior zum medialen Knöchel, auf welchem sie mit Zweigen der Arteria tibialis posterior, der Arteriae tarseae und plantaris medialis ein Rete malleolare mediale bildet, welches die Knochen und Gelenke der Fußwurzel umgibt und versorgt.

Von der Fortsetzung der Arteria tibialis anterior auf den Fußrücken wird unten zu sprechen sein.

Arteria tibialis posterior[1]) (III) (*113*).

Ihr Stamm ist die direkte Fortsetzung der Arteria poplitea. Er tritt unter dem Sehnenbogen des M. soleus in die Tiefe und liegt nun zwischen den Wadenmuskeln und den tiefen Unterschenkelmuskeln in der Mitte des Unterschenkels. Wenn die Arteria peronaea von ihr abgegangen ist, weicht sie tibialwärts ab, um ganz allmählich die Gegend des medialen Knöchels zu erreichen, unter welchem sie auf die Fußsohle übertritt. In ihrem ganzen Verlauf wird sie von dem tiefen Fascienblatt des Unterschenkels gedeckt. Ihren proximalen Teil findet man in der Furche zwischen M. flexor digitorum communis und flexor hallucis longus. Im distalen Teil, wo die Wadenmuskeln immer schmaler werden, tritt sie an deren medialer Seite hervor und verläuft nun, nur von der Haut und dem tiefen Fascienblatt bedeckt, am medialen Rand der Achillessehne zum Knöchel herab. In ihrem ganzen Verlauf ist an sie der Nervus tibialis angeschlossen; er liegt zuerst an ihrer hinteren, dann an ihrer fibularen Seite.

Ihre Kollateraläste sind die folgenden:

Arteria nutricia tibiae (101).

Entspringt bald proximal, bald distal von der nächsten und durchsetzt schräg absteigend den am Anfang des mittleren Drittels beginnenden Gefäßkanal des Schienbeines.

Arteria peronaea (IV) (*101, 113*).

Sie wird nicht von einem Nerven begleitet. Zuerst liegt sie zwischen M. soleus und dem Wadenbeinursprung des M. tibialis posterior, dann tritt sie in eine Art Kanal ein, welcher, der Richtung des Wadenbeines folgend, von den an diesem Knochen entspringenden Teilen des M. flexor hallucis longus und tibialis posterior gebildet wird. Um sie zu präparieren, muß man die über ihr liegenden Muskelursprünge durchschneiden. Im distalen Teil des Unterschenkels wird die Arterie frei und liegt nun auf dem unteren Ende der Membrana interossea. Hinter dem lateralen Knöchel endet sie in den Rami calcanei laterales.

Auf ihrem Wege gibt sie eine Anzahl von Muskelzweigen ab und außerdem die Arteria nutricia fibulae. Ferner den

Ramus perforans (*110*). Dieser durchbohrt über dem unteren Tibiofibulargelenk die Membrana interossea, um in das Rete dorsale pedis einzutreten.

---

[1]) Hintere Schienbeinarterie.

Ein Ramus communicans (*101*) verläuft unter den tiefen Beugemuskeln am oberen Ende der Knöchelgegend quer über die hintere Fläche der Tibia und verbindet sich mit der Arteria tibialis.

Die Arteria malleolaris posterior lateralis (*113*) verläßt in der gleichen Höhe, wie die vorige, den Stamm oder geht aus dem Ramus communicans hervor und läuft vorwärts zum lateralen Knöchel.

Weitere Äste der Arteria tibialis sind:

Arteria malleolaris posterior medialis.

Um den medialen Knöchel herum nach vorne zur Anastomose mit der Arteria malleolaris anterior medialis und den Arteriae tarseae mediales.

Rami calcanei mediales.

Eine bis drei Arterien geringen Kalibers bilden mit den gleichnamigen lateralen Arterien das Rete calcaneum.

Nach Abgabe der letztgenannten Äste tritt die Arteria tibialis posterior in die Fußsohle ein.

4. Arterien des Fußes.

Dieselben sind in solche des Fußrückens und solche der Fußsohle zu teilen; die ersteren sind Abkömmlinge der Arteria tibialis anterior, die letzteren solche der Arteria tibialis posterior. An Zusammenhängen zwischen beiden Gebieten fehlt es nicht.

a) Arterien des Fußrückens (*114*).

Sie liegen unmittelbar auf der tiefen Fascie, welche das Skelet und die Mm. interossei deckt. Wenn die Arteria tibialis anterior unter dem Ligamentum cruciatum durchgetreten ist, nimmt sie den Namen Arteria dorsalis pedis[1]) an. Sie geht, begleitet vom Nervus peronaeus profundus, der Sehne des M. extensor hallucis longus folgend, zum Zwischenraum zwischen erstem und zweitem Mittelfußknochen, vor deren Basen sie sich in ihre Endäste, Arteria metatarsea dorsalis und Ramus plantaris profundus, spaltet. Ihre Kollateraläste gehen spitzwinkelig nach beiden Seiten ab, und zwar sind die lateralen im allgemeinen stärker als die medialen, da sie wegen der Lage des Stammes an der medialen Seite des Fußrückens ein größeres Versorgungsgebiet haben.

Arteriae tarseae mediales. Zwei bis drei Äste, welche vorwärts zu den Knochen und Gelenken der Fußwurzel gehen und um den medialen Rand des Fußes zu den Muskeln der Großzehenseite gelangen.

Arteria tarsea lateralis. Ein meist starker Ast, welcher unter dem M. extensor digitorum brevis, welchen er versorgt, gegen den Kleinzehenrand der Fußwurzel hinläuft. Mit ihr verläuft der Ast des Nervus peronaeus profundus, welcher die Strecker des Fußrückens inniverviert.

Arteria arcuata. Geht distal von der vorigen aus dem Stamm ab und wendet sich wie die vorige unter dem M. extensor digitorum brevis seitwärts und nach vorne. Sehr oft führt sie ihren Namen mit Unrecht, wenn ein bogenförmiger Verlauf nicht nachzuweisen ist.

---

[1]) Arteria pediaea.

Die beiden Arterien bilden unter den Muskeln des Fußrückens ein Netz, Rete dorsale pedis, welches den Muskeln des lateralen Fußrandes Äste gibt und, wie das dorsale Gefäßnetz der Hand, die Arterien zum Rücken der Zehen entsendet. Es sind dies drei Arteriae metatarseae dorsales[1]), welche im zweiten bis vierten Intermetatarsalraum vorwärts gehen, und eine vierte, Arteria metatarsea dorsalis fibularis, die sich am Fibularrand des Fußes bis zu den Phalangen der fünften Zehe erstreckt. Die Arteriae metatarseae teilen sich an den Basen der Zehen gabelförmig in je zwei Arteriae digitales dorsales. In den Zwischenräumen der Mittelfußknochen empfangen sie die aus der Fußsohle aufsteigenden Rami perforantes posteriores und vor den Köpfchen der Mittelfußknochen die unbeständigen Rami perforantes anteriores.

In der Gegend der proximalen Enden der Mittelfußknochen der ersten und zweiten Zehe zerfällt die Arteria dorsalis pedis in ihre beiden Endäste.

Arteria metatarsea dorsalis prima ist der schwächere derselben. Sie verläuft in der Richtung des Stammes auf dem ersten Mittelfußknochen, von der Sehne des M. extensor hallucis gekreuzt, zum Zwischenraum der ersten und zweiten Zehe, nimmt den Ramus perforans anterior auf und zerfällt in drei Arteriae digitales dorsales für die beiden Ränder der großen und den Tibialrand der zweiten Zehe, von welchen jedoch die äußerste, am Tibialrand der großen Zehe, häufig verkümmert ist und durch plantare Zweige ersetzt wird. Den Arterien für die einander zugewandten Ränder der ersten und zweiten Zehe ist der Endast des Nervus peronaeus profundus angeschlossen.

Arteria plantaris profunda. Tritt zwischen den Basen des ersten und zweiten Mittelfußknochens in die Fußsohle, um an der Bildung des Arcus plantaris teilzunehmen.

b) Arterien der Fußsohle.

Dringt man hinter und unter dem medialen Knöchel in die Tiefe vor, dann findet man unter dem tiefen Fascienblatt die Arteria tibialis posterior zwischen ihren Begleitvenen. Hinter ihr und ein wenig tiefer folgt der noch immer starke Nervus tibialis. Gefäße und Nerven winden sich um den unteren Umfang des Knöchels herum und verschwinden dann sogleich unter dem Ligamentum laciniatum, um in die Fußsohle überzutreten. Sie gibt vor dem Übertritt die oben (S. 168) schon erwähnten von Nervenzweigen begleiteten Rami calcanei mediales ab.

Unter dem Ligamentum laciniatum gegenüber dem Rande des hinteren Sprungbeingelenkes teilt sich die Arterie, so daß sie beim Übertritt in die Fußsohle bereits in ihre beiden Endäste, Arteria plantaris medialis und lateralis, zerfallen ist.

Arteria plantaris medialis (VI) (*116*).

Nur halb so stark wie die laterale Arterie. Sie zieht in der Furche zwischen dem M. abductor hallucis und flexor digitorum brevis vorwärts und teilt sich in zwei Äste. Der Ramus profundus ist die eigentliche Fortsetzung des Stammes; er gibt den Muskeln, Knochen und Bändern des medialen Fußrandes zahlreiche feine Äste und endet im Arcus plantaris oder in der medialen Arteria digitalis der großen Zehe. Der Ramus superficialis geht am medialen Fußrand vorwärts zur großen Zehe und versorgt auf seinem Weg den M. abductor hallucis. Er wird von dem medialen

---

[1]) Arteriae intermetatarseae dorsales.

Ast des Nervus plantaris medialis begleitet, während der erste Zweig des lateralen Astes dem Ramus profundus folgt.

Arteria plantaris lateralis (V) (*116*).

Sie liegt zuerst zwischen M. flexor digitorum brevis und quadratus plantae und gelangt entlang den Muskeln der Kleinzehenseite bis zur Basis des fünften Mittelfußknochens. Nun biegt sie medianwärts um und geht zugleich in die Tiefe, um den Arcus plantaris zu bilden (*117*). Dieser liegt auf den Basen der Mittelfußknochen, gleicht also in seiner Lage dem tiefen Bogen der Hohlhand. Er verläuft medianwärts zum Zwischenraum zwischen erstem und zweitem Metatarsalknochen, wo er mit dem Ramus profundus aus der Arteria dorsalis pedis zusammenmündet.

Die Kollateraläste der Arteria plantaris lateralis sind zahlreich; sie versorgen die Muskeln, Sehnen, Bänder und Knochen in der Mitte und an der Kleinzehenseite der Sohle. Da wo sie in den Arcus plantaris umbiegt, sendet sie eine Arteria digitalis plantaris lateralis zum lateralen Rand der kleinen Zehe. Wie der Stamm der Arterie, so sendet auch der Arcus plantaris feine Zweige rückwärts zu den Fußgelenken, seine wesentlichsten Äste aber sind vier Arteriae metatarseae plantares, welche vorwärts gehen und sich auf den Mittelfußgelenken in die Arteriae digitales plantares spalten, die wie an der Hand die einander zugekehrten Ränder der Zehen versorgen (*116, 117*).

Die Nerven, welche mit den Arterien zu den Fingerrändern gehen, gehören den Nervi plantares medialis und lateralis an. Sie liegen erst oberflächlich und sind vom Bogen durch die Schichte der Muskeln und Sehnen der Sohle getrennt. Mit den Gefäßen verlaufen sie erst von der Basis der Grundphalangen ab vorwärts. Dem Bogen folgt der tiefe Ast des Nervus plantaris lateralis.

Varietäten im Gebiet der Arteria femoralis. Viele von ihnen finden sich als Norm in der Reihe der Säugetiere. Als ursprünglichste Form der Blutversorgung des Beines darf man ansehen, daß über die Vorderseite des Oberschenkels die Arteria femoralis herabzieht, um mit einer schwachen Arteria poplitea im proximalen Teil des Unterschenkels in Muskelzweigen zu endigen, während sich an der Rückseite eine den Nervus ischiadicus begleitende starke Arteria ischiadica findet. Eine aus der Arteria femoralis meist dicht oberhalb des Adduktorenschlitzes abgehende Arteria saphena gelangt an den Unterschenkel, den sie mit einem vorderen und hinteren Ast versorgt. Der vordere Ast wird, bedeckt von der Sehne des M. tibialis anterior, zur Arteria dorsalis pedis; der hintere schließt sich oberhalb des Sprunggelenkes an den Nervus tibialis an und gelangt mit ihm zur Sohle (vgl. 1. Abt. S. 213).

Beim Menschen wird nun die Arteria ischiadica rudimentär (Arteria comitans nervi ischiadici), auch die Arteria saphena bleibt nur als kleines Ästchen übrig (Arteria genus suprema). Die Arteria poplitea dagegen wird zur Fortsetzung der Arteria femoralis und benutzt Anastomosen mit den Zweigen der Arteria saphena, um nach dem Rückgang des Stammes dessen Gebiet mit Blut zu speisen. (Zuckerkandl 1895). Zuweilen erhält sich auch beim Menschen eine starke Arteria ischiadica, welche sich dann in die Arteria poplitea fortsetzt, oder die Arteria saphena erhält sich und ist bis zum medialen Knöchel zu verfolgen.

Was die Varietäten am Oberschenkel betrifft, so sind solche, auch abgesehen von Tierähnlichkeiten, nicht selten, wenn auch weniger häufig, als an der Arterie der oberen Extremität. Man sieht längere oder kürzere Inselbildungen der Arteria femoralis, welche sich ähnlich durch die Ausbildung von Anastomosen erklären, wie die Inselbildungen am Oberarm. Verschiebungen von Ursprüngen der Kollateraläste werden öfter beobachtet, besonders gilt dies von der Arteria profunda femoris. Äste, welche sie normalerweise abgibt, rücken auf den Hauptstamm oder sie gibt umgekehrt solche der Arteria femoralis oder der Arteria iliaca externa ab. Die Profunda ist schwächer wie gewöhnlich oder sie wird stärker und mündet dann mit der Perforans tertia in die Poplitea ein. Es kann auch nur zu einer stärkeren Anastomosenbildung dieser Arterien kommen.

Die Arteriae genus sind nicht gleichmäßig ausgebildet, eine von ihnen fehlt, oder es sind mehr vorhanden wie gewöhnlich.

Auch die Arterien des Unterschenkels zeigen mancherlei Anklänge an das Verhalten bei verschiedenen Tieren, wie dies Zuckerkandl auseinandersetzt. Die drei Arterien: Arteria tibialis anterior, tibialis posterior und peronaea können sich gegenseitig vertreten, indem der Anfangsteil bald der einen, bald der anderen Arterie verschwindet und durch den einer der anderen ersetzt wird. Auch im Verlauf einer Arterie kann eine Unterbrechung und Ersetzung von anderer Seite her erfolgen. Danach findet man beschrieben, daß eine der drei Arterien fehlt oder sehr schwach ist und durch Äste einer der anderen ersetzt wird.

Am Fuß kommen zu diesen Dingen noch einige andere hinzu, welche eine Erwähnung verdienen. Die Arteria dorsalis pedis kann oberflächlich verlaufen, was darauf zurückzuführen ist, daß die Arteria saphena, welche am Fuß endigt, einen Zweig abgibt, welcher subkutan liegt. In der Sohle kommt, wie in der Hohlhand, ein Arcus sublimis vor, welcher von den beiden Arteriae plantares gebildet wird und ähnliche Äste abgibt wie dort. Der Arcus profundus kann sich verdoppeln. Am Fußrücken wie an der Sohle beobachtet man in dem Ursprung und Verlauf der kleineren Äste zahlreiche Unregelmäßigkeiten (vgl. Ruge 1894, Popowski 1894, Spuler 1901, Mannu 1905, 1906).

Praktische Bemerkungen. Neben den schon im vorstehenden berührten Punkten mögen hier noch einige wenige Bemerkungen Platz finden. Die Arteria femoralis ruht bei ihrem Austritt aus dem Becken auf dem Beckenrand und kann gegen ihn komprimiert werden. Sie ist bei mageren Leuten in der Fossa iliopectinea sicht- und fühlbar. — Bei Erwachsenen tritt niemals ein größeres Gefäß vom Ligamentum teres her in den Schenkelkopf ein, welches geeignet wäre, einen wichtigen Teil seiner Ernährung zu übernehmen, sondern es wird die Ernährung im wesentlichen von den Gefäßen besorgt, welche vom Schenkelhals her in der Umgebung des Knorpelrandes in den Gelenkkopf gelangen. Zerreißen diese, wie es bei einem intrakapsulären Bruch des Schenkelhalses der Fall sein muß, dann wird der Kopf entweder gar nicht mehr oder doch nur ganz ungenügend mit Blut versorgt. — Bei Unterbindung der Arteria femoralis hat man sich an den Nervus saphenus zu erinnern, welcher nur durch eine dünne Bindegewebsschichte von ihrem vorderen Umfang getrennt ist.

Die Arterienstämme des Unterschenkels liegen in dem proximalen Teil ihres Verlaufes tief und sind daher nicht günstig für eine Unterbindung. Am medialen Knöchel ist der Puls der Arteria tibialis posterior deutlich fühlbar.

Tiefe Venen.

Die tiefen Venen der unteren Extremität schließen sich durchweg in der Zweizahl den Arterien an. Einfach sind nur die großen Stämme: Vena poplitea und Vena femoralis. Die Vena poplitea liegt, wie oben (S. 164) erwähnt, hinter der Arterie; auch am Oberschenkel behält die Vene die gleiche Lage, bis sie dann in der Fossa iliopectinea an die mediale Seite der Arterie tritt. Mit der Arteria femoralis verlaufen noch 2—3 schwache Venae comitantes, welche manchmal ein kleines Geflecht um die Arterie bilden. An den Nervus ischiadicus ist ein stärkerer Venenzweig angeschlossen, welcher ihn in seinem proximalen oder distalen Teil eine Strecke weit begleitet. Er ist offenbar der Rest der Begleitvene der Arteria ischiadica.

Varietäten. Die Vena femoralis geht durch einen besonderen Schlitz der Adduktorensehne oder schließt sich auch der Arteria und Vena profunda oder einem ihrer Äste an. Die Arterie wird dann von einer ganz kleinen Vene begleitet. Die Vena poplitea ist hier und da doppelt. Es liegt dann eine schwächere Vene vor der Arterie, eine stärkere hinter ihr. Plexusbildungen und andere Varietäten im Bereich der Begleitvenen der Arterien sind nichts Seltenes. Es kommt zuweilen vor, daß ein Arterienast nur von einer einzigen Vene begleitet wird.

Praktische Bemerkungen. Durch Spannung des Schenkelbogens, an welchem sie befestigt ist, erweitert sich die Vena femoralis und wirkt dadurch saugend auf alle in sie einmündenden Venen. Die Stellung der Klappen in den Venen der unteren Extremität bringt es mit sich, daß die Vena femoralis eigentlich der einzige Weg ist, auf welchem das Blut der Extremität und einer Anzahl angrenzender Bezirke zum Herzen gelangt, und daß die kollateralen Bahnen die Hauptbahn nicht ersetzen können. Es muß also, theoretisch betrachtet, nach Verschluß der Vene die Extremität der Gangrän verfallen (W. Braune 1871). Die Untersuchungen von H. Braun (1883) haben jedoch ergeben, daß dies zwar für eine Reihe von Fällen zutrifft, daß aber in anderen der Abfluß des Blutes doch durch benachbarte Gefäßgebiete (Vena obturatoria, Venae glutaeae u. a.) statthaben kann, so daß eine Gangrän nicht entsteht.

Ebenso wie die Hautvenen des Unterschenkels (S. 162), so bilden auch die tiefen Venen desselben zuweilen Varicen, welche bei Unterbindung der Arterien erhebliche Störungen verursachen können.

C. Lymphgefäßsystem.

Die aus dem Blute stammende plasmatische Flüssigkeit durchfeuchtet alle Gewebe und Organe des Körpers. Sie wird in besonderen Gefäßen gesammelt, welche man als Lymphgefäße bezeichnet, während die farblose, opalescierende Flüssigkeit selbst nun den Namen Lymphe[1]) führt. Das Lymphgefäßsystem besitzt also keinen Kreislauf, wie das Blutgefäßsystem, sondern beginnt allenthalben in der Peripherie, um die Lymphe schließlich in die größten Venen zu ergießen und dadurch dem Blutkreislauf zuzuführen (1. Abt. S. 109). Die Anfänge der Lymphgefäße sind je nach dem Bau und der Eigenart der Teile, in welchen sie beginnen, verschieden. In rein bindegewebigen Organen (Sehnen, Häute, lockeres Bindegewebe) findet man Lücken und Spalten von sehr verschiedenen Dimensionen, in welchen sich die Lymphe sammelt. Die kleinsten Räume entstehen durch Auseinanderweichen einzelner Faserbündel; in den von ihnen ausgehenden Kanälen ordnen sich die Zellen des Bindegewebes zu einem Epithelbelag, womit der Anfang des Lymphgefäßes gegeben ist (Huntington 1911). Die größeren und größten Spalträume sind sogleich von einem Epithelbelag ausgekleidet. Es sind dies die Spalten in der Umgebung der peripherischen Nerven, im lockeren Bindegewebe des Halses, des Beckens, dann der Subduralraum, der Subarachnoidealraum und endlich die aus den Cölomspalten entstehenden Räume, der Bauchfell-, der Brustfellraum, der Herzbeutel. In dem Epithelüberzug dieser Räume sind Lücken (Stomata) vorhanden, sei es, daß sie dauernd bestehen, sei es, daß sie sich nur zeitweilig öffnen, welche in die Anfänge der Lymphgefäße hineinführen.

Ein so unmittelbarer Zusammenhang, wie bei den aus der gleichen mesodermalen Quelle hervorgegangenen Bindegewebsorganen und Lymphgefäßen, besteht bei epithelialen Organen und Geweben nicht, sie haben vielmehr ihre Lymphe durch Diffusion in ein abgeschlossenes Gefäßsystem zu entleeren. Drüsen werden von Lymphkapillarnetzen umgeben, im Chylusgefäßsystem des Dünndarmes stellen die bekannten blindsackförmig geschlossenen zentralen Chylusgefäße, welche sich in ein engmaschiges Netz in der Darmschleimhaut fortsetzen, die Anfänge dar. Auch an anderen Stellen des Darmes und in der Uterusschleimhaut findet man das gleiche. Ebenso erheben sich in der äußeren Haut geschlossene Fortsätze eines reichen Plexus in die Papillen, um die Lymphe aus den Interzellularlücken des Stratum germinativum aufzunehmen, Ähnliches findet man auf der Zunge, im Zahnfleisch. Im Zentralnervensystem ist die Mehrzahl der Nervenzellen — vielleicht alle — von Spalträumen umgeben, welche ihre Lymphe in ein geschlossenes Gefäßnetz, die perivasculären Lymphräume, entleeren. Sie umgeben die Blutgefäße so, wie man zwei Ärmel ineinander steckt, doch sind sie von Fasern durchsetzt, welche die beiden Röhren zusammenhalten. Man beobachtet zuweilen Verbindungskanälchen zwischen ihnen, welche keine Blut-

---

[1]) Lympha, Wasser.

gefäße enthalten. In der Leber, auch in den Haversschen Kanälchen der Knochen, findet man Ähnliches.

Was den Bau der Lymphgefäße anlangt, so wurde derselbe in der ersten Abteilung (S. 109 f.) schon besprochen, es mag hier nur noch zugefügt werden, daß schon die ersten aus dem Netz der Kapillaren hervorgehenden Lymphgefäße mit Klappen versehen sind. Sie sind im weiteren Verlauf der Gefäße in so reichlicher Menge vorhanden, daß sie sich oft unmittelbar aneinander reihen, wie die Perlen einer Perlenschnur.

Eine starke Anhäufung von Muskelfasern in den größten Stämmen, welche rhythmische Kontraktionen ausführen (Lymphherzen) sind den Wirbeltieren in weiter Verbreitung eigen, den Säugern und dem Menschen fehlen sie vollständig.

Die Lymphgefäße sammeln sich rasch zu Stämmen, welche einander parallel, gerade oder geschlängelt in der Richtung der Venen verlaufen. Ebenso wie diese ordnen sich die Lymphgefäßstämme sowohl an den äußeren Körperteilen, wie in vielen Eingeweiden, in oberflächliche und tiefe. Die oberflächlichen folgen nur im allgemeinen dem Laufe der Venen, die tiefen schließen sich den von den Blutgefäßen gebildeten Strängen an und umgeben dieselben geflechtartig. Häufig kommen im Verlauf der Lymphgefäßstämme enge Geflechte dadurch zustande, daß der Stamm sich durch fortgesetzte Teilung in Äste auflöst, die sich dann wieder zu einem einfachen Gefäß sammeln.

An bestimmten Körperstellen werden die Lymphgefäßstämme unterbrochen durch die Lymphknoten oder Lymphdrüsen, Lymphoglandulae, elliptische oder rundliche Körper von 2 bis 30 mm Durchmesser mit glatter Oberfläche, deren Bau in der ersten Abteilung (S. 110 ff.) besprochen wurde. Sie nehmen auf der einen Seite die zuführenden Gefäße, Vasa afferentia, auf und senden auf der anderen Seite die abführenden, Vasa efferentia, in verminderter Anzahl ab. Meistens sind ihrer mehrere zu Ketten oder Haufen, Plexus lymphatici, vereinigt, so daß das abführende Gefäß einer Drüse sogleich wieder zum zuführenden einer anderen wird. Die Lymphe wird dadurch gezwungen, mehrere Drüsen hintereinander zu durchströmen, ehe sie in das Blut gelangt. Dies ist aber von erheblicher Wichtigkeit für die Funktion. In der ersten Abteilung (S. 111) wurde gesagt, daß die Lymphdrüsen nicht nur als Bildungsstätten von Leukocyten anzusehen sind, sondern auch als Filtrierapparate, welche die zum Herzen hinströmende Lymphe zu reinigen haben. Die hintereinander geschalteten Ketten sorgen daher nicht nur dafür, daß die im Lymphstrom mitgerissenen Leukocyten zahlreicher werden, sondern auch dafür, daß die Filtration eine vollkommenere wird und daß etwa eingeschleppte Krankheitserreger um so sicherer zurückgehalten werden.

Da die Lymphdrüsen bei ihrem Kampf gegen solche Krankheitserreger anschwellen, ist eine genaue Kenntnis der einzelnen Gruppen und der Bezirke, aus welchen sie ihre Lymphe beziehen, nicht nur von anatomischer, sondern auch von praktischer Wichtigkeit.

Wohl alle Lymphgefäße müssen Lymphdrüsen passieren, ehe sie sich in die Hauptstämme ergießen. Die großen Körperteile sammeln die Lymphe in ausgedehnten Gruppen von Lymphdrüsen. Bevor dies aber geschieht, sind oft in den Verlauf der Gefäße bereits kleinere Gruppen eingefügt, welche Teilabschnitte der in den großen Endplexus sich vereinigenden Gefäße aufnehmen. Selbst einzelne Lymphdrüsen (Schaltdrüsen) findet man in manche Gefäße eingeschaltet. Diese letzteren sind natürlich von geringerer Bedeutung, wie die Geflechte, da die Lymphe doch meistens solche noch durchströmt.

Bei Neugeborenen sind die Lymphdrüsen zahlreicher als später, woraus hervorgeht, daß ein Teil von ihnen der Rückbildung anheimfällt. Andererseits ist jedoch nicht von der Hand zu weisen, daß unter gewissen Umständen auch eine Neubildung von solchen stattfinden kann.

Praktische Bemerkungen. Für die Lymphdrüsen im allgemeinen gilt das Gesetz, daß sie erkranken, wenn ihnen durch die einmündenden Gefäße pathogene Stoffe zugeführt werden; sie können entzundlicher Schwellung unterliegen, sie können Abszesse bilden, sie können karzinomatös entarten, sie können in weiter Ausdehnung tuberkulöser oder luetischer Infektion unterliegen. Stellt man eine Erkrankung fest, dann wird man das Zuflußgebiet auf das primäre Leiden zu prüfen haben. Eine Entfernung der erkrankten Drüsen ist ohne Gefahr für die Lymphzirkulation auszuführen, da die Verbindungen der Gefäße untereinander so zahlreich sind, daß sich auch bei ausgedehnten Exstirpationen der Lymphstrom rasch wieder regelt.

Große Lymphgefäßstämme.

Bevor nun die Lymphbezirke der einzelnen Körperteile aufgezählt werden, sind erst noch die großen Stämme zu betrachten, welche die Lymphe des ganzen Körpers sammeln und dem Blute zuführen. Im Anfang der Entwickelung sind sie, wie die großen Blutgefäßstämme, symmetrisch angelegt, später aber wird, wie bei diesen, nur die eine Seite voll ausgenutzt, während Teile der anderen verschwinden. Vom rechten Stamm bleibt nur das Stück übrig, welches die Ableitung der Lymphe von Kopf, Hals, Brust und oberer Extremität der rechten Seite besorgt, während die Lymphe des ganzen übrigen Körpers dem linken Stamme zuströmt.

Ductus lymphaticus dexter (59).

Ein kurzer, kaum 1,5 cm langer Stamm, welcher durch den Zusammenfluß des Truncus jugularis dexter mit dem Truncus subclavius und Truncus bronchomediastinalis entsteht. Der erste von den drei Stämmen bringt die Lymphe der rechten Hälfte des Kopfes und Halses, der zweite von der rechten oberen Extremität und der Außenseite der rechten Brustwand, der dritte von den Eingeweiden und der Innenwand der rechten Brusthälfte. Die beiden ersten begleiten die gleichnamigen Venen, der letztere steigt im hinteren Mediastinalraum zu seiner Mündungsstelle auf. Diese befindet sich da, wo sich Vena axillaris und jugularis zur Vena anonyma dextra vereinigen (Venenwinkel). Die Mündung ist durch Klappen gegen das Eindringen von Blut geschützt.

Ductus thoracicus (59).

Er entsteht in der Bauchhöhle durch den Zusammenfluß der beiden symmetrischen Trunci lumbales, dexter und sinister. Meist tritt an der Stelle des Zusammenflusses als dritte Wurzel der Truncus intestinalis ein. Die Stelle der Zusammenmündung liegt in der Regel in der Höhe des zweiten Bauchwirbels zur Rechten und hinter der Aorta; in einer Reihe von Fällen zeigt sie eine Erweiterung, welche den Namen Cisterna chyli führt.

Den Truncus lumbalis setzen die Lymphgefäße der unteren Extremität, des Beckens, der Bauchwand und der symmetrischen Baucheingeweide zusammen, den Truncus intestinalis die Lymphgefäße des Darmes, der Milz, der Bauchspeicheldrüse und eines Teiles der Leber.

In die Brusthöhle gelangt der Ductus thoracicus durch den Hiatus aorticus des Zwerchfelles und steigt nun, in Fett eingehüllt, zwischen Aorta und Vena azygos meist vor den rechten Interkostalarterien auf. Von der Gegend des sechsten Brustwirbels an weicht seine Richtung nach links ab, so daß er allmählich hinter die Aorta und Speiseröhre tritt. Vom dritten Brustwirbel an hebt er sich von der Wirbelsäule ab, um in einem mehr oder weniger steilen Bogen hinter dem Ende des Arcus aortae, zwischen Arteria carotis sinistra und subclavia sinistra durchtretend, den Venenwinkel zu erreichen.

In der Brusthöhle nimmt der Ductus thoracicus durch zahlreiche kleine Stämmchen die Lymphgefäße der linken Hälfte der Brustwand und der von ihr umschlossenen Organe auf, auch von der Leber her kommen Gefäße durch besondere Öffnungen des Zwerchfelles.

Am Hals nimmt er den Truncus jugularis und subclavius sinister (*118*) und den Truncus bronchomediastinalis sinister auf, welche sich ebenso verhalten, wie die gleichnamigen Stämme der rechten Seite.

Varietäten des Ductus thoracicus sind zahlreich. Sehr oft kommt er in zwei Stämmen aus der Bauchhöhle, welche sich erst in der Brusthöhle zu einem einzigen vereinigen. Öfters öffnen sich die im Ductus thoracicus zusammenmündenden Stämme selbständig in die Venen oder der einfache Gang spaltet sich vor seinem Ende in mehrere Äste. Den Ductus thoracicus begleiten zahlreiche feine Äste, welche an anderen Stellen wie der Hauptstamm in das Venensystem münden können. Beim Vorhandensein von Stauungen können sie sich erweitern, wodurch ein mehr oder weniger reicher Plexus entsteht. Die Verbindung dieser Äste mit dem System der Vena azygos und anderen Venen bedingt es, daß eine Verletzung des obersten Endes des Ductus keineswegs eine so schwerwiegende Bedeutung hat, wie man geneigt sein könnte, sie anzunehmen. Der Gang tritt zwischen Speiseröhre und Arteria subclavia durch; er mündet in den rechten Venenwinkel.

Lymphgefäße und Lymphdrüsen von Kopf und Hals (*118*).

Die Lymphgefäße von Kopf und Hals sammeln sich im Plexus jugularis. In ihn sind die Lymphoglandulae cervicales profundae eingeschaltet, welche die Lymphe des ganzen Gebietes passieren muß, um in den Truncus jugularis zu gelangen. Die zuführenden Gefäße sind durch eine Anzahl von Zwischenstationen unterbrochen, kleineren oder größeren Gruppen von Lymphdrüsen, welche die Lymphe einzelner Abteilungen des ganzen Gebietes sammeln, ehe sie dem Plexus jugularis zuströmt.

1. Lymphoglandulae occipitales[1]. Eine bis zwei auf der Ursprungssehne des M. trapezius. Zuflußgebiet: Haut der Hinterhauptsgegend bis zum Scheitel hinauf und der oberen Nackengegend. Abflußwege: zu den oberen und unteren seitlichen Lymphoglandulae cervicales profundae.

2. Lymphoglandulae auriculares posteriores[2]. Zwei bis drei auf der Insertion des M. sternocleidomastoideus unter dem M. auricularis posterior. Fehlen oft bei Erwachsenen. Zuflußgebiet: hintere Ohrgegend. Abflußwege: zu den Lymphoglandulae cervicales profundae.

3. Lymphoglandulae auriculares anteriores[3]. Werden in verschiedene Gruppen gesondert. Eine bis zwei liegen subkutan vor dem Tragus auf der Glandula

---

[1] Die Schilderung der Lymphdrüsen und ihrer Bezirke hält sich vielfach ganz an die sorgfältige Arbeit von Bartels (1909).

[2] Lymphoglandulae mastoideae. Lymphoglandulae retroauriculares.

[3] Lymphoglandulae praeauriculares.

parotis, die anderen in der Substanz der Drüse (Lymphoglandulae parotideae). Zuflußgebiet: Vorderteile der Ohrmuschel, Schläfengegend bis zu den Augenlidern, deren lateraler Teil seine Lymphe noch in die Parotidenlymphdrüsen sendet, aus der Glandula parotis selbst, vielleicht auch aus der Zunge. Abflußwege: In die Lymphoglandulae cervicales superficiales und profundae superiores.

4. Lymphoglandulae faciales. Variable Drüsen, welche in die Lymphgefäße eingeschaltet sind, die dem Stromgebiet der Vena facialis anterior angehören. Man hat sie gefunden: unter dem Auge (Lymphoglandulae infraorbitales), auf dem M. buccinator (Lymphoglandulae buccinatoriae) und vor dem M. masseter auf dem Unterkiefer (Lymphoglandulae supramandibulares). In seltenen Fällen liegt eine kleine Lymphdrüse auf dem Tränensack (Krebiehl 1878).

5. Lymphoglandulae linguales. Auch sie sind nur in den Verlauf der aus der Zunge kommenden Lymphgefäße eingeschaltet, ohne daß sie eine größere Bedeutung hätten. Wenn sie vorhanden sind, liegen sie zur Seite des M. hyoglossus.

6. Lymphoglandulae submandibulares[1]). Ursprünglich in früher Jugend drei an Zahl, später mehr an der inneren Fläche des Unterkieferkörpers, eine auch innerhalb der Kapsel der Unterkieferspeicheldrüse (Lymphoglandula paramandibularis). Sie stellen eine wichtige Station des Lymphapparates dar, da sie die Lymphe auch aus denjenigen Gebieten des Gesichtes aufnehmen, welche bereits die erwähnten Schaltdrüsen durchflossen hat. Die Zuflüsse stammen aus dem Gesicht bis hinauf zur Stirne und der medialen Hälfte von Braue und Augenlid, aus der Wangenschleimhaut, den Zähnen und dem Zahnfleisch, aus der Zunge und dem Boden der Mundhöhle bis hinter die Gaumenbogen. Abflußwege: Zu den Lymphoglandulae cervicales superficiales und profundae superiores.

7. Lymphoglandulae submentales. In dem Raum zwischen Kinn, den vorderen Bäuchen der Mm. digastrici beider Seiten und dem Zungenbein. Zwei bis drei an Zahl. Zuflußwege. Von den medialen Teilen des Einganges des Mundes, des Zahnfleisches, der Zungenspitze. Abflußwege: Nach den Lymphoglandulae submandibulares und cervicales.

8. Lymphoglandulae cervicales anteriores. Unter diesem Namen faßt Bartels (1909) die Lymphdrüsen zusammen, welche man auch als Lymphoglandulae praetracheales, peritracheales, praelaryngeales, infrahyoideae beschrieben findet. Eine oberflächliche Gruppe entspricht den Venae jugularis anterior und mediana colli, eine tiefere den Venen der Halseingeweide. Bemerkenswert ist, daß eine Gruppe derselben den Nervus recurrens vagi begleitet. Zuflüsse: von Kehlkopf, Trachea, Pharynx, Schilddrüse. Abflußwege: zum Truncus jugularis.

9. Lymphoglandulae cervicales superficiales. Zwei bis vier nahe dem Kieferwinkel längs der Vena jugularis externa. Zuflußwege: Vom äußeren Ohr und der Glandula parotis. Abflußwege: Nach den Lymphoglandulae cervicales profundae.

10. Lymphoglandulae cervicales profundae superiores. Zehn bis sechzehn an Zahl, zerfallen sie in zwei Gruppen, eine laterale im Trigonum caroticum und eine mediale im Raume zwischen den Mm. omohyoideus, trapezius und sternocleidomastoideus. Kettenförmig angeordnet liegen sie längs der Vena jugularis interna und in deren unmittelbarer Nähe. Ihre Zuflüsse erhalten sie mittelbar oder unmittelbar vom Kopf und fast sämtlichen Teilen des oberen Halsgebietes. Abflußwege: Zu den Lymphoglandulae cervicales inferiores.

---

[1]) Lymphoglandulae submaxillares.

11. **Lymphoglandulae cervicales profundae inferiores.** Von den vorgenannten durch ein drüsenfreies Feld getrennt. Geringer an Zahl und kleiner als die oberen sind sie wie diese in eine mediale und eine laterale Gruppe getrennt. Die mediale liegt hinter der Vena jugularis interna im Trigonum supraclaviculare minus zwischen den beiden Köpfen des M. sternocleidomastoideus, die laterale im Trigonum supraclaviculare majus auf dem Plexus brachialis und den Mm. scaleni. Ihre Zuflüsse erhalten sie von den unteren Halsorganen, von der Schilddrüse, der Nackengegend und mittelbar die ganze Lymphe des Gebietes der oberen Cervicaldrüsen. Abflußwege zum Truncus jugularis, Ductus thoracicus, Truncus lymphaticus dexter.

Bemerkenswert ist eine Verbindung der lateralen Gruppe mit den Achseldrüsen, welche beim Brustdrüsenkrebs eine Rolle spielen kann.

12. **Lymphoglandulae retropharyngeae.** In Atlashöhe hinter dem Pharynx jederseits eine Drüse. Zuflüsse: Aus der Rachenwand bis zur Tubenöffnung, aus der Tuben- und Mittelohrschleimhaut. Abflußwege: Nach den tiefen Cervicaldrüsen.

Zusammenstellung nach den wichtigsten Organen.

Gehirn. In ihm und in der Schädelhöhle sind Lymphgefäße bis jetzt mit Sicherheit noch nicht nachgewiesen worden. Die großen Spalträume, Subduralraum und Subarachnoidealraum, besitzen aber Abflußwege nach den Lymphgefäßen von Kopf und Hals.

Sehapparat. Der Bulbus besitzt, wie das Gehirn, nur perivasculäre Scheiden und größere Spalträume. Echte Lymphgefäße hat man nur in den Lidern und der Conjunctiva nachgewiesen. Laterale Abflußwege: Nach den Lymphoglandulae parotideae; mediale Abflußwege: Nach den Lymphoglandulae submandibulares.

Gehörapparat. Äußeres Ohr: Abflußwege nach Lymphoglandulae auriculares und cervicales profundae. Mittelohr und Tube: Abflußwege nach den Lymphoglandulae auriculares, retropharyngeae und cervicales profundae. Inneres Ohr: Lymphgefäßverhältnisse unbekannt.

Nase. Äußere Nase: Abflußwege nach den Lymphoglandulae parotideae, submandibulares, cervicales superficiales. Innere Nase: Abflußwege nach den Lymphoglandulae retropharyngeae, buccales, parotideae, submandibulares, cervicales superficiales und profundae.

Mund. Lippen und Wangen: Abflußwege nach den Lymphoglandulae submandibulares, submentales, cervicales profundae. Zahnfleisch und Zähne: Zu den Lymphoglandulae submandibulares, cervicales profundae. Zunge: Ebenso und Lymphoglandulae paramandibulares. Die Lymphoglandulae linguales sind nur Schaltdrüsen.

Pharynx und Tonsillen. Abflußwege zu den Lymphoglandulae retropharyngeae und cervicales profundae.

Kehlkopf, Luftröhre, Schilddrüse. Zu den Lymphoglandulae cervicales anteriores und cervicales profundae.

Lymphgefäße und Lymphdrüsen der oberen Extremität und der äußeren Brustwand.

Dieselben sammeln sich im **Plexus axillaris**, in welchen eine große Anzahl von Lymphdrüsen eingeschaltet ist.

1. **Lymphoglandulae cubitales superficiales und profundae** (*119, 120*). Unter den oberflächlichen ist am beständigsten eine Drüse auf oder dicht über dem Epicondylus medialis[1]; zuweilen noch eine oder zwei kleine Drüsen längs der Vena basilica. Die tiefen, zwei bis fünf an Zahl, oberhalb und unterhalb des Gelenkspaltes um die Vasa brachialia. Sie erhalten vom Gebiet des Daumens und Zeigefingers und der radialen Seite des Unterarmes keine Zuflüsse. Die dortigen Gefäße steigen direkt zu den Achseldrüsen auf.

2. **Lymphoglandulae pectorales**[2] (*119*). Eine bis vier Drüsen, welche am unteren Rande des M. pectoralis major und längs der Vasa thoracalia longa lateralia liegen. Sie sammeln die Lymphe der Brust- und Bauchwand.

3. **Lymphoglandulae axillares und Plexus axillaris** (*120*). In den Achseldrüsen kommt die Lymphe eines großen Bezirkes zusammen, nämlich aus der Haut von Brust, Bauch und Rücken, aus der Brustdrüse und aus der ganzen oberen Extremität. Sie liegen im Fett der Achselhöhle eingebettet, den großen Gefäßen teilweise sehr nahe. Ihre Zahl ist sehr schwankend, im Mittel kann man sie nach den Präparationen von Großmann (1896) zu 23 angeben. Trotz der großen Menge und der zerstreuten Lage der Drüsen lassen sich doch einzelne Gruppen unterscheiden.

a) **Lymphoglandulae subscapulares**[3] (*118*). Dicht an die gleichnamigen Blutgefäße angeschlossen. Sie sammeln die Lymphe des ganzen Armes und bilden, wie erwähnt, für dessen radiale Seite die erste Station.

b) **Lymphoglandulae brachiales.** Vier bis sechs Drüsen dicht neben und hinter der Vena axillaris. Sie sammeln die Lymphe des ganzen Armes.

c) **Lymphoglandulae intermediae**[4] (*118*). Zwei bis sechs Drüsen, tief im Achselfett verborgen unter und hinter der Vena axillaris. Sie nehmen die Vasa efferentia fast aller brachialen und subscapularen Lymphdrüsen auf.

d) **Lymphoglandulae infraclaviculares** (*118*). Bis zu elf kleine Drüsen am oberen Rand des M. pectoralis minor.

Besonders wichtig sind wegen des so häufigen Mammakarzinoms die Abflußwege der Brustdrüse. „Der von ihr kommende Lymphstrom fließt, wenn man nach Injektionspräparaten schließen darf, durch die Achseldrüsen in der Weise, daß die subscapulare Gruppe und die tiefen brachialen Drüsen sowie ein Teil der Intermediae frei bleiben, bei diesen vorüber zu den Lymphoglandulae subpectorales und infraclaviculares" (Bartels 1909). Verbindungen der Brustdrüsen-Lymphgefäße mit den tiefen Lymphgefäßen der Brust sind vorhanden.

Lymphgefäße und Lymphdrüsen der Brusthöhle.

Die innere Brustwand und die Organe im Inneren der Brusthöhle ergießen ihre Lymphe in den **Truncus bronchomediastinalis** oder direkt in den Brustteil des **Ductus thoracicus.**

1. **Lymphoglandulae sternales**[5]. In sehr wechselnder Zahl findet man sie am Seitenrand des Brustbeines, wo sie die Vasa mammaria begleiten. Die untersten erreichen das Zwerchfell. Sie erhalten ihre Zuflüsse von den Interkostalmuskeln,

---

[1]) Lymphoglandula supratrochlearis.
[2]) **Sorgiussche** Gruppe ist ein Teil der Lymphoglandulae pectorales.
[3]) Lymphoglandulae thoracicae superiores.
[4]) Lymphoglandulae centrales.
[5]) Lymphoglandulae retrosternales s. mammariae.

von der Pleura, von der Brustdrüse und vom vorderen Teil des Zwerchfelles. Abflußwege: Nach den Hauptlymphgefäßstämmen.

2. Lymphoglandulae intercostales internae. In sehr wechselnder Zahl
in der Gegend der Rippenköpfchengelenke. Zuflüsse von den Interkostalräumen,
aus dem Wirbelkanal. Abflüsse zum Ductus thoracicus, rechts häufiger in den Truncus
bronchomediastinalis.

3. Lymphoglandulae mediastinales anteriores. Vor dem Herzbeutel,
an der Thymusdrüse und den großen Gefäßen. Zuflüsse erhalten sie von den Lymphoglandulae sternales, von dem Thymus, dem Herzen und Herzbeutel, von der vorderen
Hälfte des Zwerchfelles. Abflüsse nach dem Truncus bronchomediastinalis und zum
Truncus lymphaticus communis.

4. Lymphoglandulae mediastinales posteriores. Einige Drüsen längs
der Aorta thoracalis. Zuflüsse von der Speiseröhre, der hinteren Wand des Herzbeutels, dem hinteren Teil des Zwerchfelles. Abflußwege: zum Ductus thoracicus
oder in Bronchialdrüsen.

5. Lymphoglandulae bronchiales. Eine große Zahl von Drüsen am unteren
Teil der Trachea, an deren Teilungsstelle, an den beiden Bronchien und ihren Haupt-
verzweigungen bis in das Lungengewebe hinein. Man trennt sie auch nach ihrer Lage
in Unterabteilungen: Lymphoglandulae tracheobronchiales, bifurcationis,
bronchopulmonales, pulmonales. Sie sind ausgezeichnet durch reichliche Pig-
mentierung. Sie nehmen die Lymphgefäße des unteren Teiles der Luftröhre, der
weiteren Luftwege und der Lungensubstanz auf, ferner auch solche von der hinteren
Herzwand und vom Ösophagus. Ihre Abflußwege führen zum Truncus bronchomediastinalis und zum Ductus thoracicus.

Über die Lymphgefäße des Herzens ist noch im einzelnen zu sagen, daß sie im
Myocardium sehr zahlreich sind. Sie sammeln sich in Netzen unter dem Endocardium,
dem Epicardium und in diesem letzteren selbst. Die oberflächlichen Lymphgefäße
folgen den Blutgefäßverzweigungen und münden in vordere Mediastinaldrüsen ein.

Lymphgefäße und Lymphdrüsen des Unterkörpers.

Wie oben erwähnt wurde (S. 174), sammeln sie sich im Truncus lumbalis
dexter und sinister, welche zum Anfang des Ductus thoracicus zusammenmünden.
Zu ihnen gesellt sich der unpaarige Truncus intestinalis, dessen Gebiet im wesent-
lichen dem der Arteria coeliaca entspricht. Der Truncus lumbalis geht aus dem
Plexus iliacus externus und hypogastricus hervor, welche die gleichnamigen
Blutgefäße begleiten.

Lymphgefäße und Lymphdrüsen der unteren Extremität
und der Bauchwand.

Sie bilden das Gebiet des Plexus iliacus externus.

Lymphoglandulae popliteae. Einige nach Anzahl und Lage sehr wechselnde
Drüsen im Fett der Kniekehle, welche in die die Vena poplitea begleitenden Lymph-
gefäße eingeschaltet sind. Sie erhalten ihre Zuflüsse vom Unterschenkel und der
Kniegegend.

Lymphoglandulae inguinales[1) superficiales(*122*). Sieben bis dreizehn und
mehr Drüsen, erbsen- bis bohnengroß im subkutanen Gewebe der Subinguinalgegend.
Bald stehen sie eng zusammen, bald sind sie über einen etwas größeren Raum zer-

---

[1) Leistendrüsen.

streut. Sie folgen in ihrer Anordnung den Venen, und zwar der Vena saphena magna und den in sie einmündenden Ästen. Die zuführenden Gefäße strahlen radienförmig nach der Drüsengruppe zusammen. Von unten her kommen die oberflächlichen Lymphgefäße des Beines, von oben her die des unteren Teiles des Bauches, von der lateralen Seite die der Gesäßgegend, von der medialen Seite die Lymphgefäße des Dammes und der äußeren Genitalien. Besonders die Erkrankung dieser letzteren geben häufig Veranlassung zu Anschwellung und Vereiterung der Leistendrüsen.

Lymphoglandulae inguinales profundae. Drei bis vier kleine Drüsen unter dem oberflächlichen Blatt der Schenkelfascie in der Fossa iliopectinea auf und neben den Stämmen der Schenkelgefäße. Eine derselben, an der medialen Seite der Vena femoralis, neben dem Ligamentum lacunare gelegen, trägt zum Verschluß des Schenkelringes bei (**Rosenmüllersche Drüse**). Ihre Zuflüsse beziehen sie aus den tiefen Lymphgefäßen der unteren Extremität, auch die tiefen Lymphgefäße von Penis und Clitoris münden zuweilen in sie ein. Verbindungen mit den oberflächlichen Leistendrüsen sind vorhanden. Abflußwege: nach den Lymphoglandulae iliacae.

Lymphoglandulae epigastricae inferiores. Drei bis sechs kleine Drüsen an den Vasa epigastrica inferiores, welche die tiefen Lymphgefäße der Nabelgegend aufnehmen. Abflüsse: nach den Lymphoglandulae iliacae.

Lymphoglandulae iliacae. Sechs bis acht zum Teil ziemlich große Drüsen schließen sich den Vasa iliaca externa und communia an und sind durch zahlreiche Lymphgefäße zum **Plexus iliacus** verbunden. Derselbe nimmt die Abflüsse der sämtlichen vorgenannten Gegenden des Unterkörpers auf und ergießt sich in den **Plexus lumbalis.**

Lymphgefäße und Lymphdrüsen der Beckenhöhle.

Man hat darunter die Gefäße der Beckeneingeweide und der Beckenwände zu verstehen, also diejenigen, welche den Vasa hypogastrica entsprechen. Sie gelangen sämtlich in den **Plexus hypogastricus.** Die in den Verlauf der Gefäße eingeschalteten Drüsen liegen in der Nähe der Organe, von welchen sie ihre Zuflüsse erhalten.

Lymphoglandulae anorectales. An den Seitenflächen des unteren Mastdarmabschnittes, welche die Lymphe aus dem Mastdarm aufzunehmen haben.

Lymphoglandula parauterina. Am Collum uteri im Ligamentum latum. Sammelt die Lymphe aus dem Collum uteri.

Lymphoglandulae vesicales. An der seitlichen und vorderen Blasenwand; in die von der Harnblase herkommenden Lymphgefäße eingeschaltet.

Lymphoglandulae haemorrhoidales. Drüsen im Stromgebiet der Arteria haemorrhoidalis superior und media.

Lymphoglandulae hypogastricae. Neun bis zwölf Drüsen an die gleichnamigen Blutgefäße und ihre Äste angeschlossen. Mit ihren Verbindungen bilden sie den **Plexus hypogastricus.** Er sammelt die Lymphgefäße „vom oberen Drittel der Scheide, vom Uterus, von der Prostata, von den Samenblasen, von der Harnblase, selten vom Penis und steht mit den Lymphoglandulae iliacae communes und den Lymphoglandulae aorticae in Verbindung" (**Bartels**) (*121*). Diejenigen Drüsen, welche den Vasa sacralia folgen, werden als **Lymphoglandulae sacrales** bezeichnet. Sie liegen eingeschaltet in den **Plexus sacralis** der Aushöhlung des Kreuzbeines und nehmen Lymphgefäße des Mastdarmes und der Prostata auf.

Lymphgefäße und Lymphdrüsen der Bauchhöhle.

a) **Plexus lumbalis und aorticus.** Vom Plexus iliacus aus zieht sich jederseits eine Kette von zwanzig bis dreißig, zum Teil recht großen Lymphdrüsen (Lymphoglandulae lumbales) in die Höhe, welche durch zahlreiche Gefäße zum **Plexus lumbalis** verbunden werden. Sie folgen den Vasa iliaca communia und setzen sich fort in eine Reihe von Drüsen, welche an der Bauchaorta und der Vena cava inferior gelegen sind (**Lymphoglandulae aorticae** und **Plexus aorticus**).

Der Plexus lumbalis bildet die höhere Station für die Lymphe der unteren Extremität und des Beckens; außerdem nimmt er auch von der hinteren Bauchwand und von der Rückengegend her Zuflüsse auf.

In den Plexus aorticus münden unter Umgehung des Lumbalplexus direkt die Lymphgefäße der inneren Genitalien: Hoden, Nebenhoden, Eierstock, Tube, Uterus. Auch von der Niere mit dem Bauchteil des Ureters und von der Nebenniere gelangen die Lymphgefäße in den Plexus aorticus.

Je weiter nach oben, um so weniger werden die aus den Lendendrüsen abführenden Gefäße an Zahl und um so größer an Kaliber, bis sie zu dem einfachen **Truncus lumbalis** zusammenfließen. Truncus lymphaticus dexter und sinister vereinigen sich schließlich, wie bekannt (S. 174), zum Anfang des Ductus thoracicus.

b) **Plexus mesentericus und coeliacus.**

Lymphoglandulae mesentericae und **mesocolicae.** Zwischen den Platten des Mesenteriums des Dünndarmes findet man eine Zahl von 100—200 Lymphoglandulae mesentericae, welche in mehreren konzentrischen Reihen liegen, wobei sie gegen die Radix mesenterii an Zahl ab- und an Größe zunehmen. Die Lymphoglandulae mesocolicae sind in weit geringerer Zahl vorhanden, 20—50. Die Drüsen nehmen die Lymph- (Chylus-) Gefäße des Darmes auf. Die ableitenden Gefäße gelangen in den Truncus intestinalis.

Lymphoglandulae gastricae. An der kleinen und großen Kurvatur des Magens, dessen Lymphgefäße sie aufnehmen.

Lymphoglandulae hepaticae. Im Ligamentum hepatoduodenale. Außer von der Leber und Gallenblase erhalten sie auch Zuflüsse vom Pylorus, Duodenum und Kopf des Pankreas.

Lymphoglandulae pancreaticolienales. Im Hilus der Milz. Ihre Zuflüsse kommen von der ganzen Umgebung, also von der Milz, dem Pankreas, dem Magen, dem Duodenum und der Leber.

Lymphoglandulae coeliacae. Plexus coeliacus. Zehn bis zwanzig große Drüsen in der Umgebung der Arteria coeliaca, der Vena portae und Vena mesenterica superior. Den Lumbaldrüsen schließen sie sich so nahe an, daß sie oft mit ihnen geradezu zusammenfließen. Sie nehmen die Lymphe der Eingeweide des oberen Bauchraumes auf, welche schon die erwähnten Gruppen an den einzelnen Organen durchflossen hat. Sie bilden durch ihre Gefäßverbindungen den **Plexus coeliacus**, aus welchem der kurze **Truncus intestinalis** hervorgeht. Derselbe vereinigt sich, wie erwähnt (S. 174), mit den beiden Trunci lumbales zum Anfang des Ductus thoracicus.

Betrachtet man die Lymphgefäßbezirke nach den einzelnen Bauchorganen, dann ist dem, was in vorstehendem über den Magen, den Darmkanal und die Milz gesagt wurde, nichts hinzuzufügen. Die Lymphgefäße der Organe des oberen Bauchraumes werden im wesentlichen von den Lymphoglandulae aorticae aufgenommen, entweder direkt, wie die der Niere und Nebenniere, oder indirekt, wie die des Magens. Die unteren Teile des langgestreckten Ureters geben ihre Lymphe an die Lymphoglandulae iliacae und hypogastricae ab. Kompliziertere Verhältnisse zeigen nur die großen Darmdrüsen, Pankreas und Leber. Das Pankreas entleert seine Lymphe nach allen umliegenden Drüsen hin, nach den Lymphoglandulae gastricae, hepaticae, pancreaticolienales. Die Leber in die gleichen Drüsengruppen, daneben aber auch nach der Brusthöhle durch die Lücke zwischen den sternalen und kostalen Ursprüngen des Zwerchfelles zu den Lymphoglandulae sternales, sowie neben der Vena cava inferior zu den vorderen Mediastinaldrüsen. Auch Gefäße, welche durch das Ligamentum triangulare sinistrum aufsteigen, treten durch das Zwerchfell in die Brusthöhle ein. Verbindungen mit den Lymphgefäßen der Pleura können bei eiteriger Bauchfellentzündung Pleuritis verursachen. Bei Lymphgefäßinjektionen von der Leber aus gelangt die Injektionsmasse schließlich nach der Supraclaviculargrube, selbst bis in die Lymphoglandulae supraclaviculares (Küttner 1903).

Der Inhalt der Körperhöhlen.

Die in den Körperhöhlen liegenden Organe sind in den Abteilungen dieses Buches im einzelnen ausführlich beschrieben worden, sie sind nunmehr noch in aller Kürze in ihren gegenseitigen Verhältnissen zu betrachten.

A. Schädelhöhle.

Die Schädelhöhle beherbergt das Gehirn mit seinen Häuten und es stimmt die Kapsel mit ihrem Inhalt nach Form und Größe vollständig zusammen, wobei jeder der beiden Teile bestimmend wirken kann. Besitzt der Schädel eine ungewöhnliche Form (prämature Nahtverknöcherung), dann richtet sich das Gehirn danach, ohne Schaden zu nehmen, ist das Gehirn größer als gewöhnlich oder ist es im ganzen oder in einzelnen Teilen kleiner, dann richtet sich umgekehrt die umschließende Schädelkapsel nach dem umschlossenen Gehirn. Die korrespondierenden Teile der beiden stimmen so genau zusammen, daß die Juga cerebralia und Impressiones digitatae sogar die Furchen und Windungen der Großhirnoberfläche wiedergeben. Von der Übereinstimmung zwischen Kapsel und Gehirn machen nur die Mittelteile der Basis beider eine Ausnahme, indem Medulla oblongata, Pons, Corpora mamillaria und Tuber cinereum auf einer glatten Fläche, dem Clivus, ruhen.

Es sei daran erinnert, daß die harte Hirnhaut in das Innere der Schädelhöhle die Falx cerebri und Falx cerebelli hineinsendet, welche die Hemisphären der beiden Seiten des Großhirnes und Kleinhirnes voneinander trennen, sowie des Tentorium cerebelli, welches sich zwischen die Unterfläche des Occipitallappens des Großhirnes und die Oberfläche des Kleinhirnes einschiebt. In den vorderen Schädelgruben liegen die Lobi frontales, in den mittleren die Lobi temporales des Großhirnes, die hinteren Schädelgruben werden von den Hemisphären des Kleinhirnes eingenommen.

Über craniocerebrale Topographie wolle man in der fünften Abteilung (S. 187, Atlas, Fig. 235) nachlesen, über die Gefäße in der Schädelhöhle ist oben S. 105 und S. 107 ff. das Nötige gesagt worden. Die innere Topographie des Gehirnes gehört nicht hierher. Sie ist in der fünften Abteilung S. 125 ff. behandelt worden.

B. Brusthöhle.

Die Oberfläche der Brust teilt man in eine Anzahl von Gegenden ein und zwar in eine Regio sternalis, Regio clavicularis, Regio infraclavicularis, Regio mammalis, Regio inframammalis, Regio pectoris lateralis. Die praktische Medizin hat für die bei der physikalischen Untersuchung nötigen genauen Ortsbestimmung noch eine Anzahl vertikaler Linien vereinbart, welche eine bequeme Bezeichnung erlauben, es sind die folgenden:

1. Linea sternalis unmittelbar neben dem Rand des Brustbeins.
2. Linea parasternalis in der Mitte zwischen 1 und 3.
3. Linea mammillaris, Vertikale durch die Brustwarze.
4. Linea axillaris, Lot aus der Mitte der durch die Achselhöhle gebildeten Kuppel.
5. Linea scapularis, am Rücken. Sie durchschneidet die untere Spitze des Schulterblattes bei hängendem Arm.

Der Brustraum enthält beiderseits die für die Lungen bestimmten, von der Pleura ausgekleideten Höhlungen, welche voneinander durch eine sagittale, nicht ganz median stehende Scheidewand, das Mediastinum, getrennt sind. Dieses letztere enthält das Herz mit den großen Gefäßen, Luft- und Speiseröhre, sowie eine Anzahl anderer wichtiger Gebilde.

Seitliche Brusträume. Ihre Form wird durch die Brustwände in Verbindung mit dem Mediastinum und dem Zwerchfell bestimmt. Wegen der unsymmetrischen nach links verschobenen Lage des Mediastinums ist der linke Brustraum kleiner wie der rechte. Eine gewisse Kompensation erfährt dieses Verhalten dadurch, daß der Stand des Zwerchfells linkerseits tiefer ist als rechts. Jeder der beiden seitlichen Brusträume ist von der Pleura ausgekleidet (Pleura costalis, mediastinalis, diaphragmatica), auch die Lunge selbst wird von der Pleura (Pleura pulmonalis) überzogen. Das parietale und das viscerale Blatt der Pleura hängen am Hilus pulmonis miteinander zusammen; von ihm aus erstreckt sich die frontal gestellte Platte des Ligamentum pulmonis bis in die Nähe des Zwerchfelles, welchem es einen scharfen Rand zukehrt, herab.

Die beiden Lungen verhalten sich bei geschlossener und eröffneter Brusthöhle sehr verschieden. In letzterem Fall findet man sie zusammengefallen und sie füllen den für sie bestimmten Raum bei weitem nicht aus.

Wie sich die Lungen- und Brustfellgrenzen beim Lebenden verhalten, dies wurde in der vierten Abteilung (S. 131) geschildert und im Atlas Figg. 211 bis 214 abgebildet.

Mediastinum. Dasselbe wird beiderseits gegen die Pleuraräume durch die Pleura mediastinalis abgeschlossen. Die in ihm liegenden Gebilde sind in ein lockeres Gewebe eingehüllt, welches aus dem die Cölomspalten beider Körperhälften in früher Embryonalzeit trennenden Gewebe entsteht. Man hat sich deshalb das Mediastinum als eine ursprünglich streng median stehende Scheidewand vorzustellen, welche von den Wirbelkörpern bis zum Brustbein reicht. Bei den vierfüßig gehenden Tieren ist dies auch wirklich noch vielfach der Fall, beim Menschen aber bewirkt die aufrechte Stellung eine Abflachung, Verbreiterung und Verkürzung des Brustkorbes und damit eine Verschiebung der im Mediastinum liegenden Eingeweide; vor allem gilt dies für das Herz, welches mit seiner Spitze nach links ausweicht, was eine beträchtliche Asymmetrie der ganzen mediastinalen Scheidewand zur Folge hat. Die Anheftung am Brustbein findet sich deshalb in der Regel nicht in der Mittellinie, sondern nach links gerückt; doch fehlt es nicht an zahlreichen Schwankungen im Ansatz. Hinten an der Wirbelsäule sieht man die Anheftung ebenfalls nach links verschoben. Unten folgt dieselbe der Zwerchfellkuppel und oben geht das Mediastinum ohne Grenze in den Eingeweidestrang des Halses und dessen Umhüllungen über (M.).

Eine Unterscheidung in ein Mediastinum anticum und Mediastinum posticum, ersteres vor, letzteres hinter dem Lungenhilus, wird zwar häufig gemacht, ist aber deshalb unhaltbar, weil oberhalb und unterhalb des Hilus die Mediastinalteile ohne Grenze zusammenfließen.

Besichtigt man das Mediastinum von vorne, nachdem man das Brustbein und die Rippenknorpel abgenommen hat, dann findet man, daß die Ansatzlinie zwischen den beiden Pleuren in der Mitte der Länge am schmalsten ist und nach oben und unten auseinander weicht. Man erkennt den auf dem Zwerchfell ruhenden, nach unten breiter werdenden Herzbeutel, besonders wenn man ihn von dem etwa aufliegenden Fett befreit hat, und sieht auf seinem obersten, dem Halse zugekehrten Teil, den mehr oder weniger deutlich begrenzten Fettkörper, welcher aus der Thymusdrüse entstanden ist. Entfernt man ihn, dann stößt man zuerst auf die beiden Venae anonymae, welche sich zur Vena cava superior vereinigen. Hinter ihnen folgen die aus dem Bogen der Aorta aufsteigenden Arteriae anonyma, carotis und subclavia sinistra. Vor den Arteriae subclaviae beider Seiten steigt der Nervus vagus herab, welcher jedoch bald nach hinten tritt und damit verschwindet. Drängt man mit der Hand die Lungen etwas zur Seite, um die Vorderfläche des Herzbeutels ganz zu überblicken, dann sieht man den Lungenhilus und vor ihm an der Seite des Herzbeutels den Nervus phrenicus, begleitet von den Vasa pericardico-phrenica, herablaufen, der rechte der Lungenwurzel näher als der linke.

Betrachtet man nun die seitlichen Oberflächen des Mediastinums, indem man erst die eine, dann die andere Lunge über den Herzbeutel herüberwälzt, dann erblickt man links, dicht oberhalb der Lungenwurzel, einen dem Aortenbogen entsprechenden kräftig vortretenden Wulst, welcher sich in den an der Wirbelsäule herabziehenden der Aorta descendens fortsetzt. Auch die von der Aorta nach oben abgehende Arteria subclavia bildet einen vertikalen Wulst. Vor der Aorta descendens, zwischen ihr und dem unteren Teil der Lungenwurzel, macht sich auch der Ösophagus durch leichtes Vortreten geltend. Rechts bildet die Vena cava superior eine vor und über der Lungenwurzel herablaufende zylindrische Erhabenheit. Über die Lungenwurzel zieht ähnlich wie links der Bogen der Aorta über die Lungenwurzel ein Wulst hin, hier ist es die Vena azygos. Ihre Einmündung in die Vena cava superior sieht man besonders gut dann durchschimmern, wenn die beiden Gefäße von dem in ihnen enthaltenen Blut dunkel gefärbt erscheinen. Auf den Rippenköpfchen sieht man durch eine normale Pleura den Grenzstrang des Sympathicus durchschimmern. Von ihm gehen die beiden Nervi splanchnici ab, welche sich medianwärts nach den Wirbelkörpern wenden.

Von dem Inhalt des Mediastinums ist zuerst das Herz zu nennen. Von seiner Lage war oben S. 70 ausführlich die Rede. Hier ist nur zu wiederholen, daß man es zu Gesicht bekommt, wenn man den Herzbeutel durch einen T-Schnitt eröffnet und dessen Lappen zurückschlägt. Es liegen nun vor: Rechtes Herzohr, rechter Vorhof, rechter Ventrikel, Conus arteriosus, Arteria pulmonalis, rechts neben dieser letzteren die Aorta. An der linken Seite der Arteria pulmonalis sieht man das linke Herzohr und unter diesem ein schmales Stück des linken Ventrikels. Um die bei der Ansicht von vorne noch nicht vorliegenden Teile des Herzens sichtbar zu machen, zieht man dasselbe zuerst nach links, wodurch der ganze rechte Vorhof und die Einmündungen der beiden Venae cavae in ihn zum Vorschein kommen. Dann wälzt man das Herz mit der Spitze nach oben und rechts, um den linken Vorhof und Ventrikel nebst den in ersteren eintretenden Lungenvenen zu überblicken.

Der Raum, welcher zwischen dem Herzen und der Wirbelsäule noch bleibt, ist sehr beschränkt, und es reicht die schmale Spalte bis zur Vorderfläche der letzteren nicht aus, um alles aufzunehmen, was Platz finden soll, so daß die Aorta, wie schon bemerkt, sich an die linke Seite der Wirbelsäule anlegt. Oberhalb des Herzens ist der Raum freier, dort findet man die großen Gefäße, welche zum Herzen gehen oder von ihm kommen, dort ist auch die Trachea mit ihrer Teilung in die beiden Bronchien zu suchen. Sie liegt gerade in der Mitte vor den Wirbelkörpern. Hinter dem Herzen und Herzbeutel findet man nur den Ösophagus, welcher wie die Trachea in der Mittellinie herabläuft und erst ganz unten nach links abbiegt, um die Brusthöhle durch das Foramen oesophageum des Zwerchfelles zu verlassen, während die Aorta hinter ihm der Mittellinie zustrebt und durch den Hiatus aorticus die Bauchhöhle betritt. Zwischen Ösophagus und Aorta steigt der Ductus thoracicus auf.

› Was die im Mediastinum verlaufenden Nerven anlangt, so sind dies die beiden Grenzstränge des Nervus sympathicus, von welchen bereits gesprochen wurde, sowie die Nervi vagi, über deren Verlauf oben S. 50 berichtet wurde. Von den beiden Nervi recurrentes schlingt sich der linke um den Bogen der Aorta, der rechte um die Arteria subclavia herum, um zum Kehlkopf aufzusteigen.

An die zahlreichen Lymphdrüsen, welche das Mediastinum enthält, besonders an die schwarzgefärbten Bronchialdrüsen, sei erinnert.

Will man die hinter dem Herzen im Mediastinum liegenden Gefäße und Nerven präparieren, dann unternimmt man dies am besten in der Art, daß man dasselbe von der Wirbelsäule abtrennt und von hinten her die einzelnen Teile freilegt.

C. Bauchhöhle.

Die Oberfläche des Bauches ist so gleichförmig, dass sie, abgesehen vom Nabel, kaum Grund zu topographischer Trennnng bietet. Um sich in der Bauchgegend zu orientieren, hat man sich deshalb über künstlich gezogene Linien geeinigt, welche einzelne Unterabteilungen schaffen. Zwei derselben werden in horizontaler Richtung gezogen; die obere tangiert die tiefsten Punkte der unteren Brustapertur, die untere die höchsten von vorne sichtbaren Punkte der beiden Darmbeinkämme. Eine schräg von oben nach unten verlaufende Linie geht jederseits von der Spitze der zehnten Rippe aus und erstreckt sich zum Tuberculum pubis. Dadurch entstehen neun Felder, welche folgendermaßen benannt werden:

I. Regio epigastrica.
   1. Regio epigastrica im engeren Sinne in der Mitte unter dem Brustbein.
   2. 3. Regio hypochondriaca dextra und sinistra zu beiden Seiten.
II. Regio mesogastrica.
   4. Regio umbilicalis um den Nabel herum.
   5. 6. Regio abdominis lateralis dextra und sinistra.
III. Regio hypogastrica.
   7. Regio pubica.
   8. 9. Regio inguinalis dextra und sinistra.

Die Bauchhöhle reicht von der Zwerchfellkuppel bis zur Linea terminalis des Beckens, sie umfaßt also noch das große Becken. Während die Abgrenzung gegen die Brusthöhle durch das Zwerchfell eine scharfe ist, ist eine solche gegen die Beckenhöhle nicht vorhanden. Die in der Bauchhöhle enthaltenen Eingeweide sind unpaarige und paarige. Die ersteren bestehen aus dem Darmkanal, den beiden großen Darmdrüsen, Leber und Bauchspeicheldrüse, und der Milz. Die letzteren sind die Nieren und die Nebennieren.

Man unterscheidet einen oberen und einen unteren Bauchraum, welche freilich nicht deutlich voneinander getrennt sind. Der untere enthält den Dünndarm und den größten Teil des Dickdarmes, der obere alles übrige.

Die Lage der Baucheingeweide wird beeinflußt von den sehr beweglichen Bauchwänden nebst dem Zwerchfell, soweit sie nicht an der weniger beweglichen Rückwand des Bauchraumes angeheftet sind, man wird daher auch bei Sektionen mancherlei Verschiedenheiten begegnen, welche durchaus nicht als pathologisch anzusehen sind.

Ehe der Inhalt der Bauchhöhle betrachtet wird, sei daran erinnert, daß von der Innenseite des Nabels entwickelungsgeschichtlich bedeutsame Stränge ausstrahlen, das Ligamentum teres hepatis, sowie die Ligamenta umbilicalia, medium und lateralia.

Von den Organen des oberen Bauchraumes liegen der vorderen Bauchwand im Epigastricum an: der linke Leberlappen und der Körper des Magens mit der großen Kurvatur, von welcher das große Netz herabhängt. Alles übrige ist in den beiden Hypochondrien unter den Rippenbogen verborgen.

Die Leber nimmt das ganze rechte Hypochondrium ein und zieht sich durch das Epigastrium noch eine Strecke weit in das linke Hypochondrium hinein. Mit ihrer oberen und einem großen Teil der hinteren Fläche liegt sie dem Zwerchfell an, mit einem Teil der letzteren links dem Magen, rechts der Niere; mit der unteren wendet sie sich gegen verschiedene Teile des Darmkanales. Der höchste Punkt ihrer oberen Grenze fällt in die Horizontalebene, in welcher der Knochen und Knorpel der rechten fünften Rippe zusammenstoßen. Von da aus fällt sie nach beiden Seiten hin ab, rechts steiler als links. Will man an der oberen Leberfläche einer Leiche das Ligamentum falciforme, Ligamentum coronarium und die Ligamenta triangularia besichtigen, dann muß man die Leber stark nach unten ziehen. Hebt man sie auf, dann blickt man auf die Unterseite des Organs und sieht den Lobus quadratus, auf der linken Seite begrenzt vom Ligamentum teres, welches von der Incisura umbilicalis des vorderen Leberrandes ausgeht, auf der rechten Seite von der Gallenblase, deren Fundus in der Incisura vesicalis liegt. Derselbe überragt den Leberrand ganz wenig und stößt beim Lebenden unter dem Ende der neunten Rippe und neben dem lateralen Rand des M. rectus abdominis an die Bauchwand.

Am Lebenden ist die Leber im ganzen gut fixiert, und zwar durch die breite Bindegewebsmasse des Ligamentum coronarium und durch die enge Verbindung mit der Vena cava inferior, welche sie nach oben und hinten festhalten, und ferner dadurch, daß sie auf Teilen des Darmtractus, wie auf einem Kissen aufliegt (vgl. 4. Abt. S. 85, 91). Die unmittelbare Nachbarschaft mit dem Zwerchfell bedingt es, daß sie respiratorische Verschiebungen erleidet, welche jedoch nicht bedeutend sind; die Körperhaltung kann die Lage der Leber beeinflussen, bei aufrechter Stellung kann ihr Rand seitlich etwas unter dem Rippenrand hervortreten, bei Rückenlage sinkt sie zurück und wird vollständig von den Rippen gedeckt. An der Leiche ist dies besonders deutlich.

Es sei an die Schnürleber erinnert (4. Abt. S. 92), welche den Rippenrand weit überragen kann.

Magen. Wie oben bereits bemerkt wurde, liegt ein Teil der vorderen Magenwand im Epigastrium der Bauchwand an (4. Abt., Atlas, Fig. 132). Sein Fundus ist im linken Hypochondrium verborgen, seine kleine Kurvatur und sein ganzer Pylorusteil wird von der Leber gedeckt. Der Magen ist sehr beweglich, auch seine Form wechselt je nach der Füllung erheblich. Ein leerer Magen zieht sich fast ganz in die Tiefe zurück, ein stark gefüllter reicht hinter der Bauchwand bis zur Nabelgegend herunter. Auch die Körperhaltung beeinflußt den Magen nach Lage und Form. Wirklich fixiert ist nur die Cardia links neben dem elften Brustwirbelkörper, nebst dem angrenzenden Fundus, welcher in der linken Zwerchfellkuppel seinen Platz hat, während sein Pylorusende, welches rechts von der Wirbelsäule in der Höhe des ersten Bauchwirbels zu suchen ist, in geringem Grad verschieblich ist. Das was in der vierten Abteilung über diese Dinge gesagt worden ist (S. 59), soll hier nicht nochmals wiederholt werden.

Hebt man die Leber auf, dann erblickt man das kleine Netz, welches sich als eine dünne Bauchfellplatte von der Leberpforte zur kleinen Kurvatur des Magens herüberspannt (4. Abt., Atlas, Fig. 133). Es bildet die Vorderwand der Bursa omentalis, welche durch das Foramen epiploicum Winslowi zugänglich ist. An der Leiche kann man in den Netzbeutel eindringen, wenn man den Finger am lateralen Rand der Gallenblase nach der Leberpforte hin vorschiebt.

Die Milz liegt in der Höhe der neunten bis elften Rippe zwischen Zwerchfell, Niere, Magenfundus, Pankreas und Colon. Da sie vom Magenfundus verdeckt wird, sieht man sie bei einer Sektion nicht ohne weiteres, man kann sie aber fühlen, wenn man die Hand hinter dem Magenfundus am Zwerchfell nach hinten schiebt; man stößt dann auf den vorderen gekerbten Rand des Organs. Zieht man den Magen nach rechts, dann kann man die Milz selbst, ihre Bauchfellbänder und auch das Ligamentum phrenico-colicum überblicken.

Duodenum und Pankreas. Dieselben sind beide an der hinteren Bauchwand angeheftet und werden von den vor ihnen liegenden Eingeweiden so vollständig verdeckt, daß man sie auch nach Hochheben der Leber nicht sehen kann. Nur der allererste Anfang des hufeisenförmigen Duodenum ist vom Pylorus ausgehend noch ohne Präparation sichtbar, dann verschwindet das Darmstück hinter dem Quercolon, um erst am Ende beim Übergang in das Intestinum mesenteriale wieder aus der Tiefe aufzutauchen. Sein absteigender Teil liegt rechts neben der Wirbelsäule, sein oberer Querteil in der Höhe des ersten Bauchwirbels, sein unterer in der des dritten (4. Abt. S. 66).

In die Konkavität des Hufeisens ist der Kopf des Pankreas eingefügt und mit ihm verwachsen. Der übrige Teil der Bauchspeicheldrüse geht in der Rückwand des Netzbeutels quer über den ersten und zweiten Bauchwirbel nach links bis zur Berührung mit dem Hilus der Milz (4. Abt., Atlas, Fig. 135). Die Vorderfläche wird durch den Magen verdeckt. An die Rückwand des Kopfes lehnt sich der Ductus choledochus, der Körper ruht auf den Zwerchfellschenkeln und den Wirbelkörpern, der Schwanz auf der linken Niere.

Den Mittelteil des Organs kann man durch das deckende Bauchfell durchschimmern sehen, wenn man durch das kleine Netz in den Netzbeutel eindringt und den Magen nach unten zieht. Will man die Drüse ganz überschauen, dann muß man das große Netz von der großen Kurvatur des Magens abtrennen und den letzteren nach oben schlagen (4. Abt., Atlas, Fig. 134). In der unmittelbaren Umgebung der Drüse befinden sich wichtige Gefäße: Vena cava inferior, Aorta abdominalis, Arteria coeliaca und die von ihr abgehenden Äste, Arteria mesenterica superior. Auch der sympathische Plexus coeliacus ist an ihre Rückseite angeschlossen.

Unterer Bauchraum. Wenn man an der Leiche die Bauchhöhle eröffnet, dann fällt bei normaler Lage der Teile sogleich das große Netz in die Augen, welches, von der großen Kurvatur des Magens herabhängend, den Darm bis zum kleinen Becken hinab bedeckt. Es kommt jedoch auch nicht selten vor, daß es kürzer ist und die Hälfte des Bauchraumes unbedeckt läßt. Ferner findet man es, besonders bei älteren Personen, mehr oder weniger zusammengeschoben; es kann soweit kommen, daß es als ein Wulst unmittelbar unter dem Magen liegt und den ganzen Dünndarm frei läßt. Dabei verhält es sich dann entweder wie ein gefaltetes Tuch und läßt sich wieder in seine ursprüngliche Lage ausbreiten, oder es verwachsen die Falten miteinander, wodurch eine Ausbreitung verhindert wird (4. Abt. S. 100). Solche Verwachsungen sind auch ganz gewöhnlich zwischen den beiden Doppelplatten des großen Netzes, und während man bei der einen Leiche vom Netzbeutel aus zwischen Magen und Quercolon weit in den Zwischenraum zwischen den Platten vordringen kann, gelingt dies bei einer anderen nur unvollständig oder gar nicht. Je nach dem Fettreichtum des ganzen Körpers ist auch der des Netzes größer oder geringer; in manchen Fällen enthält es sogar nuß-, selbst apfelgroße Fettklumpen, welche dann nicht unwesentlich zur Vergrößerung des Leibesumfanges beitragen.

Schlägt man nun das große Netz nach oben zurück, dann überblickt man den Dünndarm, umrahmt von dem Colon. Die Beweglichkeit des Dünndarms ist, wie bekannt, eine sehr große, und man muß sich hüten, eine Schlinge, die hoch oben unter dem Magen liegt, ohne weiteres mit Sicherheit für Jejunum, eine andere, welche in das Becken hinabsteigt, für Ileum zu halten. Es kann so sein, es kann aber auch das Umgekehrte der Fall sein. Nur zwei Stellen sind fixiert, der Anfang in der Flexura duodenojejunalis und das Ende bei der Einmündung in das Caecum. Zwischen diesen beiden Stellen erstreckt sich die Radix mesenterii, welche schräg von links oben nach rechts unten über die Wirbelsäule hinwegläuft. Zwischen den Platten des Mesenteriums treten die Gefäße an den Dünndarm heran, man legt sie in der Art frei, daß man den Darm nach der rechten Seite herüberschlägt und das Mesenterium ausbreitet.

Der Dickdarm ist jederzeit kenntlich an den drei wichtigen Merkmalen, Taeniae, Haustra und Appendices epiploicae, auch wenn man einmal Teile von ihm an ungewöhnlicher Stelle antreffen sollte. Colon ascendens und descendens trifft man in der Norm stets an der gleichen Stelle an (4. Abt. S. 71 f.).

Das Caecum, in der Fossa iliaca dextra liegend und an dem von ihm abgehenden Wurmfortsatz leicht kenntlich, ist nicht unverrückbar fixiert, es kann gegen den Beckeneingang herabsinken, es kann auch bis gegen den Darmbeinkamm gehoben sein. Es kann ferner von Dünndarmschlingen überlagert sein, es kann auch unmittelbar hinter der seitlichen Bauchwand liegen, wie es eben die Füllungsverhältnisse der verschiedenen Darmabschnitte mit sich bringen.

Das Colon transversum ist zwar an beiden Seiten der Flexura coli dextra und sinistra fixiert, ist aber doch seines langen Mesenteriums wegen ziemlich beweglich; es kann länger sein, wie gewöhnlich, und dann eine Art Schlinge bilden, welche nach oben oder nach unten aus dem regelmäßigen Querverlauf abweicht.

Das Colon sigmoideum besitzt das eine Mal ein langes, das andere Mal ein kürzeres Mesenterium. Die Stellung der Schleife ist sehr wechselnd, bald steigt deren Gipfel in der Bauchhöhle auf, bald hängt er ins kleine Becken herab, bald ist das Darmstück hinter den Dünndarmschlingen versteckt, bald liegt es vor diesen an der Bauchwand.

Zum Schluß sei an die Recessus des Bauchfelles erinnert, welche in der vierten Abteilung (S. 100 f.) aufgezählt sind.

Retroperitonaealraum. Die Eingeweide desselben sind die Niere und Nebenniere, welche zusammen von der Capsula adiposa umhüllt werden. Die Nieren erreichen mit ihrem Gipfel noch die Höhe der elften Rippen, die linke reicht um eine Wirbelhöhe weiter nach oben, wie die rechte, was im Zusammenhang damit steht, daß die rechte Niere durch die voluminöse Leber verhindert wird, so hoch aufzusteigen, wie die linke, welche die kleinere Milz vor sich hat.

Der Hilus der Niere grenzt an den lateralen Rand des M. psoas, ihre Rückseite liegt auf den Muskeln der hinteren Bauchwand, die Vorderseite der rechten Niere wird in ihrem oberen Teil gedeckt von der Leber, ihr unterer Teil steht mit der Flexura coli dextra in Berührung; der obere Teil der linken Niere wird vom Magenfundus gedeckt, dann vom Schwanz des Pankreas und zuletzt von der Flexura coli sinistra. Den oberen Teil ihres konvexen Randes berührt die Milz.

Auf den oberen Polen beider Nieren sitzen die Nebennieren; die rechte grenzt unmittelbar an die Vena cava inferior, die linke wird vom Magen und dem Schwanz des Pankreas gedeckt.

Der von den Nieren ausgehende Ureter verläuft schräg medianwärts absteigend zum Beckeneingang, um in der Gegend der Articulatio sacroiliaca in das Becken einzutreten.

Außer den Eingeweiden sind in dem Retroperitonaealraum auch die großen Gefäße und die Nerven der Bauchhöhle zu suchen. Die Aorta abdominalis zieht vor der Mitte der Wirbelkörper abwärts, gibt ihre Äste zu den Eingeweiden ab und teilt sich noch im Bereich des Bauches in die beiden Arteriae iliacae communes, welche von ihren Venen begleitet werden. Die Vena cava inferior liegt rechts von der Aorta. Erwähnung verdienen auch die schwachen Vasa spermatica interna, welche, dem Verlauf des M. psoas folgend, herabziehen, wobei sie den hinter ihnen liegenden Ureter sehr spitzwinkelig kreuzen.

Zu den Nerven steht der M. psoas in nächster Beziehung. Der Plexus lumbalis wird von ihm vollständig umschlossen und verdeckt. Seine Äste: Nervus iliohypogastricus, ilioinguinalis, cutaneus femoris lateralis, kommen am lateralen Rand dieses Muskels zum Vorschein, der Nervus obturatorius am medialen. Der Nervus genitofemoralis liegt auf ihm, der Nervus femoralis wird mehr oder weniger von ihm gedeckt. Der Grenzstrang des Sympathicus endlich zieht medial von den Ursprüngen des M. psoas auf den Wirbelkörpern herab.

D. Beckenhöhle.

Dieselbe enthält den Mastdarm und einen großen Teil des Urogenitalapparates. Ihr Inhalt ist zum Teil vom Bauchfell überzogen, welches sich tief in die Beckenhöhle einsenkt. Beim Manne entsteht dadurch die Excavatio rectovesicalis. Von der Blase geht jederseits die Plica rectovesicalis im Bogen zum Mastdarm, wodurch die Exkavation deutlich abgegrenzt wird. Im weiblichen Becken wird diese Falte von dem frontal stehenden Ligamentum latum ersetzt, welches den Uterus mit seinen Anhängen enthält. Dadurch entstehen im weiblichen Becken zwei Einsenkungen, die seichte Excavatio vesico-uterina und die tiefe Excavatio recto-uterina (Cavum Douglasi). In der Excavatio rectovesicalis des Mannes und im oberen Teil des Douglasschen Raumes findet man Darmschlingen.

An die Rückseite der männlichen Blase sind die Samenbläschen angeschlossen, neben welchen die Ductus deferentes und die Ureteren liegen, die letzteren vor- und aufwärts von ihnen, die ersteren an ihrer medialen Seite. Harnblase und Samenbläschen ruhen auf der Prostata, mit welcher der vordere Teil des männlichen Beckeninhaltes abschließt. Die Venenplexus in der Umgebung der Blase und des Mastdarmes sind zu erwähnen.

Das Ligamentum latum des weiblichen Beckens erstreckt sich jederseits vom Seitenrand des Uterus zu den Vasa hypogastrica. In seinem oberen Rand ist die Tuba uterina eingeschlossen, in eine sekundäre Falte seiner hinteren Platte der Eierstock. Derselbe steht mit seinem längsten Durchmesser ziemlich senkrecht, sein freier Rand sieht nach hinten und medial. Er liegt in der Fossa ovarica der Seitenwand des Beckens. An ihm setzt sich einerseits das Ligamentum suspensorium ovarii, andererseits das Ligamentum ovarii proprium an. Letzteres geht zur oberen seitlichen Ecke des Uterus, von welcher wieder unter der vorderen Platte des Ligamentum latum das Ligamentum uteri teres abgeht, um im Bogen nach dem inneren Leistenring zu verlaufen. In der Basis des Ligamentum latum findet man die Gefäße und Nerven des Uterus.

Der Uterus ist normalerweise antevertiert und anteflektiert; in der Leiche aber findet man die Lage keineswegs immer so, er ist vielmehr sehr oft auf den Mastdarm zurückgesunken.

Die leere Harnblase steht bei beiden Geschlechtern hinter der Symphyse, in gefülltem Zustand steigt ihr Scheitel an der Bauchwand in die Höhe. Von diesem erstreckt sich, wie bekannt, das Ligamentum umbilicale medium zum Nabel in die Höhe, während die Ligamenta umbilicalia lateralia zu ihren beiden Seiten liegen.

Der Mastdarm liegt ebenfalls bei beiden Geschlechtern gleich, und zwar in der Höhlung der Vorderfläche des Kreuzbeines.

Die Vasa hypogastrica steigen an der Seitenwand des Beckens ab, bis die Arterien in ihre Äste zerfallen, die Venen sich in ihre Geflechte auflösen. Der nervöse Plexus sacralis bildet eine Art Platte, welche auf dem M. piriformis liegt, der Grenzstrang des Sympathicus läuft längs dem medialen Rand der Foramina sacralia anteriora über die Vorderfläche des Kreuzbeines herab.

Sachregister.

A.

Affenhand 20.
Anastomosis mutua 4.
— simplex 4.
Aneurysma 88.
Anhydrosis 67.
Ansa hypoglossi 10, 55.
Anulus fibrosus atrioventricularis 75.
Aorta 68.
— abdominalis 88.
— ascendens 88.
— descendens 88, 89.
— thoracalis 88, 136.
Apparat, derivatorischer 84.
Appendix auricularis posterior 72.
Arcus aortae 88, 89.
— plantaris 151, 170.
— venosus dorsalis pedis 161.
— venosus juguli 113.
— volaris profundus 117, 134.
— — superficialis 117, 133.
Armgeflecht 11.
Arteria, -ae
Arteriae 82.
— acetabuli 148, 154.
— alveolaris inferior 94, 99.
— — superiores, posteriores 94, 99.
— angularis 93, 97.
— anonyma 89, 92.
— aorta 73, 88.
— appendicularis 140, 143.
— arcuata 168.
— auditiva interna 114, 119.
— auriculares anteriores 100.
— — posterior 94, 97.
— — profunda 94, 98.
— axillaris 114, 125.
— basilaris 114, 118, 119.
— brachialis 115, 127.

Arteriae brachialis, Endteil am Unterarm 131
— bronchiales 135, 136.
— buccinatoria 94, 98.
— bulbi urethrae 149, 157.
— — vestibuli 149, 157.
— canalis pterygoidei (Vidii) 94, 100.
— carotis 89.
— — communis 92.
— — externa 92, 93.
— — interna 92, 101.
— centralis retinae 102, 104.
— cerebelli 114, 119.
— cerebri anterior 103, 105.
— — media 103, 105.
— — posterior 114, 119.
— cervicalis adscendens 114, 121.
— — profunda 114, 121.
— — superficialis 114, 121.
— cervicovaginalis 156.
— chorioidea 102, 105.
— ciliares 102, 104.
— circumflexa femoris lateralis 150, 163.
— — — medialis 150, 163.
— — humeri anterior 115, 127.
— — — posterior 115, 127.
— — ilium profunda 149, 161.
— — — superficialis 149, 163.
— — scapulae 115.
— clitoridis 149, 157.
— coeliaca 139, 141.
— colica media 140, 143.
— — sinistra 140, 144.
— collateralis media 115, 128.
— — radialis 115, 128.
— — ulnaris inferior 115, 129.
— — — superior 115, 128.
— comitans nervi ischiadici 148, 155.

Arteriae communicans posterior 102, 105, 119.
— coronariae 90.
— cystica 140, 142.
— deferentialis 149, 155.
— digitales communes 117, 133.
— — dorsales 133, 151, 169.
— — plantaris 170.
— — volaris propria 117, 132, 133.
— dorsalis nasi 102, 104.
— — pedis 151, 168.
— — penis 149, 157.
— epigastrica inferior 149, 160.
— — superficialis 149, 163.
— — superior 114, 120.
— episclerales 105.
— ethmoidales 102, 104.
— femoralis 149, 162.
— frontalis 102, 103.
— gastrica dextra 139, 142.
— — breves 140, 142.
— — sinistra 139, 142.
— gastroduodenalis 139, 142.
— gastroepiploica dextra 142.
— — sinistra 140, 142.
— genus 150, 165.
— genus suprema 150, 164.
— glutaea inferior 148, 155.
— — superior 148, 154.
— haemorrhoidales inferiores 149, 156.
— — media 149, 156.
— — superior 140, 144.
— hepatica 139, 142.
— hypogastrica 148, 152, 153.
— ileocolica 140, 143.
— iliaca communis 148, 152.
— — externa 149, 152, 160.
— iliolumbalis 148, 153.
— infraorbitalis 94, 100.

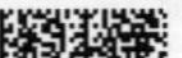